董洪涛/著

养生有时节

董博士谈健康系列丛书

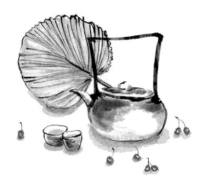

广西科学技术出版社

·南宁·

图书在版编目（CIP）数据

养生有时节 / 董洪涛著 . -- 南宁：广西科学技术
出版社，2025. 4. -- ISBN 978-7-5551-2386-6

Ⅰ .R212

中国国家版本馆CIP数据核字第2025AJ3309号

YANGSHENG YOU SHIJIE

养生有时节

董洪涛　著

责任编辑：吴桐林　　　　　　　　装帧设计：韦娇林
责任校对：夏晓雯　　　　　　　　责任印制：陆　弟
数字编辑：卢　颖　韦嘉琦

出版人：岑　刚　　　　　　　　出版发行：广西科学技术出版社
社　　址：广西南宁市东葛路 66 号　　邮政编码：530023
网　　址：http://www.gxkjs.com

经　　销：全国各地新华书店
印　　刷：广西民族印刷包装集团有限公司
开　　本：787 mm×1092 mm　　1/16
字　　数：257 千字　　　　　　　　印　　张：19
版　　次：2025 年 4 月第 1 版　　　　印　　次：2025 年 4 月第 1 次印刷
书　　号：ISBN 978-7-5551-2386-6
定　　价：68.00 元

这是一本具有中医特色、非常接地气、非常灵活的书。

其一，具有中医特色。本书立足于中医理念，讨论中医养生的理法方药，反映中医养生以人为本、以正为本的独到之处。

其二，非常接地气。本书贴近读者，贴近实际，扎根于生活，为健康服务。舍弃高屋建瓴的指导，没有论文数据的堆砌，只立足于生活的需要，解决中国老百姓的健康问题，体现中医的独特方法和智慧。书中没有太难懂的理论，也没有大篇的说教，都是简单易懂的理念以及人人都可以实践的方法。

其三，非常灵活。只要合乎天地之道，养生的方法可以灵活选择，中医从来没有要求每个人都采取同样的养生方法。人与人不同，所处的地理环境不同，身体状态不同，精神状态不同，对于中医的理解不同，因此养生方法也应当有所差异，这充分反映了中医养生的理念和特色。

中医是蕴含天地之道的医学。我们学习中医，实践中医，其实是学道行道。"道"即天地法则，顺之则生，逆之则病。每个愿意用中医理念来维持健康的人，都是学道行道之人。

祝福每个人都能因养生而健康。

健康是什么？世界卫生组织认为健康不仅是没有疾病和不虚弱，而且是生理、心理及社会适应能力的全面完好状态。那么，我们健康吗？世界卫生组织调查的结果表明，全世界只有5%的人是健康的，而患病的人占20%，75%的人处于亚健康状态。也就是说，健康的人少之又少。

健康是每个人都追求的，而养生对于获得健康非常重要。我们应该如何养生，从而获得健康？我主张用中医理念。

（一）体检指标正常的人一定健康吗？

有人说："我年年都体检，每次指标都正常，说明我很健康。"仅凭体检指标正常就能证明我们健康吗？不一定。即便我们在体检中没有发现问题，但我们仍会时常感觉疲劳、腰酸背痛、肩颈僵硬、头晕乏力、记忆力减退、失眠多梦、胃口不佳、烦躁不安等，试问这样真的健康吗？

从中医的角度来分析，常规体检往往依赖机器检查，检测的多为人体的各项生理生化指标。这些指标代表着人体的生理生化功能状态，如果指标异常，意味着生理生化功能异常；而当指标正常时，也不能说明此人一定健康。原因有二：其一，人体为有形体，是形而下的；而人体也存在气化功能，是形而上的。当气化功能异常时，往往在指标上反映不出来。其二，真正的健康除了形体健康，还有心理健康。心理健康显然无法通过常规的生理生化指标反映出来。

由此可知，体检并不能发现所有疾病。在体检未发现疾病时，人体的气化功能可能已经异常，或是心理上已经出现了怨、恨、恼、怒、烦等负面情绪，而气化功能异常和负面情绪正是导致疾病的重要因素。等到体检发现异常，疾病可能已经深入形体层次或影响五脏了。

（二）如何获得健康？

国家卫生健康委员会于2019年发布的《健康中国行动（2019—2030年）》包含的健康知识信息量极大，堪称"健康宝典"，每个人都应该好好研读，并按照其中所提的建议调整自己的生活、起居、运动、情绪等。

《健康中国行动（2019—2030年）》围绕疾病预防和健康促进两大核心，提出将开展15个重大专项行动，推进"以治病为中心"向"以人民健康为中心"转变，努力使群众不生病、少生病。专项行动包括健康知识普及、控烟、心理健康促进、心脑血管疾病防治、癌症防治等。

我对《健康中国行动（2019—2030年）》有以下三点理解。

第一，转变观念，预防为主。目前，我国由慢性病导致的死亡人数在总死亡人数中的占比达到了88%。老百姓不仅希望看病难、看病贵的问题得到解决，更希望不生病、少生病、晚生病。因此预防才是关键。我建议人人都学习中医，因为中医有"治未病"的理念，即预防，而且是最高层次的预防。关于具体的预防方法，《黄帝内经》里记载了很多，读者若有兴趣，不妨细读《黄帝内经·素问》的首篇《上古天真论》。

第二，重视养生，全民养生。国家要兴旺，就要国民都健康。健康中国是一项系统工程，需要全社会共同努力，不但政府、社会要支持，家庭和个人也要担负起维护自身健康的责任，每个人都要成为自己健康的第一责任人。中医不但是一门能治病的医学，同时还能指导大家正确养生，从而帮助全民提升健康素养。

第三，以中医为主，中西医结合。习近平总书记在对中医药工作作出指示时说："中医药学包含着中华民族几千年的健康养生理念及其实践经验，是中华文明的一个瑰宝，凝聚着中国人民和中华民族的博大智慧。"在新型冠状病毒疫情期间，习近平总书记也明确提出要推进"中医主导的中西医结合模式"。为什么中医能受到如此重视？因为中医能有效控制疫情，让老百姓早日恢复健康。

（三）中医医者普遍长寿的秘诀

历史上，中医医者是普遍长寿的。比如，唐代名医孙思邈活到了101岁（一说130岁）；《黄帝内经太素》的作者、唐代中医杨上善及注释《黄帝内经》的王冰都活到了96岁；明代针灸大家杨继洲活到了99岁；明代中医龚廷贤活到了98岁；明代温病大家吴有性活到了101岁；清代温病大家薛雪活到了90岁……清末和民国时期的知名中医医者，寿命也几乎都在90岁以上，百岁者很多。可见，中医医者大多是长寿者。

为什么中医医者普遍长寿？我的理解是因为中医医者常以《黄帝内经》为经典进行反复研究，自然深得《黄帝内经》养生之旨，又兼具追求仁爱慈悲的大医精神，所以性格平和，恬淡寡欲，从而有助于长寿。

（四）我的健康理念

中医所说养生中的"生"，指的是生命、生机、生长、生存的意思。"生"与"病""死"相对，养生就是避免生病，让人长寿。养生的要点主要有以下三个方面。

第一，养生的方法因人而异。有人认为，养生就是讲究入口之物：不吸烟就能长寿，少吃肉就一定健康……其实，养生的方法多种多样，任何方法都有适合的人群。有的人一生吸烟也能长寿，有的人喝酒一直喝到90多岁，有的人吃素而长寿，有的人年高而不戒肉食。我的观点是，养生方法要因人而异，不必拘泥于某法，也不必过于执着于某法。比如，运动有益于健康，但体质太弱仍运动或过度运动，反而会劳损筋骨，消耗气血；牛奶性偏寒凉，阳虚体质者喝牛奶会导致腹泻、腹胀等不适症状，而阴虚火旺者喝点牛奶反而能滋养阴血。由此可知，保持健康不能依靠一种固定的模式或一种具体的方法，而应遵循一种理念。若把健康看成是根据某种刻板的方法或模式来实现的状态，比如规定每天要吃什么东西、走多少路、做什么运动，就违背了中医的健康观。

第二，获得健康的最高境界是顺应自然。《黄帝内经》强调"人以天地之气生，四时之法成""天地合气，命之曰人""阴阳四时者，万物之终始也，死生之本也。逆之则灾害生，从之则苛疾不起"。我们要健康，就要顺应四时规律，这是养生的最高原则。事实证明，顺应四时规律养生，就会健康；违逆四时规律，就会生病。懂得了这个道理，就可以借此来衡量市面上流传的各种养生方法是否合理了。比如，有人主张半夜健身、冬练三九、冬泳，有人建议冬季吃火锅……这些都会扰动阳气，不利于阳气闭藏，即违反了四时理念。

第三，中医养生的核心理念是平衡阴阳。中医以阴阳为本，"阴阳者，天地之道也，万物之纲纪，变化之父母，生杀之本始，神明之府也"，这句话强调，不管是养生还是治病，都要以阴阳为本，而且是以阴阳平衡为本。注意，是阴阳平衡，而不是阳过多或阴过多。越多不一定越好，"以平为期"才是最好的。有人重视补阴，有人重视扶阳，认为阴越补越好，阳越扶越好。可实际上，需要对应于具体的人来分析，绝不能人人都补阴，人人都扶阳。那么中医如何去平衡阴阳呢？概括起来，就是四句话：虚者补之，实者泻之，寒者热之，热者寒之。老年人往往多虚多寒，而年轻人往往多实多热，对应于具体体质或具体病情，调整阴阳，使之归于平衡，即为健康。平衡阴阳，不仅依靠用药或施针施灸，还可借助饮食、起居、运动等。

健康掌握在我们自己的手中。当我们健康时，要积极养生，预防生病；当我们患病时，除了积极治疗，更要重视养生，通过养生来辅助恢复健康。

（五）健康源于心向内求

生命非常复杂，包括身与心两个方面。用仪器检查的指标只能代表身的部分，而心的部分多是仪器无法检查的。如心中有怨、恨、恼、怒、烦等负面情绪，亦会影响身与心的健康。心病不治，久则及身。我们谈养生，不但要养身，也要养心。《黄帝内经》中提到，要重视养心，"恬淡虚无，真气从之，精神内守，病安从来"。

如何才能获得健康？有的人追求吃某种"神药"以达到健康长寿的效果，从中医的角度来分析，这根本是不可能的。有的人相信保健品或营养品，有的人坚持体检，有的人相信医疗，这些都不是根本。其实，健康很简单，不需要花多少钱，只需要好好吃饭，好好睡觉，适度运动，并且保持良好的情绪。正如《黄帝内经》中所说："法于阴阳，和于术数，食饮有节，起居有常，不妄作劳。故能形与神俱，而尽终其天年，度百岁乃去。"寿命源于内求，是通过我们自己的努力，一点一滴地积累的，包括自律，调节饮食起居，运动，调畅情绪，保持心境平和。所有这些，都不是药物能做到的。也就是说，只有自己努力，才可能真正健康起来，而不是依赖外界因素。若过度依赖外界因素，便是心向外求，凡是向外求的，都非正法，容易所求不得。

中医以正气为本，以邪气为标。正气健旺，则邪气自然不能侵袭。因此，要想健康，当扶正气。常有读者问，生活中当如何扶正？我的建议同样是四点：好好吃饭，好好睡觉，适度运动，保持好心情。做到以上四点，正气自然健旺，在健康的基础上，才能好好工作，享受人生。

目录

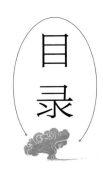

第一章 四时养生

"人以天地之气生，四时之法成。"人要健康，就一定要养生，而养生的首要原则就是顺应天地规律。

人生于天地之间，天地阴阳变化，即对应于人的气血变化。60 年一个甲子；10 年则天干重复，称为本运年；12 年则地支轮回，称为本命年；一年有春夏秋冬四季，有二十四节气，有风寒暑湿燥火六气轮回；一月有月晦月圆，5 日为一候，60 个时辰一个小甲子；一日又有晨午夕夜。人的健康或患病，多与天地间的这些因素有一定的相关性。

因此，人要顺四时而适寒暑。要跟上四时阴阳变化的节奏，这便是顺应天地，顺之则生，逆之则病，这也是《黄帝内经》中最核心的养生理念。判断一个养生方法是否合理，就要看它是否顺应了四时变化规律。

关于四时养生，各有说法。我认为，抓住"圆运动"三个字即可。人体阳气春升夏浮、秋收冬藏，形成一个完整的圆运动。这个圆运动越大、越圆，人就越健康，越不容易生病。四季如春，肯定不如四季分明更有益于圆运动；冬季开暖气热到出汗，夏季开冷气降温，就会导致圆运动不圆了。

越是顺应天地规律，人就能越健康、越长寿。养生，并不需要花很多钱，也不需要很辛苦，只需要跟上天地变化的步伐即可。

一、春季养生法则

养生，春季是最好的时节。一年之计在于春，如果春季能将身体养得健康，则一年无病。每个人都应该学些春季的养生知识，这对维持一整年的健康有莫大的好处。

（一）《黄帝内经》的春季养生法则

《黄帝内经》有云："春三月，此谓发陈。天地俱生，万物以荣，夜卧早起，广步于庭，被发缓形，以使志生。生而勿杀，予而勿夺，赏而勿罚。此春气之应，养生之道也。逆之则伤肝，夏为寒变，奉长者少。"

春三月包含立春、雨水、惊蛰、春分、清明、谷雨这六个节气。古人认为，春季是一个阴阳变化的过程。在此过程中，人体的状态也随着时节的变化而变化。人生于天地之间，必顺四时寒温变化、适天地阴阳升降以养其生。中医理论认为春季"阴消阳长"，即自然界中的阳气开始生长，阴气归位，万物也都开始发育生长。人体与自然界相呼应，生理功能开始活跃，新陈代谢日渐旺盛，活动量开始增加，气血渐渐运行活跃，皮肤腠理变得疏松，毛孔张开。这时，人体的阴阳两气处于动态变化之中，很不稳定，一旦调节不当，人就很容易生病。春季养生之道，在养阳气之升。多晒太阳，可助升阳。俗语亦云："太阳是个宝，常晒太阳身体好。"

那么，《黄帝内经》认为春季该怎么养生呢？

一是"夜卧早起"，即健康作息。春季到了，可以稍晚些再静心安寝，但最好不晚于子时（晚上 11 点）；清晨日出时早起，"广步于庭"，在草长莺飞的院落里慢慢地走，让体内的正气慢慢升发。

二是"披发缓形"，即披散发束而不苛求外表严整，舒适地放松自己的心情，很随意地在家里起居，不约束自己，时时保有"明朝散发弄扁舟"

的逸怀。中医认为"肾藏志"，春季顺利地养生，可以把肾中所藏的生气慢慢升发起来，即"以使志生"。

三是"生而勿杀，予而勿夺，赏而勿罚"，指的是春季时对万事万物，不仅是自然，还有自己或别人的愿望，都不要进行压抑，应尽力给予帮助去实现。就像培育花苗，应给予花儿营养，浇水培育，让它生长并盛开，而不要挫伤它向上的势头，减损它的生机。春季要顺畅心志，不惩不罚。不妨为这一年立个目标，心存希望，有个奔头，然后积极进取，这也是养阳之法。

上述三点，就是与春季气机相适应的养生之理。如果与之相逆就会伤肝，到夏季肝木不能化生心火，那么夏季生长壮大的资源就非常匮乏了。

（二）春季可服的方药

春季木旺，阳气上升，若过升则浮火在上，反而易出现不适。常见的不适有脉数、烦躁、焦虑、情绪不稳且易发脾气、失眠、脸上长痘、头晕、头痛、抑郁、神经过敏、咽部有异物感、口腔溃疡等。这些都属木气升浮之象，春季最为多见，当疏泄木气以缓解不适。可经常喝乌梅固本汤，敛降木火，颇有良效。其方如下。

乌梅 10 克，黑豆 30 克，绿豆 30 克，黄豆 30 克，冰糖 30 克，杏仁 10 克。3 剂，水煎服，每日 1 剂。

无不适的人亦可服上 3 剂，以帮助调畅肝气，促进疏泄，适用于春季养生。

（三）春季穿衣保阳

春季天气寒暖不定，不可顿去棉衣。尤其老人气弱、骨疏、体怯，风冷易伤腠理，平时应随身备一件外套。温度升一重，衣服减一重，慢减，不可暴减。唐代名医孙思邈说："春天不可薄衣，令人伤寒、霍乱、食不消、头痛。"民间也有"春捂秋冻，不生杂病"的俗语。春寒料峭时多捂一捂，既顺应阳气升发，又能御邪防病。

地下潜藏的阳气自冬至而初动，经过小寒与大寒渐渐浮出，至立春始达地面。早春时节，天气乍暖，此时阳气上升，人易自觉烦热。地下为天地之阳根，下焦则为人之阳根，阳气渐浮，阳根渐松。此时即使气温上升，亦需保暖，切不可让腰部以下受寒。寒侵下焦，最伤阳根。根不可伤，根伤则命悬。虽不可乱减冬衣，但若天气突热亦不必多穿至出汗，反为不美。减衣之法，先减上衣，下肢要重视保暖，须知寒多自下起。古人明确提出春令衣着宜"下厚上薄"，如此穿衣最有助于养生。反观一些女士，早早地穿上了丝袜短裙，漂亮但受冻。风寒外袭，轻则伤风感冒，重则寒入筋骨，久而成痹。若阳气过伤，下焦渐虚，相火反浮，高风飘摇，最是危险。人一旦中风，则灵智尽损，生机猝遏。俗语"大风吹倒无根树，伤寒偏死下虚人"，说的就是这个道理。故春季最好坚持适当保暖，以养护阳气升发。否则天气忽冷忽热，非常容易使人感冒。

（四）春季烦躁、失眠

不少人每到春季就特别容易烦躁不安，且脾气变大，睡觉也不安稳。这是因为春季阳气上升，如果肾根不固，则容易上升太过，出现火炎于上的现象。

凡是在春季感觉心情不畅，易发脾气，易上火，易烦躁，易夜汗身热，或出现神经衰弱、焦虑症、抑郁症、哮喘、胃炎、肠道易激综合征等现象，都可以用下面的方子，有助于消除焦虑，改善睡眠，调畅情绪，特别是治疗春季的夜汗身热，最有效果。

栀子 10 克，厚朴 10 克，枳实 10 克，黄芩 10 克，连翘 10 克，姜半夏 10 克，茯苓 10 克，紫苏梗 10 克。3 剂，水煎服，每日 1 剂。

（五）春三月养生

《黄帝内经》有言："春三月，此谓发陈。"提示我们立春之后要养阳气的升发。春生夏长，秋收冬藏，春三月养生，尤其要着眼在"生"上。

所谓"生"，从广义上说，指人体的生命力和生机；从狭义上说，肝木主生，生即肝木升发之性，肝应于春季，故春季养生即养春季的肝木之气。

春三月，重在顺应木气升发，以养木为根本。木性升发，喜散恶收，喜动恶静，喜阳恶阴。以下从起居、饮食、运动、精神等几个方面谈春季的养生。

1. 起居

保护阳气是春三月养生的重要原则。

《黄帝内经》有言："冬伤于寒，春必病温。"虽已入春，阳气开始疏泄，但毕竟易感寒邪。此时若感冒风寒而发烧咳嗽，当以祛寒为主。祛寒又不能过泄阳气，可用下方，甚是平和，且有良效。

葱白 3 根，淡豆豉 50 克，葛根 15 克，升麻 10 克，麻黄 10 克，水煎服，多可 1 剂而愈。小儿可加白糖一小勺，可健中气，滋胃阴，兼可调药味。

春三月，阳气升发，白日渐长，万物开始复苏，人体的气血在此时也需要舒展畅达，因此要早睡早起，以养肝气。即便晚睡，也应在晚上 11 点前上床，将自己调整至入睡状态，以使肝血归经，阳气归根。

2. 饮食

大寒时节，阳气闭藏，饮食上可以适当温补。立春之后，就不要再以进补为主，而要适当辛散。春三月，肝脏当令，肝喜散而恶收，辛散可以升发阳气，适合春季的气机，以应于肝气"春生"之需。木气喜温而恶寒，春季养肝当温升，每天早晨喝些生姜红糖水，最能养阳升阳。

再者，肝属木，肝味酸；脾属土，脾味甘。春季肝木当令，易气旺，肝木旺则克脾土，导致脾弱。故春三月，在饮食上要适当吃些甘味的食物，如大枣、蜂蜜、山药、南瓜、红薯、枸杞子等，可以补养脾气。这也是医圣张仲景所说的"见肝之病，知肝传脾，当先实脾"之意。况且，脾旺则气血化生有源，亦让人更健康。

肝味为酸，那么春季能不能食酸呢？一般的观点认为，春季应少食酸，理由是酸会敛肝，影响肝气的疏泄。然而我们要一分为二地看问题。今时之人偏于浮躁，表现为木旺，肝气易动，尤其在春季更易激动、烦躁、失眠、发脾气，而适当吃些酸味食物可以敛肝，让肝气归于平和。因此，肝旺之人可以在春三月食酸。如广西的特色小吃"酸嘢"，既好吃又敛肝，甚合乎医理；再如乌梅、橙子、柑橘、柚子、柠檬等，皆味酸，能缓肝气之急。

春三月能饮酒吗？酒性辛散，能升发肝气，若肝气疏泄不足，适当饮酒甚好。且春三月由肝主时，肝要工作必然劳累，累则肝气易滞，滞则易郁，适当饮酒能助肝气疏泄，让情志趋于舒畅。但若肝气疏泄过度，则不建议饮酒，特别是在春三月，若过度饮酒最是伤肝，其患甚大。《备急千金要方》曰："冬三月宜服药酒一二杯，立春则止。终身常尔，百病不生。"说的也是这个意思。

3. 运动

冬季寒冷，户外运动相应减少。立春之后，阳气升发，天地俱生，万物以荣，就要开始运动了。太阳升起就起床，穿宽松的衣服，缓缓散步，以通行周身阳气。另外，可趁天气晴好多开展些户外活动，或登山，或逛公园，多晒太阳，有利于天人合一。

立春之后，天气乍暖还寒，且阳气尚未完全升浮，因此不宜进行消耗量大的运动。以下几种运动比较适合春季养生。

（1）常伸懒腰。伸懒腰可以舒畅肝气，最适合春季养生之需。伸懒腰可以在清晨刚醒来或工作劳累、感到困乏的时候进行。伸懒腰时要注意使身体尽量向外舒展，四肢伸直，全身肌肉都要用尽全力。伸展时，全身肌肉要绷紧，尽量吸气；放松时，全身肌肉要松弛，尽量呼气。经常伸懒腰，可吐故纳新、行气活血、通畅经络关节、振奋精神，同时激发肝脏的升发之性。

（2）散步。选择日出日落之时和空气清新之处散步，以微微出汗、不感到疲劳为度。散步可以促进肝的生长和舒展通达，让身体精力充沛。

（3）练习八段锦、太极拳、易筋经、少林内功等。这些都是中国传统保健项目，最能拉扯筋节，适合春季养肝。

（4）每天梳头百下。"头为诸阳之会"，梳头可舒展毛孔，宣行郁滞，疏利气血，通达阳气，还能促进头皮血液循环，促进毛发生长。因此梳头符合"春生"之道。《养生论》即有"春三月，每朝梳头一二百下"之说。

4. 精神

春三月肝气亢盛，人们易情绪激动，容易被一些烦恼的事情困扰，并可导致肝气郁结，引起抑郁、烦闷、易怒、口苦、胆怯、麻木、焦虑、烦躁等不适。怒为肝之志，怒则伤肝。故春三月养生，最忌在怒。要顺应春季缓缓向上的勃勃生机，做到心胸开阔，乐观向上，多亲近大自然，多与他人沟通交流，及时调节波动的情绪，转移不良情绪。要努力控制情绪，戒怒戒躁，戒忿戒恨，以免肝气升发太过而克伤脾土或反侮肺金。戒怒之法，可于准备发怒前深呼吸三次，发怒的情志会迅速平缓下来。

春季阳气升发，木气疏泄，人气渐旺，此时需多笑少郁，多开心，少烦恼。有俗语"气恼酿成病，快乐延寿命""养生之道，颜开喜笑；笑口常开，青春常在"等。春季开心尤为重要，此时心情舒畅则机体阳气升发，为一年里新的生命循环奠定基础，如此即顺应天地之道。否则，怨、恨、恼、怒、烦五毒一侵，则木气郁折，其寿自损，有百害而无一利。

小儿木气最旺，逢春三月，不可过于责罚孩子，应该多些鼓励，让孩子多些快乐，这样有利于孩子健康成长。

总之，春季养生要顺应春季阳气升发、万物始生的特点，使木气和畅，则百病不生。因为春属木，与肝相应，所以春季养生主要是养肝。且春季养生当以缓、松为主，忌剧烈运动和紧张愤怒；适当吃些辛散的食物，如葱、姜、蒜之类，使阳气升发；于晴好天气适当运动，走出户外，多晒太阳；适当伸展肢体，因肝主筋，故春季也是养筋的好时节。

二、夏季养生法则

（一）《黄帝内经》的夏季养生法则

夏季如何养生？我建议参考《黄帝内经》中所提出的养生法则。

《黄帝内经·素问·四气调神大论篇》中说："夏三月，此谓蕃秀。天地气交，万物华实。夜卧早起，无厌于日，使志无怒，使华英成秀，使气得泄，若所爱在外，此夏气之应，养长之道也。逆之则伤心，秋为痎疟，奉收者少，冬至重病。"这是整个夏季的养生大原则。

1. 天地气交

天在上，地在下，天气向下，地气向上，即可交合，谓之气交。人居于气交之中，也就是说，夏季人最得天地之气。得天气则头脑聪明，智慧增长；得地气则身体健康，五脏平衡。

2. 万物华实

人亦属于万物之一，人阳气健旺，则精神外显，此时要欢畅起来，让精神向外透，让自己兴奋起来，这便是顺天之道。冬季是万物闭藏的时候，那时万物阳气归根，天地之间生机泯灭，凄惨荒凉。与冬季相反，夏季是万物华实的时候，此时阳气外散，天地之间生机旺盛，繁华茂盛。

3. 夜卧早起

夏季可以稍晚点睡，但还是必须在晚上 11 点之前躺下。早晨争取睡到自然醒，天微亮时，人气随天气而上升，卫气自然出于阳分，眼睛睁开，人就苏醒了。睡觉是阳气归根的过程，夏季更要睡好睡足，以使阳气彻底归根，否则，白天就会萎靡不振。

4. 无厌于日

夏季太阳很大、天气很热，有的人害怕晒太阳，喜欢待在有冷气的室内，出门时或躲在树荫下，或打起太阳伞，从四时养生的角度来说，这是违反《黄帝内经》的养生原则的。

虽然夏季晒太阳很不舒服，但还是应适当地晒晒太阳，好处很多。一方面，晒太阳能促进人体的阳气外浮，阳气外浮则能排邪，把体内郁积了一年的浊毒通过阳气外泄而排出体外；另一方面，人的五脏六腑在内而四肢在外，冬季阳气闭藏于五脏六腑，到了夏季，阳气向外疏泄而散于四肢，适当晒晒太阳，能让四肢多禀五脏六腑之气，从而让四肢更健康。如果害怕夏季的太阳，整个夏季都躲在有冷气的室内，阳气就不能外散于四肢，浊毒不能借出汗排出，人就会难受，进而表现为恶寒、无汗，或有周身紧绷的感觉。若四肢不能禀阳气，则周身关节容易出现不适，这些都是阳气不能外泄的表现。

夏季炎热，正好也是一年中所有生物生长的重要时期。试想，若只有春的温、秋的凉，没有夏季的炎热和冬季的寒冷，那就缺少了"长"和"藏"，而只有"生"和"收"了。若真如此，人一年的阳气圆运动就不完整，那人就不健康，容易生病。可以说，夏季的炎热是人实现健康的必要条件，绝不能排斥炎热，否则就是排斥健康。

5. 使志无怒

怒应于肝，怒则气机上冲。夏三月，人的阳气已经顺应天地而升浮，若再发怒，则阳气更浮，就会出现"大怒则形气绝，而血菀于上，使人薄厥"的危险。再者，夏季由心当令，心当喜，怒亦伤心。

6. 华英成秀

华者，美丽而有光彩也，繁盛也；秀者，植物吐穗开花也，茂盛也。夏季植物繁茂，鲜花盛开，这是天地阳气的显露。人亦当应之，人的阳气亦当在夏季显示于外，这与冬季的阳气闭藏正好相反。冬季阳气闭藏，当少动少出汗；而夏季阳气升浮，当多动多出汗。

7. 使气得泄

夏季阳气最旺，旺则容易蓄积而为病，因此，夏季阳气当适当外泄。阳加于阴谓之汗，阳气外泄时，会带出一些汗水。夏季多出汗，这是好事，通过出汗来排出郁火与浊毒。若能配合适当的运动，更可排出脏腑之间瘀滞的深层次的阴浊、水饮等代谢产物，有益于预防大病，特别是肿瘤。

8. 所爱在外

心生爱，人心有所动，则能有所爱，所爱在外，即心意向外。这与"精神内守"是不同的。夏季要把心神放出来，心主喜，心神外放，则人自然愉悦。爱为心之志，爱是正能量，爱即善念。心之德在散，所爱在外，则心之德自然外露，这就顺应了四时规律。

9. 夏气之应，养长之道

四时养生，春养生，夏养长，秋养收，冬养藏。夏季养长要顺应阳气外浮的自然规律，使人的阳气向外向上升浮起来，这样就能跟上天地变化的步伐，人就能得天地之助，就能健康起来。

10. 逆之则伤心

夏季应于心，夏季养阳，即养心。若夏季不能顺应天地规律以养阳，则是伤心。夏季为一年之中阳中之太阳，应之于人，心为一身之中阳中之太阳。夏季养阳，即养一身的阳气，使阳气健旺起来。夏季不养阳，即不养心。心失所养，心阳不旺，心主神明和主血脉的功能就会减退，进而造成精神及血脉方面的疾病。

11. 秋为痎疟

若夏季不能好好养阳，不能借炎热以透汗，不能及时排出体内瘀滞的浊毒，等到了秋季，阳气开始收敛时，浊毒会再次瘀滞于肌肤腠理之间，进而造成痎疟。

为什么会产生痎疟呢？夏季暑气蒸人，阳气向外透散，若贪凉厌日，盲目追求舒服，就会导致汗孔闭塞，汗不得泄，热郁于内，舍于肠胃之外、经络脏腑之间。至秋季阳气收敛，闭其腠理，卫气郁遏，外无泄路，内陷重阴之中，鼓动外发，则成痎疟。可以说，痎疟的基本病机是阴邪闭束，卫气郁滞。防治之法在于透汗，使营卫平衡，汗液得泄，阴浊得散，其症自消。

12. 奉收者少

诗云：春种一粒粟，秋收万颗子。春季禀少阳之气而播种，夏季禀太阳之气而长旺，到了秋季，则能禀少阴之气以收获。若没有夏季的长旺，如何能有秋季的收获？

庄稼如此，人亦如此。人的阳气圆运动与四时相应。春则升发，夏则长旺，秋则收敛，冬则闭藏，形成一个圆圈。阳气圆运动的圆圈越大越圆，人就越健康。反之，圆圈越小，人就越不健康。若夏季没有养好阳气，人体的阳气圆运动就会有缺陷，到了秋季自然就收敛无力，人就容易生病。

13. 冬至重病

因为四时是一个循环，所以进入夏季，就要预想到冬季。若夏季没有养好阳气，进入冬季时，人亦可能患病。一方面，夏季阳旺，冬季阴寒，夏季不养阳，冬季就可能无力祛寒，阴盛阳衰，容易患病；另一方面，夏应于冬，心应于肾，夏季不养心，心火旺当能下温肾水。若心阳不旺，心阳不足，到了冬季由肾当令，不能下温肾水，则肾水偏寒而诸病自作。

总的来说，进入夏季，天气炎热，不妨用享受的心态去对待暑日和阳光。既然天气炎热，那就享受炎热。在早晨或傍晚太阳不大时去户外运动一下，跑跑步，出一身大汗。出汗时毛孔打开，将身上郁积的浊毒排出。出汗后洗个热水澡，这样能一身轻松。

（二）三伏天应该如何健康度过

冬有三九，夏有三伏。何谓三伏天？

三伏天的"伏"表示的是阴气受阳气所迫伏藏在地下的意思。按照中国传统文化，夏属火，火克金，庚属金，因此到庚日，金必伏藏，三伏天正是按这个理论推算出来的。夏至后的第三个庚日起为初伏，夏至后的第四个庚日起为中伏，立秋后的第一个庚日起为末伏，统称为三伏。

三伏天是全年气温最高、阳气最盛的时节，天地之间火热蒸腾，上蒸下煮，也是最难熬的时节。应之于人，此时人的体表气血最旺盛，人在这一时期容易生病。三伏天养生，当重视养阳。

1. 三伏天的运动

俗语说"冬练三九，夏练三伏"。三伏天能不能运动呢？

从中医的角度来分析，三伏天运动最好。三伏天天地之间阳气最旺，人的气血亦最旺最浮。此时运动，出一身汗，可以逼出人体五脏六腑的浊毒，最有益于健康。况且，三伏天运动还有消暑之功。因为阳加于阴谓之汗，出汗意味着阳气随阴津而排出，即可排出体内的郁火，有助于降低体温。《黄帝内经》说"春夏养阳"，三伏天运动便是养阳，阳气是生命的根本，养阳就是养健康。

但三伏天运动要因人而异。对于老年人和体质较弱的人而言，绝不可一味强调"夏练三伏"，相反，在高温的日子里还要适当减少运动量，或停止一切活动，并保持充足的水分补充。即使是体质健康的人，对于"夏练三伏"也要辩证看待，要避开高温时段，以防中暑。

我一般选择傍晚 5～7 点这段时间去公园里跑步，此时太阳尚未落山，但气温已经下降。况且在公园里跑步有树荫遮挡，也不会晒得难受。我一般每次跑 5 千米，此时全身大汗淋漓。跑步让我身体轻松，精神愉悦，且精力与体力都得到恢复，有助于我每天应对繁重的临床工作。

2. 三伏天养心

夏属火，通心。三伏天最为炎热，当然由心所主。在高温天气下，心要负责主血脉、主神志，就可能会因工作过于劳累而生病，因此三伏天要重视养心。

生活中可见，进入三伏天，不少人容易烦躁不安，或出现疲劳、胸闷、睡眠质量差、头痛、心悸等症状。现代医学认为，人体温度过高，容易引起内分泌改变和心态不稳定，让人感到烦躁不安、失眠、健忘、情绪低落、食欲不振、思维紊乱、易怒甚至行为失常等。特别是老年人或体弱者，在三伏天妄动情绪很容易造成血压升高、心律失常，甚至引发心肌缺血或猝死。

从中医的角度来分析，这其实是火热扰心的表现。心含君火，君火明亮，则人的精神、意志、思维清晰；若火邪扰心，影响君火的功能，就可能导致君火不明，表现出各种精神不适的症状。

应该怎样养心才能使心绪平静？具体来说，三伏天养心要做到：（1）舒畅情志，避免大怒、大悲、恐惧的扰动，保持神清气和，快乐欢畅，胸怀宽阔，精神饱满；（2）精神内守，不勉强劳作，不过分奢求，让自己感到欢乐和满足；（3）调息静心，静能生阴，最好从事打坐、参禅、冥想等活动，有助于安定心神，使阴阳协调，阴平阳秘；（4）精神调养，可品茶、弈棋、创作书画、撰写文章、唱歌等，既可以陶冶情操，又能享受快乐；（5）当天气炎热时，人的性格也应当顺应这个规律，对外界事物保持浓厚兴趣，培养乐观外向的性格，这有利于宣畅气机，让人平和、快乐；（6）学习中华优秀传统文化，其中关于正心的理念非常适合养生的需要。

3. 冬病夏治

在冬季容易发生或加重的疾病，往往属于三阴病症，因为三阴层次阳虚而阴盛，阳不胜阴，逢冬季寒冷则加重。若为患此类病症者，可以在三伏天及时扶阳，有助于改善易患三阴病的体质，进入冬季时这些病症便可以减轻或消失，此之谓"冬病夏治"。可以说，这是中医"天人合一"整体观和"未病先防"疾病预防观的具体运用。

冬病夏治的方法很多，其中"三伏贴"较为有名。利用三伏天是一年中最热、人体内阳气最盛的有利时机，用温阳散寒的药物进行穴位贴敷，以振奋机体阳气，使药物通过体表进入脏腑经络，从而改善病情。适用于慢性鼻炎、慢性咽炎、慢性咳喘、慢性胃肠炎、消化不良、各种骨关节病症等。

4. 三伏天防伤阳

阳气是生命的根本，越是三伏天越要养阳。寒凉会伤阳，三伏天炎热难忍，但如果防暑降温措施运用不得当，就容易损伤人体阳气。

有些年轻人喜欢喝冷饮来解暑，却不知三伏天人体外热而内寒，若过食冷饮，最容易伤损脾阳，导致中焦虚寒，诱发疾患。

有人整天待在有冷气的室内，或在出汗后直吹空调，这些行为都会伤损人体卫阳，导致卫气不固，甚至感冒发烧。

有人晚上在露天阳台或地板上乘凉过夜，入眠后人体卫外功能减退，更兼夜晚气温降低，寒邪容易侵袭人体。

5. 三伏天防湿热

《黄帝内经》中将一年分为春、夏、长夏、秋、冬五季，三伏天正处于长夏，长夏时节由脾主令。湿热与脾胃关系密切。清代名医薛生白在《湿热病篇》中说："太阴内伤，脾失健运，湿饮停聚，客邪再至，内外相引，故病湿热。"脾胃皆为土，与湿同气相求。因此，人在三伏天容易受到湿热邪气的侵袭。那么，应该如何避免呢？

（1）健运脾阳。脾喜温而恶寒，尽量不吃或少吃生冷瓜果，不喝冰镇饮料和啤酒，可避免脾阳受损。

（2）运动四肢。脾主四肢，主肌肉，运动则可以健脾。运动后出汗，可以排出体内的湿热邪气。

（3）坚持少肉多素。肉食易生痰湿，少肉则少生痰湿；素食多偏于清淡，能养脾胃，和中焦，让脾胃气机和谐。

（4）不要熬夜。熬夜伤损五脏六腑，特别是伤脾。脾伤则容易遭受湿热邪气侵袭。

总之，脾阳健旺，土气不虚，人就不容易被湿热邪气所侵袭。薛生白说："湿热病，属阳明太阴经者居多，中气实则病阳明，中气虚则病太阴。"因而湿热病在临床中以面色萎黄晦暗、胸脘痞闷、泛恶不欲食、四肢困重无力等脾胃症状最为明显而多见。

6. 三伏天的饮食

三伏天是一年之中最热的时节，气温高、气压低、湿度大、风速慢。生活在这样的气候条件下，人的健康容易受到损害。不少人在三伏天容易出现食欲不振、疲乏倦怠、体重下降甚至消瘦等现象，俗称"苦夏"。

为什么会出现"苦夏"？从中医的角度来分析，一是"壮火食气"。"食"即消耗之意，三伏天炎热至极，热盛则耗气伤津，更伤阳气。二是三伏天人体阳气外浮，阳在外则内阳偏虚，因此越是气候炎热，人的中焦脾胃阳气就越弱。三是三伏天正处于农历六月，属长夏，由脾所主，脾要主时就可能过度劳累，易致脾虚。四是人们往往喜欢喝冷饮，认为能解暑，却不知冷饮更伤中阳，导致虚上加虚。脾主运化，中焦阳虚意味着脾的运化功能减退，进而会出现纳差、腹胀、腹泻、倦怠乏力等症状。

那么，三伏天应该如何饮食呢？

（1）清淡饮食运脾。脾喜清淡而恶油腻辛辣。三伏天脾弱，不宜过食煎炸、烧烤、油腻、黏腻（糯米做的食物及月饼等）、生冷（多数寒凉水果、冰激凌、刚从冰箱取出的食物饮料等）、辛辣类食物。《孙真人卫生歌注释》言："三伏天，食物尤要淡味节减，使脾胃易于磨化，则腹疾不生。"薏米、扁豆具有健脾的功效，是脾虚之人在三伏天的食疗佳品。

（2）吃苦味食物消暑。三伏天可适当吃些苦味食物，不仅能解热祛暑，还能消除疲劳。中医认为，苦能燥湿，而脾恶湿，故苦能运脾；苦味还能清热，即可以解暑。如苦瓜、苦菜、苦荞麦等苦味食物，既有健脾开胃、增进食欲的功效，还能清解湿热，预防中暑，可谓一举两得。此外，苦味入心，心主神明，因此苦味食物还可醒脑，让人产生轻松舒畅的感觉，有利于人们在炎热的夏季恢复精力和体力，减轻或消除全身乏力、精神萎靡等不适。

（3）温运脾阳，寒凉消暑。阳虚之人，往往怕热。越是怕热，越要吃些温性的食物，以健运中焦，让人更健康。比如，三伏天可常吃生姜，生姜辛温而能温运脾阳。若阳气健旺，天气炎热，可以适当吃些寒凉性食物，如西瓜、绿豆、冬瓜、黄瓜、甜瓜、生菜、梨等蔬果或荷叶、淡竹叶、玉米须、莲子心等药食同源的中药，清解暑热。但要注意，苦寒千万不可太过，否则容易伤损脾阳，如螃蟹、生蚝等海鲜，这些食物最伤脾阳，易致脾泻，反而不利于清热消暑。药性偏凉的汤方建议热饮，可适当缓解其寒性。若凉药冷服或瓜果冰镇食用，最易伤阳。

（4）养阴津解暑。三伏天酷热盛行，容易消耗人体的气津，让人感觉体虚，民间就有"暑天无病三分虚"的说法。因此，三伏天当重视养阴津。养阴津首推米粥。明代医家李时珍提出粥"与肠胃相得，最为饮食之妙诀也"，意思是说喝粥能健脾益气，生发胃津以补虚损。三伏天除及时补充水分外，还应多吃一些益气养阴且清淡的食物来增强体质，如山药、海参、鸡蛋、豆浆、蜂蜜、莲藕、大枣、木耳、百合粥、菊花粥等，皆有益于健康。

（5）面食、鸡蛋解暑。在我国北方，炎夏时节有吃面条、饺子、鸡蛋等的习俗，北京俗语"头伏饺子二伏面，三伏烙饼摊鸡蛋"即为明证。每逢三伏天，湿热熏蒸，人的胃口变差，吃热汤面不仅可以祛除体内的湿气和暑热，还可以改善胃口，并减轻肠胃的负担。而小麦味甘，性凉，入心、脾二经，凉则能养心除烦、除热止渴，甘则能健脾开胃。《本草拾遗》说"小麦面，补虚，实人肤体，厚肠胃，强气力"，非常适合三伏天食用。山东有用早晨吃煮鸡蛋的方法来治"苦夏"的习俗，谓之"吃伏蛋"。从中医的角度来分析，蛋黄色黄补脾，蛋清色白补肺，鸡蛋能补心宁神，清热解毒，且有很好的滋补效果，水煮熟食之，适合三伏天。但不建议煎炒，以免增加其火性。

以上所谈三伏天养生方法，皆从中医理论分析而出。若以一言而概之，那就是"养阳"。阳旺则身体健康，阳虚则百病丛生。不管是养生还是治病，皆当从养阳入手。

（三）夏季养生要主动出汗

夏季由心当令，心在液为汗。夏季天地阳气外浮，人气亦外浮，正好出汗，适合于养心。

出汗有动汗和静汗之分。天气、环境等外在因素引起的出汗属于静汗，相当于被动出汗，而运动出汗属于动汗，也就是主动出汗。夏季养生，多出些动汗有益于健康。

1. 夏季不出汗的坏处

不少人逢夏季则躲进有冷气的室内，自认为清爽舒服，不用出汗。却不知夏季不出汗或少出汗，非常不利于健康。按《黄帝内经》的说法，我们要顺应四时养生，顺之则健康，逆之则生病。试想，在炎热的夏季，把自己关进有冷气的室内，相当于提前进入了秋季。本来，夏季天地之间阳气旺盛而有长养之功，躲避夏季即躲避了阳气的长养。夏不长，则秋不收；秋不收，则冬不藏；冬不藏，则春不生。如此我们的阳气圆运动就会变小变弱，我们就失去了天地的庇佑，则必然会失去健康。

事实所见，凡是夏季不愿意出汗的人，往往会有免疫力下降、容易感冒、肥胖等表现，且关节炎、失眠、高血压、高血脂等慢性病的发病率也会成倍升高。

2. 夏季出动汗的好处

同样是出汗，天气炎热时，被动出汗照样能让人大汗淋漓，为什么就不如主动出汗好呢？现代医学认为，不管是因为炎热出的汗，还是蒸桑拿出的汗，都只是在人体浅表层出汗，而运动才是真正的深表层出汗，也就是让人从里向外出汗。这种汗是人体进行的自我调节，出汗后不仅让人感觉很舒服，还能产生以下几点好处。

（1）排出浊毒。主动出汗能加快体液循环和代谢过程，将体内堆积的乳酸、尿素、氨等排出，还能保障鼻子、皮肤毛孔、肺脏、大肠等的畅通。从中医的角度来分析，主动出汗是阳气宣畅的表现。《黄帝内经》认为，阳加于阴谓之汗。运动则阳气宣畅，气化功能增强，就会促进排出浊毒。事实上我们也能体会到，运动后出的汗往往味道更重，这是因为阳气自内向外宣畅，从五脏六腑排出了更多的浊毒。我在临床中观察发现，太阳病需要用汗法。排汗不但能排出浊毒，更能排出自外侵袭人体的风寒邪气。生活中，当工作紧张、压力大、焦虑不安时，去运动一下出出汗，即感觉所有的不快都豁然消失了，这便是心中瘀滞的浊毒随汗排出的表现。

（2）调节血压。高血压是一种由于血管内径变窄、变硬，单位血流量受到限制而出现的现象。从中医的角度来分析，所谓高血压，就是阻滞。因为三阴层次的阳气不足，导致阴浊积滞，堵滞了血脉，使得清阳不升，浊阴不降，这便是高血压的主要病机。而运动后出汗，能达到阳气宣畅、气血通畅的效果。此时脉管内的气血运行加快，体内三阴层次的阻滞会得到缓解。再者，运动后出汗，亦可缓解脉管的压力，调节脉管的活性。脉管属肌肉，由脾所主；心主血脉。运动出汗既可养心，又可养脾。心脾调和，脉管和畅，血压自然归于平衡。

（3）促进消化。消化功能依赖于消化系统功能的正常发挥。若不出汗，消化系统功能减弱，导致吃饭不香，则消化能力也会变差。从中医的角度来分析，脾胃主运化，脾主四肢、主肌肉。运动四肢和肌肉，即健运脾气。脾旺则运化功能自然增强。我们都应有类似体会，坚持运动一段时间后往往胃口大开，吃什么都香，这就是脾气健运的表现。进而言之，久思伤脾，思虑过度的人往往胃口差，这样的人要想恢复胃口，最简单的方法就是主动运动。

（4）预防骨质疏松。有说法认为，出汗会导致体内钙质随汗液流失。事实上，只有水溶性的维生素才会随汗液流失，钙的溶解度很低，不太会随着汗液排出。相反，出动汗有利于钙质的有效保留，可以预防骨质疏松。从中医的角度来分析，肾主骨，肝主筋，运动是在加强肝与肾的功能。肝肾健旺，则筋柔而骨坚，当然就不会产生所谓的骨质疏松。经常运动出汗，虽然出汗后有些累，但随后体力和精力都会旺盛起来，而且身体也结实了，这个结实即包括筋的柔和骨的坚。

（5）增强记忆力。美国针对2万名学生进行的一项长期教育实验表明，主动运动流汗会对学生产生积极正面的效果，记忆力、专注力都能得到大幅度提升。加拿大麦克马斯特大学的一项研究发现，运动出汗有助于人体细胞保持旺盛状态，精神饱满，大脑有活力，记忆力和注意力都会有显著提升。而且，因运动受益的参试者脑源性神经营养因子也有显著增加，该蛋白质对大脑细胞的生长、存活和功能性起到关键作用。从中医的角度来分析，其一，记忆力由脑髓所生，肾主骨生髓，运动能加强骨的功能，骨旺则髓亦旺，髓旺则其所主的记忆力自然提升。其二，心主神，记忆力亦由心所主。心含君火，君火明亮则人的记忆力良好。心亦主血脉，运动能宣通阳气，通畅血脉。

血脉流畅，心阳自足，则其所含的君火自明。

（6）预防癌症。有研究数据显示，汗液是体内砷、镉、铅、汞等有害物质的排出途径之一。在汗液中可以检测到与尿液中浓度相当的重金属成分，有时浓度甚至会比尿液更高。可见，我们光靠喝水排毒是不够的，主动出汗对于排出毒素、预防癌症也很有帮助。从中医的角度来分析，所谓癌症，根本上是阳虚。因为阳虚，所以气化功能减退，导致体内代谢出来的痰浊、水饮、瘀血、热毒等积滞，滞塞成块，即成肿瘤。而运动出汗最能宣通阳气，使人体阳气自五脏六腑向外宣畅，阳旺则阴浊自退。

（7）护肤美容。总不出汗的人，皮肤代谢缓慢，一些废弃物难以排出。出汗可以清洁毛孔，达到美容护肤的效果。从中医的角度来分析，所谓美容，其实是恢复皮肤的活力。皮肤的活力源于阳气健旺，阳气是生命的根本，阳气健旺，阴浊自然不能积滞于皮下，皮肤自然健康。我在临床中观察发现，凡是皮肤病，往往存在局部不能出汗的现象。如湿疹、牛皮癣、皮炎等，而治疗的方法之一就是恢复皮肤的出汗功能，汗能透出，意味着阳气宣畅，其皮肤自然恢复正常。

（8）助眠。若不出汗，人的神经活动也会受到影响，导致晚上睡眠不佳。从中医的角度来分析，失眠是阳不入阴。阳之所以不入于阴中，或是因为阴虚，或是因为阳亢。运动出汗即阳加于阴，这会帮助人体的阳气与阴津保持平衡状态。生活中我们也会发现，运动后人往往能够睡得很香，这一方面是因为运动后累了想休息，另一方面是运动出汗平衡了人体的阴阳。

（9）减肥。人人都知道运动可以减肥。当人持续运动并达到一定强度时，脂肪便会燃烧转化成热量，通过汗液排出体外。从中医的角度来分析，所谓肥胖，多属阳虚，或脾阳虚，或肾阳虚。运动出汗能减肥，一则，运动能通阳，加强脾阳和肾阳，阳旺则阴浊自退；二则，运动出汗亦能平衡阴阳，阳能化气，而阴不能成形（肥胖即阴浊成形之象）；三则，运动出汗亦能加强排出浊毒。

（10）提高免疫力。运动出汗可以提高人体免疫力。出汗的首要功能，就是充当体温的调节器。夏季主动出点汗，有助于维持人体体温调节机制的平衡。从中医的角度来分析，营主阴津而卫为阳气，营阴在内，不能妄泄；卫阳在外，固护阴津，但不能过紧。如何调节这个平衡呢？运动出汗即能平衡阴阳，调和营卫。营卫调和，即意味着人体的免疫力提高，可以更好地预防风寒等邪气的侵袭。

（11）预防感冒。出汗有助于抵抗结核病菌和其他危险的病原体。汗液中含有抗菌肽，能有效地抵御病毒、细菌和真菌，它能进入细菌的细胞膜，对其进行分解。2013 年发表在《美国国家科学院院刊》上的一项研究成果表明，皮离蛋白能够非常有效地对抗结核病菌和其他细菌，这种天然物质比抗生素更为有效，而它们在微酸性的汗液中，能够自然地被激活。从中医的角度来分析，人之所以不感冒，是因为正气健旺，邪不能侵袭。运动出汗可以调节营卫，让人体正气存内。生活中我们也会发现，经常运动的人往往不容易感冒，而那些整天待在有冷气的室内的人特别容易感冒，根本原因就是不出汗导致营卫失调了。

除患有心力衰竭等严重疾病的人群外，大多数人都适合主动出汗，不过要依据自己的身体情况选择适合的主动出汗方式。走出户外，或跑步，或快走，或登山，或打拳，让身体出出汗，胜过吃任何的补药。盛夏时节正是方便运动出汗的好时节，为了我们的身体健康，赶紧运动起来吧。

（四）阳虚体质者如何度过夏季

1. 阳虚体质的特征

所谓阳虚体质，是指由于阳气不足，失于温煦，以形寒肢冷等虚寒现象为主要特征的体质类型。我们可以对照自己身体的症状和体征来判断自己是否属于阳虚体质，阳虚体质特征包括：形体白胖，肌肉松软；面色白，目胞晦暗，口唇色淡；毛发易落；易出汗；大便溏薄，小便清长；平素畏冷，手足不温，耐夏不耐冬；喜热饮食；精神不振，睡眠偏多；舌淡胖嫩，边有齿痕，苔润；脉象沉迟。

阳虚体质者若发病，多为寒证，或易从寒化，易患泄泻、阳痿、肿胀、痰饮。

2. 阳虚体质的养生原则

《黄帝内经》重视阳气，贵阳而贱阴。其有云："阳气者，若天与日，失其所则折寿而不彰。故天运当以日光明，是故阳因而上，卫外者也。"又云："阴阳之要，阳密乃固。"《黄帝内经》认为，在阴阳的关系中，阳气是主要的，阳气不足，百病乃生。

素体阳虚，更容易滋生百病。因此阳虚体质者的养生原则是养阳、温阳、扶阳、通阳。

夏季是养阳的好时节，因为夏季天气最热，天地之间阳气最旺。此时养阳，即借天地之阳，养人体之阳。

3. 阳虚体质的夏季养阳方法

对于阳虚体质来说，夏季养生除了遵循总原则，还要有自己的特色。

（1）精神调养。阳气不足的人往往情绪不佳，善恐或善悲，或缺乏自信，或容易因天气变化而产生情绪波动。阳虚体质者要重视养心，要善于调节自己的情绪，如常思己过，多认错，行有不得，反求诸己；多怀感恩之心；助人为乐；多些微笑……

（2）适应环境。夏季养生，要注意培补阳气，方法是"无厌于日"，即在夏季多晒太阳。太阳为人体阳气的源头，晒太阳即可以养阳通阳。夏季虽然炎热，但也不可终日处于开着冷气的环境中，不妨学会享受夏季的炎热。炎热虽然会让我们感觉不舒服，但炎热能宣透腠理，使汗透出，调和营卫。当然，阳虚体质者出汗不可过多，需及时补充水分。

（3）加强体育锻炼。阳虚体质者一定要加强体育锻炼，尤其是夏季，锻炼可以宣阳通阳，使气血和畅，改善阳虚体质。夏季锻炼可选择散步、慢跑、太极拳、五禽戏等项目。同时，阳虚体质者需注意运动不可过量，出汗不可过度，应量力而行，循序渐进。

（4）饮食调理。夏季阳热盛于外，伏阴潜于内。此时腠理疏松，容易感受寒邪。而寒邪入体，容易伤阳。就饮食而论，不可过于贪凉。天气越是炎热，越要吃些温性的食物。俗话说："冬吃萝卜夏吃姜，不劳医生开药方。"夏季阳气在外，中阳不足，因此要吃温性的食物，如生姜、羊肉、荔枝等，有助于温运中阳。

（5）冬病夏治。夏三月是人体气血最盛的时期，此时通过外用或内服温阳药物，或施艾灸，都可以扶正祛邪，温阳宣阳，不仅能改善阳虚体质，还可以祛除伏于体内的寒湿、痰浊等宿邪，起到化阴和阳的效果。我在临床中观察发现，夏季采用冬病夏治的方法治疗支气管哮喘，甚能祛除宿邪，和顺气血，使顽疾自愈。

（6）艾灸扶阳。夏三月在脐部施灸可改善阳虚体质。因为"脐通百脉"，肚脐处的神阙具有培补元阳、回阳救逆、养生延年之效，临床中广泛应用于治疗元阳不足、脏腑虚损的各种相关疾病。常用方法——肚脐隔附子灸法。

取生附子适量，研极细末，加白面少许调匀，用黄酒调成1元硬币大小的薄饼，中间扎数孔，晒干备用。可先用细盐填满肚脐，上盖附子饼，再用绿豆大小的艾炷施灸。

肚脐隔附子灸法能借附子与艾火之力温通阳气，固摄肾气，温通气血，扶正祛邪，改善体质。

在肚脐施灸以养生的方法存在已久，源自彭祖"炼脐"以养生延年。《黄帝内经》记载肚脐禁针，后世便创用了多种脐灸疗法，如隔盐灸、隔姜灸等。《类经图翼》记载："神阙行隔盐灸，艾灸至三五百壮，不惟疾愈，亦且延年。"

《医学入门》中提及："用艾熏脐防病，凡一年四季各熏一次，元气坚固，百病不生。"《针灸大成》记载有蒸脐治病法："上为细末，水和莜面作圆圈，置脐上，将前药末以二钱放于脐内，用槐皮剪钱，放于药上，以艾灸之，每岁一壮……诸邪不侵，百病不入，长生耐老，脾胃强壮。"这些都反映了古人将脐灸疗法用于治病防病的成功经验。

阳虚体质者虽然暂时未有疾病发作，但毕竟属于亚健康状态的一种病理体质。若能在夏季善借天时，积极养阳，可以有效改善阳虚体质，对于预防及改善亚健康状态有重要意义——这也是中医所强调的"治未病"。与其已病调治，何如未病先防，这才是智者所为。

三、秋季养生法则

（一）《黄帝内经》的秋季养生法则

秋季养生，要紧紧把握《黄帝内经》中所言："秋三月，此谓容平，天气以急，地气以明，早卧早起，与鸡俱兴，使志安宁，以缓秋刑，收敛神气，使秋气平；无外其志，使肺气清，此秋气之应，养收之道也。"

秋三月，指农历的七月、八月和九月。秋三月金气当令，在人应之于肺。肺气当令，故要养肺。金气敛降，主收，植物经过春种夏长，到秋季成熟收获。此时天气劲急，地气清明。为适应这一时令，人们应该早睡早起，以保持神志安定宁静，缓和秋季肃杀之气对人体的伤害。在秋三月里要收敛自己的心绪，控制自己的感情，以适应秋季的特征。不使神志外驰，以保持肺气的平和匀整。若违逆了收敛之气，便会伤及肺脏，到冬季使阳气当藏而不能藏，从而发生阳虚腹泻之症。

（二）秋季养生与阳气收敛

秋三月，天地之间阳气渐收，气温下降，人居于天地之间，人体的阳气也应该收敛。

为什么要收敛阳气？秋季是阳气潜降的时节，天地之间的阳气开始收敛，把暑火收敛至地面以下，到冬季闭藏在肾水之中，这就是来年春季阳升的阳根。阳气收敛从立秋就开始了，可以说，整个秋三月就是阳气收敛的三个月。人要养生，就要跟上天地的步伐，将自己升浮的阳气也敛一敛。

根据河图中的理论，天地气机左升右降。那么，到底是先升还是先降呢？民国名医彭子益分析气机圆运动时，是以秋季为起点的，他认为：秋季禀金气而把夏季的暑火敛降下来，降而藏，藏而生。整个人体的阳气降已而升，升已而降。生命不息，升降不息。

生活在黄河流域的人都有体会，经历过暑天的炎热后，立秋开始会感觉神清气爽，且身体格外健康。从中医的角度来看，立秋后金气当令，金性收敛，整个夏季外浮的暑火内收，内阳充足，自然健康。

秋三月，金风渐来，天气清爽；暑湿已去，地气清明。对于大部分人来说，在这样的季节里都会感觉非常舒服。即使是大病患者病情亦往往有所缓解，且精神舒畅。因此，大病重病患者可借此时及时养生、治病，一则可得天地之助而更容易使五脏六腑平和；二则金气主收，可使浮火归根，特别有利于治疗精虚于下而火浮于上的诸多疾患。

（三）秋季养生与"取类比象"

天地之大德在生生不息。天地生人，也生万物。由此说，天、地、人、万物之间都有阴阳气机相互贯通。

以下以秋季养生为例，分析《黄帝内经》对于秋季是如何"取类比象"的。

1. 生理之"象"

"西方生燥，燥生金，金生辛，辛生肺，肺生皮毛，皮毛生肾，肺主鼻。其在天为燥，在地为金，在体为皮毛，在藏为肺，在色为白，在音为商，在声为哭，在变动为咳，在窍为鼻，在味为辛，在志为忧。忧伤肺，喜胜忧；热伤皮毛，寒胜热；辛伤皮毛，苦胜辛。"秋季与"燥""金""辛""肺""皮毛""咳""鼻"等构成了以肺为中心的"天人合一"系统。

2. 天地人之"象"

"秋三月，此谓容平，天气以急，地气以明，早卧早起，与鸡俱兴，使志安宁，以缓秋刑，收敛神气，使秋气平；无外其志，使肺气清，此秋气之应，养收之道也。"秋季的"象"是从容、平静、天高风急、地气清肃。对应于人的"象"，应该是早睡早起，保持神志安宁；收敛自己的神气，不要使神志外驰；对应肺经与大肠经。

3. 病理之"象"

从病理上来说，秋季气候对人类健康影响很大：秋季冷空气活跃，容易诱发气管炎、支气管哮喘、心绞痛、消化不良、心脏病等疾病；秋季气候还易诱发人精神和情绪上的波动，表现为失眠、头晕、头痛等；秋季气候干燥，人容易出现口干、大便干、皮肤干、眼干等症状。这些都是秋季的"象"对人体的"象"的影响。

我们谈秋季养生，就是要在"天人合一"的基础上，重视"取类比象"理念，以此来调畅人的身与心，使之顺应天地规律，这样才能"与万物沉浮于生长之门"，才能获得健康。

（四）孟秋养生

把秋三月分为三个阶段，各个阶段的气候特点差异较大。秋三月养生，就是要顺应各个阶段的特点，以调节自己的生活起居与情绪。

1.孟秋的气候特点

孟秋指的是立秋、处暑两个节气之间的时期。这个时期的气候特点，一方面，天气转凉，但夏热之气并未完全消退，更夹杂长夏暑湿之气；另一方面，秋应于燥，刚刚进入秋季，燥气尚轻，但燥、热、湿三种邪气往往混杂，从而形成了六淫邪气中的温燥。温燥也有时间上的差异，一般来说，立秋时节气候偏湿，处暑时节气候偏热。

2.孟秋的养生思路

孟秋在天为燥、热、湿，在地为金、火、土，在脏为肺、心、脾，在体为皮毛、脉、肉，在志为忧、喜、思，在味为辛、苦、甘，六淫邪气以燥、暑、火（热）、湿为主。

一方面，燥易伤肺，热扰心神，湿易伤脾，因此要注意养心、养肺、养脾；另一方面，"虚贼邪风，避之有时"，此时要避免温燥兼湿邪之气伤人，饮食宜清润，忌贪凉。

3.养脾

孟秋正属于夏秋之交，这段时间由脾当令，属于长夏时节。一方面，脾主运化，主升，喜燥恶湿，孟秋时节若过于贪凉，最易伤损脾阳；另一方面，脾为气血生化之源，主统血，若损伤脾阳，脾失运化，气血生化无源，会导致气血不足。

（五）仲秋养生

1.仲秋的气候特点

仲秋指的是白露、秋分两个节气之间的时期。仲秋时节所禀为秋之正气，从白露到秋分，降水渐少，其最主要的气候特点是干燥，其形成的六淫邪气为燥邪。

2. 仲秋的养生思路

仲秋在天为燥，在地为金，在人为肺，在体为皮毛，在窍为鼻，在味为辛，在志为忧。燥为秋之主气，燥邪伤肺，其性干燥，"燥胜则干"。燥邪伤人，容易耗伤人体津液，而出现口干、咽干、皮肤干燥等症状。因此，仲秋宜养肺。

3. 养肺

秋季由肺当令，最容易发生一些与肺相关的疾病，如咳嗽、哮喘、咽喉肿痛、皮肤干燥等。

有人问，既然肺主秋令，逢令应该气旺，气旺怎么会容易生病呢？岂不知五脏当令之时，其气若能应时而旺，自然不会受邪；若当令之脏气虚，则应时当旺而不旺，邪气乘之，反而容易受邪。因此，秋季养生重在养肺。

《黄帝内经》明言："岁金太过，燥气流行；岁金不及，炎火乃行。"适逢金运太过，要预防燥邪；适逢金运不及，应预防火邪。以庚子年2020年为例，大运是金运太过，就应预防燥邪伤人，要重视养肺润肺。

润肺宜食麻。《饮膳正要》说："秋气燥，宜食麻以润其燥，禁寒饮。"此外，秋燥之时，可服柏子仁。松柏禀秋气而生，得天之阳气，乾为天、为金，金气主降。故松柏最适合于秋季养生之用。柏子仁清心经之浮火，降阳明之浊气，可用于便秘、失眠、上火等诸症。且柏子仁有润燥之功，最宜于秋燥之令。服法：炒香研细末，温开水冲服；或直接水煎服。养肺还可食酸。《黄帝内经》曰："肺主秋……急食酸以收之，用酸补之，辛泻之。"酸为肺之用味，酸味可以补肺，可以帮助肺气敛降。肺属秋金，秋以收降为用，肺气不降，当用酸性药物来收敛它，饮食上宜食酸性食物，尽量少吃辛味之品，使津精收敛，以养内脏。

（六）季秋养生

1. 季秋的气候特点

季秋指的是寒露、霜降两个节气之间的时期。此时寒气侵袭，气候特点以干燥、寒冷为主。

2. 季秋的养生思路

进入季秋，燥气的本性越来越旺，兼有冬之寒气，形成了六淫邪气中的凉燥。

季秋在天为燥、寒，在地为金、水，在脏为肺、肾，在体为皮毛、骨，在志为忧、恐，在味为辛、咸，六淫邪气以燥、寒为主。

3. 养肺养肾

燥易伤肺、寒易伤肾，寒为阴邪，易伤阳气，寒性凝滞，易阻滞经脉气血，寒性收引，易使筋脉挛急。季秋时节气温偏低，要重视养肺肾之阳。

其一，肺为水之上源，肾为主水之脏。生理上肺肾共同调节水液代谢；病理上，因肺肾功能失调致水液代谢障碍而出现水肿。阳主气化，气化旺则水肿不生。

其二，肺主气司呼吸，肾藏精而主纳气，"肺为生气之主，肾为气之根"。生理上肺肾共同调节呼吸运动；病理上，肺气久虚，易影响肾的纳气；肾气不足，也会影响呼吸运动。养肺养肾，则喘咳不生。

其三，肺为娇脏，肾为寒脏。肺位最高，邪必先伤，肺清虚而娇嫩，不耐邪气。季秋之季，肺肾最易受寒而诱发哮喘。

秋季养生，总的原则是"早卧早起，与鸡俱兴。使志安宁，收敛神气，无外其志"。一方面，秋属金，阳气自上而下敛降，整个秋三月我们应该头略凉而足稍温，如此正合乎阴阳变化；另一方面，夏季炎热，阳气外散，至秋不可骤然加衣，以防机体蕴热而阳气不能清降。俗话说"春捂秋冻"，说的就是这个天地阴阳气机变化的道理。

四、冬季养生法则

（一）农历十月如何养生

农历十月是一年之尾，对应于坤卦，天地之间纯阴一片，阳气闭藏。此时养生，当养肾藏阳以固本。《黄帝内经》总结得非常清楚："春夏养阳，秋冬养阴。"所谓养阳，即养阳气的生和长；所谓养阴，即养阳气的收和藏。农历十月，马上立冬，应该如何顺应四时规律养生呢？

1. 养肾

孙思邈说："故善摄生者，无犯日月之忌，无失岁时之和。十月心肺气弱，肾气强盛，宜减辛苦以养肾气。毋伤筋骨，勿泄皮肤，勿妄针灸，以其血涩，津液不行。十五日宜静养获吉。"意思是说，进入农历十月，人体阳气闭藏于肾，此时心肺气弱而肾气强盛。因此，此时治病的总原则是，宜藏不宜泄，宜养不宜伤。比如，春夏时节可以用刮痧拔罐来宣泄瘀毒，进入冬季，这种操作就要小面积、小范围地进行，以免皮肤过度开泄，破坏了肾的收藏能力。再如，若要吃药，要注意药味不能太苦寒，因为苦寒容易泻火；也不要过于发散，因为发散伤阳。

况且，肾者，主水，受五脏六腑之精而藏之。而肾应于冬季，因此冬季养肾正当其时。特别是农历十月，坤卦当令，更要养肾，尽量不要进行房事，因为房事泄精，泄精即伤肾。

总之，进入农历十月需要养肾。养肾建议服补肾膏方，此法借药物之力，能帮助人体顺应四时规律。

2. 养阳气之藏

如何闭藏阳气呢？《黄帝内经》提出，立冬之后，要"使志若伏若匿，若有私意，若己有得"，意思是说，意志皆属于阳之动，既然要养阳气之闭藏，当然就要把自己的精神意志潜藏在身体里面，不要发泄在外面。比如，入冬之后要减少憧憬未来，或计划大的项目，或熬夜思虑，或铆足干劲，等等。这些都是心神向外的表现，容易扰动阳气，使之不能闭藏。

有人问，那冬季难道不能思考了吗？当然不是，是少用神明，少耗心思，少琢磨复杂的事儿，少产生炽盛的欲望，少有怨、恨、恼、怒、烦、忧、愁、悲、恐等负面情绪，当然也要少大喜大乐，让心尽量平静淡然。孙思邈说："凡心有所爱，不用深爱。心有所憎，不用深憎，并皆损性伤神。"说的就是这个意思。

简单来说，时令进入冬季，我们的身与心也要进入冬季。欲望要减少，心要静下来，不要烦躁不安；身体也要多静少动，不能过度劳累，特别是不能跑马拉松，这是妄耗肾精的行为，若是在寒冷的冬季跑马拉松，更是逆反天地四时规律。

中医讲究整体性，这个整体性既包括认为五脏六腑与四肢百骸是一个整体，也包括认为人与天地是一个整体。可以说，天地大宇宙，人体小宇宙，人能健康、长寿，离不开天地的滋养与温存。反之，人若逆反天地，必然会遭受天地的惩罚，轻则损害健康，重则丢掉性命。

（二）"天人合一"与冬季养生

中医最高明之处，即在于"天人合一"。不管是养生还是治病，都离不开"天人合一"。《黄帝内经》载"人与天地相应""人生于地，悬命于天，天地合气，命之曰人"，意为人从出生到死亡都离不开天地。人要想健康，就要顺应天地规律。冬季养生亦是如此。

1. 必先岁气, 无伐天和

立冬之后, 天地之间正式进入冬季, 人生活在天地之间, 当然也进入了冬季。冬季天地整体气机变化是阳气闭藏, 因此我们的养生原则是"勿扰乎阳"。任何行为都当以闭藏阳气为原则, 不能妄扰阳气, 以免阳气不藏。若冬季阳气不藏, 至来年春季, 天地之间阳气要升发时, 就容易拔根, 谓之温病。

2. 虚邪贼风, 避之有时

正与邪不两立, 正胜则邪退, 邪胜则正衰。因此, 人要健康, 就要避免邪气侵袭。虽说"正气存内, 邪不可干", 但"邪之所凑, 其气必虚"。养生一定要避邪。养正是避邪的关键, 正气不虚才能健康。但有时邪气炽盛, 一定要避而远之。

冬季天寒, 寒气充盈天地之间。寒为阴邪, 易伤阳气。善养生者, 当注意避寒。一方面, 注意穿衣保暖; 另一方面, 避免淋雨、受风、触寒等行为。如冬泳即触寒行为, 在这里不提倡。

3. 形与神俱

生命不但指身体, 还包括人的心理。中医重视养身与养心兼顾, 光是形体健康还不够, 还需要心理健康。现代医学从解剖入手, 重视的是形体的健康, 但却忽视了心理。在这方面, 中医可以补其不足。

中医认为, 五脏各有其神, 五脏阴阳气血平衡, 则五神亦和畅; 反之, 若心理健康, 也有助于让五脏归于平衡。形与神是互相贯通的。以形与神对比, 形为标, 神为本。治形不治神, 是治标不治本。只有"形与神俱", 才是标本兼顾, 才是最高明的医学, 才能体健神旺。

冬季通于肾, 肾在神在志。立冬之后, 当"使志若伏若匿, 若有私意, 若已有得", 也就是说, 在冬季应避免各种不良情绪的干扰和刺激, 让心情始终处于淡泊宁静的状态, 这样才能使肾志平和, 才能养肾。

4. 精神内守

《黄帝内经》养生的最高原则是"恬淡虚无""精神内守"。达到这个境界，心不妄动，形神兼顾，自然病安从来。

如何精神内守呢？我的观点是，一方面，尽量吃素，素可养心，可以避免相火妄动；另一方面，重视修心，特别是学习中华优秀传统文化，从感恩、反省、忏悔入手，学习中华优秀传统文化里关于修养身心的大智慧。

冬季要使阳气闭藏，最当精神内守。精神外散，则会扰动心火。立冬之后，当减少炽盛的欲望，保持内心平和，避免怨、恨、恼、怒、烦五毒内生，静静度日，以静为主。静则能安，静则生阴。

5. 法于阴阳，和于术数

春使志生，夏使志无怒，秋使志安宁，冬使志若伏若匿，"从之则苛疾不起"，若违逆四时阴阳和天时之序，则会生乱，进而内伤相应五脏，并可在下一季节发生病变，即"逆其根，则伐其本，坏其真矣"。

入冬之后，当养藏，养静。身要静，心亦要静。静则阳气能闭藏而不妄泄，这样即顺应四时规律。如此养生，必然能够健康。

尤其对于大病重病及各种慢性疾病患者，冬季是恢复健康的大好时机。若能在整个冬季借天地之力闭藏好阳气，即巩固阳根，那么来年春季当阳气升发时，人体的阳气圆运动就会又大又圆，人也就会神清气爽。

（三）冬季养生离不开萝卜——中医解萝卜

我认为，营养成分只是食物中"形"的部分，食物受天地气机影响，还有"神"的部分，即四气五味。我们要想健康，不能只关注食物的营养成分，还需要关注食物的四气、五味、归经、功效等，这些都只能用中医来解释。

萝卜不仅是平常的蔬菜，还是一味好药，其味辛、甘，性凉，煮熟则甘平不辛。善用萝卜，既可以养生，又能治病。民间有"萝卜上市，医生没事""萝卜进城，医生关门""萝卜一味，气煞太医""吃着萝卜喝着茶，气得大夫满街爬"等俗语，极言萝卜对于健康的好处。下面以萝卜为例，谈谈我们应该如何从饮食中获得健康。

1. 为什么冬季要吃萝卜

俗话说："冬吃萝卜夏吃姜，不劳医生开药方。"虽然萝卜没有特殊的营养成分，但萝卜味辛、甘，质润，性凉，有降气、降浊之功，能收敛浮火，最有助于冬季养生。

2. 吃中药是否要忌食萝卜

我认为不必忌食。萝卜降气，其性平和，与中药各行其道，不会影响中药的疗效。

有说法称服人参要忌食萝卜，然而历代中医书籍只记载有人参反藜芦，畏五灵脂，恶皂荚、黑豆，并没有记载服人参当忌食萝卜。

细思药物之理，亦觉如此。人参补五脏之阴，兼能大补元气，其功在扶正。萝卜通利腑气，其子则降浊气，利肠道。二者同用，正可各行其道，各得其用。人参得萝卜之助则补而不滞塞，萝卜得人参之助则通而不伤正。若正虚且肠腑不通，人参萝卜同用，各治一端，反而收功。

近代名医张锡纯认为，若服参芪等补气之药，佐以萝卜，可补气而不郁。不少中医名家都有以党参或人参与萝卜同服并取得良好效果的医案。人参补气，萝卜降气，二者同服，各得其所，正好让人体气机归于平衡。

有人担心，萝卜有副作用，不是人人都适合吃的。其实，萝卜只是食物，其偏性并不算很大，正如大米，虽然其性偏凉，但人吃一辈子也不见得损伤多少阳气。一位读者的观点甚好：留心自己吃萝卜后的反应，就可以判断自己是否适合吃萝卜了——其实这个方法对所有食物都适用，只是大家有时候忽视了而已。

3. 气虚之人是否适宜吃萝卜

我认为可以吃。萝卜性能降浊，但并不耗气。况且，冬季吃萝卜，可借萝卜的降性以收敛浮火，最有益于养生。俗话说："冬天的萝卜赛人参。"就是这个道理。

4. 雾霾天气适合吃萝卜

时逢冬季，又遇雾霾，吃萝卜能敛降浮火，最有助于阳气向下闭藏。萝卜还能宣肃肺气，可祛除雾霾对人体的伤害。

青萝卜生吃，其味辛，辛则入肺，能宣散肺气；萝卜性降，又能肃降肺气。肺能宣肃，雾霾阴浊则无处可滞。青萝卜还能化痰涎，解热毒，健脾气，助消化，尤其适合于虚火上浮、心神不定之人，常吃青萝卜可使人大便通畅，神清气爽。若不喜萝卜辛辣，也可以煮熟再吃。

5. 晚上吃萝卜才合适

中医强调，只要是符合天地自然规律的，就是正确的；若是逆反自然的，肯定是错误的。俗话说"冬吃萝卜夏吃姜""上床萝卜下床姜"，其中的道理应如何理解呢？

从中医的角度来分析，姜性热而能温升，萝卜性凉而擅降浊。一年的阳气圆运动中，夏季阳气升发，可借姜性以升浮机体的阳气；冬日阳气敛藏，需凭萝卜以收藏机体的阳气。一天的阳气圆运动中，早晨天地之间阳气温升，要吃姜以顺之；晚上天地之间阳气闭藏，要吃萝卜以顺之。

《黄帝内经》中反复强调："阴阳四时者，万物之终始也，死生之本也。逆之则灾害生，从之则苛疾不起，是谓得道。道者，圣人行之，愚者佩之。从阴阳则生，逆之则死；从之则治，逆之则乱。"从姜和萝卜中，就可以悟出天地阴阳升降之理，顺应天地四时的阴阳变化，我们就能更健康。

我的建议是，每天早晨喝生姜红糖水，或者上班时口含一片生姜；晚上的饭菜中争取有萝卜，或煮汤，或炖吃，长期坚持，会有不可思议的好处。

6. 萝卜能治病

深秋时节，萝卜上市。萝卜除了是时令蔬菜，吃起来爽口，还有益于健康。其能清热生津，化痰止咳，利小便，解毒。萝卜生吃能助消化，清胃热；煮熟吃则偏于益脾和胃，消食下气。可以说，萝卜是一味能养生治病的良药。

吃油腻肥厚食物时吃点萝卜，可化气行滞；高血压、高血脂、高血糖及痛风患者多属湿热痰浊内滞，而萝卜最利降浊；腹胀、便秘时吃萝卜能行气通便；若有上火所致咽痛、咽干、眼红、耳鸣、头晕、痤疮等症，吃萝卜可降上浮之火。此外，萝卜还能治咳嗽。以下提供一个可治疗风寒咳嗽的偏方。

萝卜1个，蜂蜜30克，水煎温服。

民国名医张锡纯有一个治劳嗽方，有宣降肺气、排浊祛痰之功。其方如下。

秋分日取鲜莱菔（即萝卜）10余枚，去叶，自中心穿以鲜槐条，令槐条头透出根外，悬于茂盛树上满百日，至第一百零一日取下。用时去槐条，将莱菔切片煮烂，调红砂糖服之，每剂1枚，数剂即愈。

此方纯以萝卜制成，药力平和，久年咳嗽、百治不愈者不妨试用。

萝卜的种子，名为莱菔子。此药能升能降，生用则性升，可致呕逆；炒熟则降浊，能排痰气。当代名中医李可认为，此药生熟各半混用，服后上则频频打嗝，下则腹中雷鸣，频转矢气，此即气机旋转、激荡之明证，古人谓其去痰有推墙倒壁之功。我治疗痰浊壅滞、阳明不降引起的高血压，常重用莱菔子至30克，炒捣后入辨证方中煎服，颇有良效。

试举一例萝卜治病的医案，以证萝卜的确是一味了不起的良药。一位肠癌患者，手术后进行化疗数次，结果出现肠粘连，医生建议再进行化疗，然而化疗后肠粘连反复发作，每次都要通过化疗才能缓解。患者无奈之下，尝试着自己用大量萝卜水煎服，却发现效果极好，喝过几次萝卜水后，肠粘连不再复发了。

我主张，治病当首选伤害性最小的方法，毕竟正气才是根本，任何治疗都当以不伤正为原则。既然可以用萝卜解决肠粘连的复发，便可不必反复进行化疗了。

（四）暖冬的养生思路与方法

按照一般规律，冬季应该是寒冷的。因为寒应于冬，寒则收藏。若某年的冬季为暖冬，那么，必然会导致肾的封藏失职，进而影响健康。从中医理论来看，若逢暖冬，我们当如何养生呢？

1. 暖冬对健康的危害

冬季温暖，是冬行春令，这是逆反了四时。冬季当寒冷，若反而温暖，则阳气不能潜藏，如春日之发泄。甚至如桃李开花、冬生大雾、冬季打雷等，皆是冬季阳气外泄的表现。人感天地之气，容易导致人的阳气也外泄，外泄则阳根拔动。若再感外邪，引动阳根；或逢立春，天地气机升浮，人就容易患各种传染病。

若暖冬又兼雾霾四起，阴浊弥漫，人生其间，内外皆苦。内则阳不能藏而相火妄动，外则阳不能伸而郁滞于中。

暖冬的危害甚大。一方面，肾主封藏，暖冬则肾不能封藏，肾根拔起，相火上浮，为温病之因；另一方面，阴寒外感，易成感冒之源。

2. 暖冬的养生思路与方法

冬季养生，当养阳之封藏，可适当服些四逆汤。但若遇暖冬，阳气本已宣散，若再扶少阴之阳，阳气过动，反不利于健康。故可在四逆汤中加些养阴之品，如熟地黄、核桃仁、枸杞子、当归、大枣或羊肉等，都可于阴中求阳。

暖冬如何养生？我的观点：冬季寒冷，属自然规律。寒主收引，天寒地冻则阳藏而不动。若逢暖冬，阳气不藏，反泄于外，人感而闭藏失司、阳气易泄，容易出现传染病等疏泄过度引起的疾病。因此，暖冬需重视潜阳，少动相火。

（1）静以养阴，静则阳藏，动则阳伸。当减少剧烈运动，以助阳气敛藏。

（2）静以养神，少思少虑。

（3）勿生气，勿动火，保持心境平和。

（4）食些萝卜、梨等养阴收敛的食物，有助于藏阳。

（5）常静坐，或站桩，使身心静下来，越静越有助于阳气归根。

（6）坚决不熬夜，尽量早睡，有助于阳气封藏。

（7）可服补肾膏方，能封藏阳气，使阳气归根，有助于缓解暖冬所带来的各种不适。

临床可见，若是大雪节气却逢暖冬，阳气外泄，人多易烦躁，或见抑郁，或见焦虑，或见失眠。观察患者的舌边多红，诊脉多弦，病症多属少阳。我多用柴胡剂，或小柴胡汤，或大柴胡汤，或柴胡桂枝干姜汤，或四逆散，或柴胡疏肝散，另外亦多见半夏厚朴汤证。

此时亦多见发烧，为木火过度疏泄，导致阳浮。可用乌梅白糖汤，疗效甚高。其方如下。

乌梅 30 克，白糖 30 克，水煎服。

总之，越逢暖冬，越当养静、养阴、养阳气的封藏。否则，阳气不能封藏而提前升浮，会导致阳气拔根，后患非常大。

第二章　二十四节气养生

一年有二十四节气，天地阳气升浮降沉，人亦应之。二十四节气养生，其实是四时养生的细化。顺应天地四时的阳气变化来养生是我们养生的总宗旨，而依据二十四节气来养生则是养生的具体方法。

为什么要重视节气养生？从中医的角度来分析，凡是节气，都是天地气机转换的节点，节与节之间是滑利的，一到节上，便难过去。天地气机交节必郁而后通。久病之人每逢交节前后易出现意外，因为天地气机郁滞，人体气机亦郁滞。故久病养生，重在按节气养。

养生，养的其实是生命力。生命力越旺盛，人就越健康、越长寿。如何让我们的生命力旺盛起来？中医的观点是，顺应四时规律，按二十四节气来养生。春三月阳气升，人气亦要升发；夏三月阳气浮，人气亦要外浮；秋三月阳气敛，人气亦要收敛；冬三月阳气藏，人气亦要闭藏。每个季节有六个节气，节气变化，意味着天地气机变化。我们可以通过调节饮食、运动和起居来跟上天地变化的节奏，这样才可以更健康。

二十四节气之中，尤以"二至""二分""四立"为重，这些节气是天地气机变化之大关节，故需养之以使人气顺利过节，如此则身体康健，疾病不作。若不顾四时节气变化而妄耗精神肾气，致使正气不足，则于节时或生疾患。慢性病患者尤需于节气养生，静心安神以度之。重病危病者正气本已不足，遇节气每有不测，盖因正虚不耐折腾，猝然失去生机。

总之，养生一定要懂得四时阴阳变化的规律，充分利用节气来调理身体。

一、立春养生

立春是二十四节气中的第一个节气。每年公历 2 月 4 日前后，太阳到达黄经 315° 时，即为立春。"立"为开始之意，立春代表着春季的开始。

冬以寒为主，至立春而渐转为温。温者，即冬时封藏于地下水中的阳热，于冬至开始萌动，经历小寒与大寒两个节气，至立春而热气开始升浮。火从水出，其气为温。冬至阳气初动，但仍属沉伏状态，故属寒水之性，至大寒才开始升动，至立春方称为风木之气。立春当日天地气机的变化极为剧烈，处于中医认为的"冬藏"至"春生"的转换时期，主气由太阳寒水变为厥阴风木，由阳气闭藏转为木气升发。天地之间阳气开始泄动，人亦应之。因此说，立春对人的健康影响极大，立春当日要重视养生。

若中虚之人，阳气不足，逢天地气机变化，最易患病。尤其是上实下虚之人，在立春之日阳泄过极则木火升浮，内则阴不守阳而见正虚诸症，外则阳气浮散而见发烧、失眠、头晕、烦躁等不适。此时不能见症治症，当补中气、敛木火、涩精生津，建议可服乌梅白糖汤，可敛木安中。

乌梅 30 克，白糖 30 克，水煎，于睡前服用。

总体来说，立春当日的养生当以静养为主，包括身静和心静两个方面。身静则气不妄耗；心静则精神得保。如此则精气神皆足，从而让身体能跟上天地的步伐。

要身心皆静，以静坐为最好。立春当日静坐半小时许，最能调畅精神，兼可养生。

立春当日，当有所忌。（1）忌劳累，伤中气。（2）忌房事，妄耗肾精。（3）忌醉饮，伤肝气。（4）忌暴食，徒伤脾胃中焦之气。（5）忌过度锻炼，大汗淋漓，既伤肺气，又伤阳气。（6）忌思虑过度，损心脾之气。（7）忌熬夜，使阳气不能归根。

古代医书上记载了一个立春当日的养生方：制大黄10克，黄芩10克，黄连6克，贯众20克，栀子15克。上药加水煎出300毫升，在每年立春日的立春时温服1剂。书中还建议立春当天不吃饭，静卧于密室，以大便日行3次左右为宜，继以清淡素食调养1～2日，如此坚持数年，有防病延年之功。

上述养生方中所用诸药皆为苦寒之药，有清热解毒之功。细细分析，发现方中用药与泻心汤和黄连解毒汤的用药相似，兼有贯众。以下分别分析。

1. 泻心汤

泻心汤出自《金匮要略》，由大黄、黄连、黄芩三味药组成，张仲景用其治疗心火亢盛之吐血、衄血。大黄、黄连、黄芩苦寒清热，泻火下行，火降则血止。后世医家不断扩大泻心汤的应用范围，目前主要用于止血、通便、降压、镇静、降脂、抗感染。

（1）泻心汤的适应证如下。

①患有上消化道出血、高血压、高血压所致鼻出血、脑血管意外、肺结核并发支气管扩张咯血、精神分裂症、复发性口腔溃疡等疾病伴烦躁、失眠、面色潮红、口渴、吐血、衄血、口舌生疮、小便黄、大便秘结、舌质红、苔黄、脉数等症状时可首先考虑使用泻心汤。

②患有感染性疾病如细菌性痢疾、肠伤寒、急性黄疸型肝炎、病毒性肠炎、急性结膜炎、巩膜炎、角膜炎、慢性牙周炎、小儿鹅口疮、泌尿生殖系统感染等伴发热、烦躁、口苦、口舌生疮、目赤肿痛、黄疸、大便溏泄或秘结、小便短赤、白浊不尽、带下色黄异味、舌质红或绛、苔黄腻或干燥无津、脉滑或滑数等症状时可以使用泻心汤。

③患有急慢性胆囊炎、手术刀口感染不易愈合、痔疮、烧烫伤、湿疹、疱疹、痤疮等外科、皮肤科常见疾病伴发热、烦躁、面赤或周围组织红肿热痛、失眠、大便秘结、脉滑或数等症状时，也可考虑使用泻心汤。

④患有功能性疾病、精神病如功能性消化不良、围绝经期综合征、神经症、失眠症、性功能障碍、急慢性胃炎等伴烦躁、易兴奋、面色潮红、口干苦、口臭、头痛、出汗多、胸腹痞满、食欲不振、大便易秘结、脉弦滑或滑数等症状，体格壮实或虽消瘦但肌肉坚紧者也可选用泻心汤。

⑤患有慢性病如糖尿病、高血压、高脂血症、冠心病、心肌梗死、慢性肾衰竭、脑梗死后遗症等伴烦躁、失眠、面赤、大便秘结等，使用泻心汤可以起到镇静、改善睡眠、辅助通便，从而改善生活质量的作用。

泻心汤虽然只有三味药，但可根据具体病情调整各味药的剂量。比如，止血时可适当增加大黄、黄芩的用量；镇静时可增加黄连的用量；用于改善体质而长期服用时宜小剂量；重症感染等急性病需要大剂量，甚至还要与其他复方合用等。

（2）此方毕竟苦寒，故绝不可滥用。其禁忌证如下。

①反复出血不止而血压不稳定者，尤其是高龄患者禁用。

②溃疡出血伴幽门梗阻、穿孔或疑有癌变而具备手术指征者禁用。

③胃肠道手术吻合口尚未完全愈合者禁用。

④相关药物过敏者禁用。

⑤营养不良、精神萎靡的慢性病患者慎用。

⑥孕妇慎用，哺乳期妇女使用期间须停止哺乳。

2. 黄连解毒汤

黄连解毒汤出自《肘后备急方》，由黄连、黄芩、黄柏和栀子组成，为清热解毒代表方，主要治疗"烦呕不得眠"。日本医家亦喜欢用黄连解毒汤，主要用于治疗神经系统疾病、皮肤病、高血压及脑血管疾病。近现代应用黄连解毒汤的医案，主治病症按频率高低排列依次为发热、烦躁、口渴、口干、皮肤斑疹溃疡、呕恶、纳呆、乏力、恶寒、口苦、面红、头晕、小便赤、便秘。这些症状的病机，全部可归纳为火热内盛。我认为，凡是病机属于火热内盛的病症，都可考虑用黄连解毒汤治疗。除此之外，出血也可算作是黄连解毒汤可治疗的或然证。黄连解毒汤所针对的出血，多具有炎症性充血倾向，患者虽然出血，但是面色潮红、烦躁、精神兴奋。

3. 贯众

贯众味苦，性凉，入肝、脾二经，可清热解毒、凉血止血、杀虫止痒，主要用于治疗风热感冒、湿热疮毒、瘟疫壮热、痄腮肿痛等。现代研究发现，贯众还具有抗菌、抗病毒、抗衰老、抗肿瘤、抗寄生虫等功效。我临床常用贯众治疗儿童手足口病、顽固性鼻出血、慢性乙型肝炎等，疗效不错。有医者应用贯众治疗病毒性角膜炎，疗效明显。有医者应用贯众治疗妇女血症，有效率达 96.2%，治疗少女崩漏亦疗效显著。贯众对过敏性水样疱疹也有很好的疗效。另外，贯众还被用于治疗小儿肾病综合征、前后盘吸虫所致顽固性痢疾、百日咳、肋软骨炎等。

那么，为什么要在立春日立春时服此养生方呢？我尝试用中医理念来分析。春季对应于五行之木，木主升发。立春是春季的第一天，若想自身的阳气在整个春季都处于升发状态，就要调整好立春当日的阳气状态。古人认为，要想让木气升发，就要清除内热。此方的目的即在于此。

为什么会有内热？我认为与多种因素相关。其一，冬三月，阳气闭藏，闭藏得久了，就容易郁而化火。我在临床观察到，临近立春时，不少人舌质偏红，此即郁火之象。其二，若饮食失节，如过于重视冬季滋补，或过食肥甘厚腻，就容易造成热毒内蕴。其三，长期情志失调或劳欲过度，亦容易造成阴液亏损，燥热偏盛。其四，今时三高（高血压、高血脂、高血糖）高发，这些多与火毒内郁相关。

可以说，内热是当前不少慢性疾病长期难以康复的重要病机之一。内热的范围很广，不仅包括燥热，也可是湿热、痰热、郁热，或是情志之火、脏腑之火等。内热的危害很大，一方面，内热伤阴耗液，易造成阴虚火旺体质；另一方面，在内热未解的情况下，若想重视温阳扶阳或益气养阴，往往难以奏效。而之所以会出现气阴两虚的病机，亦与内热相关，阴由热耗，气由热损，热伤气阴。

然而，此方亦不可滥用。我的建议是，此方既有清热之功，又有通便之效，适合阳明体质者。具体来说，此方适合体质偏壮实者，且平时面色偏红，或满脸油光，或胃口很好，或胃有烧灼感，或失眠，或烦躁不安，或头晕，或血压高，或血脂高，或血糖高，或心率快，或感觉体热，或精神亢奋，或舌质红等；若兼有便秘（大便偏干燥，甚至干如羊屎），更可对证应用。反之，若属体虚、易疲惫、精神不振、畏寒肢冷者，此方则完全不适用。

二、雨水养生

立春之后即为雨水，春天的脚步越来越近了。雨水节气之前，天气相对较冷，到了雨水节气，天气变化不定，时暖时寒，且下雨较多，也最容易出现倒春寒。此时一定要重视中医养生，一养精神，二养脾胃，三养阳气。

（一）安养心神

雨水节气，天气变化不定，时晴时雨，时寒时温，很容易引起人的情绪波动，特别是正气不足之人。如肿瘤、高血压、高血糖、心脏病、哮喘、关节炎等患者容易出现抑郁、烦躁、忧思、情绪低落等不适。

因此，雨水时节调理情志至关重要。要尽量调整心态，使自己心情恬淡，开朗豁达，与人为善，遇到不顺心的事也不要乱发脾气或钻牛角尖。平时多做深呼吸,放松心情,多与朋友或家人交流,力争及时从不良情绪中摆脱出来。心静则神安,心神一安,心血即足,心气充和,五脏六腑自能安和。现代研究亦证明,保持情绪稳定对身心健康有着重要的作用。

(二)养脾化湿

雨水节气,湿气渐重。从中医的角度来分析,湿性黏滞,易伤脾胃。且脾胃主土,应于六淫的湿。按"同气相求"的道理,生活在湿气重的环境里,人的脾胃容易变弱。雨水节气之后,随着降水有所增多,寒湿之邪最易困阻脾胃。同时湿邪留恋,难以去除,故雨水前后应当着重养护脾胃。

脾胃是水谷之海,是后天之本、生命之本、健康之本。历代医家及养生家都很重视脾胃的护养,元代医家李东垣就提出:"脾胃伤则元气衰,元气衰则人折寿。"那么,如何养护脾胃呢?

(1)当饮食有节,忌食寒凉食物,以免伤损脾阳。

(2)可适当多吃些甘味的食物,因为甘可养脾。

(3)可多吃些在土里生长的食物,如红薯、马铃薯、山药、萝卜等,多得土气,能健脾胃。

(4)可适当喝粥,因为粥是最易消化的食物。特别是五谷杂粮做的粥,既可滋补脾胃,又是可口的美食。

(5)忌煎炸、烧烤、油腻、黏腻(指糯米做的食物及月饼等)等食物,此类食物皆伤脾胃。另外,亦当少吃辣椒,因辣椒能助阳外泄,兼伤脾胃。

另外,春季肝旺,肝旺乘脾,容易导致脾弱。况且多思又伤脾。脾弱则运化升清功能亦减弱,易见腹胀、腹痛、纳差等不适。肝主疏泄,喜顺畅而恶抑郁。因此,疏肝亦能养脾。保持心平气和,使肝气不横逆,则脾胃自得安宁。

在雨水节气里,天气多变,一定要保持心境的平和,只有情志和畅,加上积极正确的饮食调养，脾胃才不会变虚。

（三）养阳防寒

雨水时节，气温从冬寒向春暖过渡，天气以多风多湿为主。此时冬寒尚未完全退尽，寒邪时作，若不注意保暖，则容易外感寒邪而生病。临床所见，雨水时节的感冒风寒患者特别多，鼻炎、风湿性关节炎、腰腿痛、湿疹、皮肤过敏等疾病亦多见。

因此，雨水时节应养阳防寒，切勿急于脱去冬衣，要注意适时添减衣物。我们所说的"春捂"，主要就是在雨水节气这段时间。"春捂"的重点在于颈部、背部和足部。早晚出门最好戴上围巾，避免颈部受凉。女孩子在雨水时节前后切勿急于穿露背装、露脐装、七分裤甚至短裙，以免着凉生病。

另外，雨水时节下雨多，湿气重，需注意防潮防寒。湿邪与寒邪相合，最容易侵袭人的关节，导致腰腿痛。我在临床中观察发现，在雨水时节前后，各种风湿病、关节炎多易出现症状反复或加重。

（四）患病后的调理

雨水时节，天气时暖时寒，暖则使毛孔张开，寒则使邪客于表，故此时人们极易患病。临床所见，雨水时节容易出现感冒、痄腮（流行性腮腺炎）、眩晕等病症。以下针对这些病症提供几个方便的处方。

（1）感冒、咳嗽。此多为外感风寒所致，可服葱豉汤。

葱白 3 根，淡豆豉 30 克，黄酒 100 毫升，水煎，趁热服，每日 1 剂。

此方最具通阳开窍、祛风解表之功，适用于治疗风寒感冒，症见发热恶寒、头痛、身痛、无汗、鼻塞流清涕、咳痰稀白起泡、小便清长等。

亦可服生姜红糖汤。

生姜数片，红糖适量，加水共煎，趁热服，服后卧床盖被，汗出即愈（如加葱白效果更佳）。

此方温中散寒，发汗解表，适用于治疗外感风寒、头痛发热、寒冷腹痛等。

（2）痄腮，即流行性腮腺炎。由寒邪外袭，客于少阳经，郁而化热所致，表现为腮腺红肿热痛。

金银花 30 克，芦根 30 克，鱼腥草 30 克，绿豆 30 克，白糖 30 克，加水煎至绿豆熟，代茶随意饮用，每日 1 剂。

此方疏风解表，清热解毒，适用于治疗腮腺炎初期。

（3）眩晕。即乍暖又寒、清阳不升所致脑窍失养。

当归 6 克，生黄芪 30 克，水煎，代茶随意饮用，每日 1 剂。若有虚火，可加白菊花 6 克。

此方益气补血，适用于治疗气血亏虚型眩晕，症见头晕目眩、心悸气短、语气低微、面白食少、唇甲色淡、失血乏力等。

三、惊蛰养生

惊蛰时节，雷动九天，阳气升发，重在养肝，兼顾养脾。若能顺应天地四时规律，可保健康无病。

按照气候规律，惊蛰前后天气已开始转暖，并渐有春雷出现，降水渐多。春雷一响，万物都从冬眠中醒来。惊蛰，意味着春季正式开始了。

惊蛰时节，人体的肝阳之气渐升，养生应顺应阳气升发、万物始生的特点，使自身的精神、情志、气血也如春日一样舒展畅达、生机盎然。

（一）惊蛰的中医分析

自大寒开始，去年秋季敛藏于地下的阳气渐动而开始上升，阳升则阴退，如此状态是为木气。立春而木气渐升，雨水而木气渐旺，至惊蛰而木气旺极，直冲于天，与退至天顶的群阴相撞而惊雷阵阵，阳气升腾而阴气将退尽，天地之间豁然一片清阳之气。因此，惊蛰预示着木气升极而将浮，至春分则木气化为火气。因惊蛰会扰动阳气使之上浮，故阴虚之人会出现烦躁、失眠等不适。

惊蛰时节，天气回暖，春雷始鸣。逢惊蛰而万物复苏，新的生命开始，故有俗语"春雷响，万物长"。

（二）预防春困，升发阳气

惊蛰时节，人体皮肤的毛孔和血管逐渐舒张，需要供应的血液增多，汗腺分泌也增多。但人体内血液的总量是相对稳定的，供应给外周的血液增多，供应给大脑的血液就相对减少，于是就出现了春困。那么，应当如何预防春困呢？

（1）适当调整作息，养成早睡早起的习惯，可使每天精力充沛。

（2）饮食勿过油腻厚重，清温平淡些，以免伤脾，导致脾阳不升。

（3）开始运动，运动可以升阳。

（4）适当吃些辛温食物，如韭菜、洋葱、大蒜、香菜、生姜、大葱等，有助于升发阳气。

（5）天气乍暖还寒，注重"春捂"，特别是下半身要保暖，以免受寒。

（6）经常晒太阳，这是养阳最简单也最实用的方法。可选择阳气最旺盛的中午时段，让皮肤接触阳光，以升发阳气。

（三）养肝兼顾养脾

为什么惊蛰时节要养脾？从中医的角度来分析，天气降为雨，雨属阴。惊蛰之后，去年敛藏于地下的阳气升发于地面，触及自天而降的寒凉雨湿，寒热混杂，化而为雾。地气蒸腾，上浮于天，感天之寒气，聚而为云。云在地为雾，雾在天为云，其性皆属湿。湿为阴邪，其性重浊而寒，易伤损脾阳。湿邪困脾，易为纳差、腹泻。

如何养肝养脾呢？（1）春季与肝相应，养生需养肝。顺应肝性，助益脾气，令五脏和平。（2）勿动肝火，勿生闷气，勿忧郁，勿愤懑，要使心情平和，使肝气舒畅。（3）正气存内，邪不可干。不伤即养正，包括不熬夜，忌煎炸、烧烤、油腻、黏腻、辛辣之物，预防风寒感冒等。

有人提出，惊蛰时节要注意去肝火，建议多用夏枯草、冬桑叶、白菊花、金银花、茵陈等中药来代茶饮。我却认为，不要滥用这类苦寒伤阳的中药。因为惊蛰时节容易出现肝脾失调的症状，一方面肝气旺，另一方面脾阳虚，因此，用药不宜过于苦寒，以免伤损脾阳，加重病情。

惊蛰时还应遵循"春日宜省酸增甘，以养脾气"的养生原则，适当吃些味甘性温的食物，可以健运脾气，这些食物包括黑米、高粱、南瓜、白扁豆、大枣、桂圆等。另外，少吃醋、山楂、海蜇等冷酸食物，以免伤脾。

一般来说，顺应天地规律就是最好的养生方法。但如果天地之间木气过于泄动，亦会伤损人体阳气。以惊蛰为例，若木气过于疏泄，则需收敛木气，以防木气过升过浮。木气过升，雷声阵阵，则人体阳气惊动而上浮，易出现头晕、痤疮、口腔溃疡、咽干痛等症状，当用酸甘养阴法敛之，效果极好。可用乌梅白糖汤或乌梅固本汤治之。

（四）惊蛰重在养"生"

惊蛰时节，春雷萌动，此时养生，需着眼于一个"生"字。《黄帝内经》有言"生而勿杀""以使志生"。这里的"生"，就是说在春季要让自己心情舒畅，不要使情绪抑郁，应做到心胸开阔，乐观愉快，一定要遇事戒怒，以免伤肝，从而导致各种疾病的发生。具体有以下几种做法。

（1）睡个好觉。睡前半小时要摒弃杂念，保持心情平静，这样有利于入睡。

（2）睡前用温水泡脚，搓脚心，可温通气血，温补脏腑，安神宁心，消除一天的疲劳，亦有助于养性摄神。

（3）惊蛰时春阳上升，易致人体肝阳偏盛，若不注意滋肝养血，会导致肝火过旺而易怒，出现眩晕、目胀、血压波动及中风等。此时应避免过于急躁，别为小事生气动怒，尽量保持心境平和。

（4）工作之余，可闭目养神或多做深呼吸，以利于身心放松。

（5）平时可栽花种草、养鱼养鸟、郊外踏青、散步、放风筝或进行体育锻炼等，以涵养性情，疏肝理气，使气血平和。

（五）惊蛰养阳，可以运动

时值惊蛰，去年秋季禀金气而敛降的暑火，经过冬季的闭藏，至惊蛰而升浮于地面。阴阳二气相争，发声为春雷。龙是中国传统文化中的祥瑞神物，鳞虫之精，百虫之长，俗话说"龙不抬头，天不下雨"，龙抬头意味着云行雨施，万物发育。人居于天地之间，感阳气升发，就可以开始运动了。

惊蛰之前，地下敛藏的去年的暑热之气还没有升起来，人当静以养之，不建议剧烈运动。惊蛰之后，特别是春分时节，阳气已经升到地面了，此时当顺应自然规律运动起来。

（六）惊蛰时节，防病保健

惊蛰时节，天地之间阳气升发。人感之，亦阳气升发，很容易出现浮躁、易怒、失眠、头晕、精神不振、精力差、困乏等不适症状。从中医的角度来分析，这是阳气突然拔根、虚火上浮、上扰神明的反映。且惊蛰时节，不少皮肤病（如湿疹、痒疹、牛皮癣等）容易病情反复。防治之法如下。

（1）顺应天地规律，开始运动，出点汗，使虚火透出来。

（2）吃点酸性的食物，可以收敛浮火，可服乌梅白糖汤或乌梅固本汤。

（3）火气上浮，可用我的老师黄煌教授的八味除烦汤，此方用栀子、厚朴、枳实、黄芩、连翘、半夏、茯苓、紫苏梗，共八味，有清降浮火、宽胸理气之功，甚能改善睡眠，消除烦躁。

惊蛰时节，万物复苏，万类生命由静转动，由伏藏转为升发。可以说，惊蛰是生命活动的转折点。且这段时期天气温差变化很大，乍暖还寒，很容易生病，尤其是心脑血管疾病。大量案例证实，安宫牛黄丸对于心脑血管疾病的急救有奇效。湿热偏盛兼有高血压或心脏病之人，在惊蛰时节可服一粒安宫牛黄丸，有益健康。

惊蛰之后，木气升发，若疏泄太过，木火上扰，则表现为发烧、咳嗽、咽痛等不适，当以酸敛之，兼以清热。不管何种病机，都可针刺鱼际、大椎、风池、肺俞诸穴，可速效。

四、春分养生

天地有"象"，取类比之：春分木旺，去年敛藏的阳气自地下升浮于地面，雷乃发声；秋分金旺，今年的暑热之气下降于地面，雷乃收声。冬至为阴之极，而一阳始生；夏至为阳之极，而一阴始生；春分与秋分平分阴阳，昼夜长度相等，唯春分阳气有上升之势，秋分阳气有下降之势。此四个节气天地阴阳变化明显，对人体的影响亦大。故可以说春分是一年之中尤为重要的四个节气之一。

《春秋繁露》云："春分者，阴阳相半也，故昼夜均而寒暑平。"在春分时，太阳直射在地球赤道上。因此说，春分有明确的天文学意义。除此之外，春分在气候上也有比较明显的特征。春分之后很多地区会进入明媚的春季，莺飞草长，油菜花香，呈现出万物蓬勃生长的景象。

春分养生有两个要点，一方面要养肝，调木气；另一方面要养平衡，包括阴阳、气血、上下。

（一）养肝，调木气

1. 何为木气

自大寒至春分，天地之间木气主时。何谓木？木者，天地之间阳气处于升发状态是也。其余的火、土、金、水亦表示天地阳气其他四种不同状态。如此理解五行，方能入得其门。春分，春半也，阴阳相半，昼夜等长。春属木，表现为阳气升发状态。冬至而一阳初动，立春而阳气自地下始升，至春分而阳气升发于地面。此时阳升之力与阴退之力均衡，但阳升占上风，因此天地之间渐暖渐温。

日逢春分，天地阴阳气机处于很大的变化之中。一则春分时节白天与黑夜等长，各为 12 小时整。二则春分为春之半，平分一年寒暑，春分之前为寒，春分之后为暑。三则自春分开始厥阴风木之气转为少阴君火，天地气机由升发变为升浮。四则自春分开始寒气渐消而温气渐升，俗语"冷惊蛰，暖春分"即为此意。

从十二消息卦分析，春分时节，是为十二消息卦之雷天大壮。古人谓二月为壮，木气升浮，上天而为雷，雷动天上，阳刚之气散布而群阴自退。春分时节木气升浮，上天而为震为雷，雷动则五脏六腑皆神窍开启。如乾健行，如震雷动，阳气内旺而升浮外透，虽有流连不去之阴邪，亦可借天地之力以祛之。

2. 如何养肝

肝血左升，以应于春。春分时节当顺应木气，使之舒畅。那么，应该如何养肝呢？

（1）在起居方面，应晚睡早起，慢步缓行。古代没有电，人们睡得比较早，往往天黑就要睡了。此处所说的晚睡，不是半夜才睡，而是晚上10点多就要入睡，这时已经是亥时，为人定之时。

（2）在饮食方面，应清淡饮食。可以适当吃点辛味的食物，以顺畅肝气，如韭菜、生姜、大蒜等。并且要忌煎炸、烧烤、油腻、黏腻、生冷、辛辣之物。若肝木升发太过，则要吃点酸味的食物，以助收敛肝气。如"酸嚼"、山楂、醋、乌梅等，多有调畅肝气疏泄的作用。

（3）在情绪方面，应调畅情绪，节制怒气。怒应于肝，但怒最伤肝。让情绪平和，保持淡淡的快乐的状态，最有益于健康。并且要远离怨、恨、恼、怒、烦等负面情绪。情绪对健康的影响非常大。夸张一点说，情绪就是身体的晴雨表。情绪好，身体就好；情绪差，身体就差。情绪源于我们的内心，内心失和，五脏六腑皆失和，由此成为百病之源。

（4）在经络方面，应通畅经络，疏利气血。此时可多梳头，最能疏通经络气血，起到滋养和坚固头发的作用。另外，亦可轻轻敲打肝经穴位，亦有养肝通络之功。

（5）在运动方面，应开始运动，特别是进行户外活动。春分时节，春暖花开，应多出去游园、散步，不但可以让心情愉悦，还可以疏通气血。况且，运动生阳，阳气升发，亦能顺应肝血温升。

（二）养平衡

平衡包括阴阳平衡、气血平衡、上下平衡。人要健康，就离不开平衡。中医的"中"字有多重意义，其中一个意义就是平衡。简单来说，中医是追求平衡的医学。春分时节又正好是天地阴阳的平衡点，人要养生，就要顺应天地规律，以养其平衡。

1. 养阴阳平衡

《黄帝内经》说："阴平阳秘，精神乃治。"春分时节，天地之间阴平阳秘，人居于天地之间，人的身体亦受天地气机影响，亦会归于阴平阳秘。故春分养生，以平衡为标准，当根据体质需要而调节阴阳，不可扶阳太过，亦不能滋阴太多。

春分是一个很重要的日子。大寒至春分这段时间厥阴风木主时，去年收敛到地下的暑火开始慢慢地升动，但还在地面以下，故而天气寒冷；春分至小满这段时间天地气机由厥阴风木变为少阴君火，地下所敛藏的去年的暑热之气已经升浮于地面以上，在人则阳气升发。此时"阳化气，阴成形"的作用同时加强，地面以上热气流行，万物生机勃勃，故称为少阴。少阴主时，主升发，群阴渐退而阳气升浮于天地之间。若阳气过于开泄升发则需适当以酸敛之，以使升发有度。

立春之后应养阳，养的是阳气升发，特别是春分之后，一定要把阳气温升起来。那么。应该如何养阳呢?

（1）阳主动，运动能生阳。阳气内动而外宣，则冬寒所伏之阴寒诸邪自散。春分时节，可慢慢地由静养转为运动，让人体阳气随天时而宣畅。每逢晴好的天气，要走出屋子、晒晒太阳、逛逛公园、舒展四肢，活动周身关节肌肉，让汗透出来，不要一直待在屋子里。若白天要工作，那就下班后运动，散步或快走最好，使后背汗出溱溱，则太阳经的阳气通畅，营卫归于和谐，最利于健康。

（2）艾灸可扶阳，阳气内健而宣散，能祛久年之沉邪痼疾。故擅中医者，当顺应天地阳气升发之时以扶阳升阳，使阳气自内向外透发宣畅，祛邪最有殊功。

（3）春分节气之后养生，需注意使机体阳气升发有度，勿过开泄。若阳气过于开泄升发出现上火诸症，则需适当食酸以敛之，广西的特色小吃"酸嘤"，最可为适时养生之需。

（4）春分之后，可适当素食，勿妄动肝火，勿过于劳累身心，如此则阳气不至于妄耗，这也是养阳。

（5）春分之后，昼渐长而夜渐短，当顺应阳气而夜卧早起，心态当积极向上。饮食当温，忌寒凉，以养天地升发之阳气。此之谓"春夏养阳"。再者，地面以下的阳气因升浮而减少，故春分后的时令病，多是下虚，需重视补益中阳。

春分之后，天气渐温，阳气渐旺。平素畏寒之人，或有周身某处疼痛，或有水肿，或有痉挛等不适，都可借天时以扶阳、温阳、通阳、养阳。此时温阳，或用艾灸，或用汤药，或借日光而浴，或取温泉而蒸，都有宣通阳气、散寒除痹、化湿祛邪之功。

2. 养气血平衡

气为阳，主动，居右而主降；血为阴，主静，居左而主升。人体要健康，气离不开血，血离不开气。血为气之母，气为血之帅。二者归于平衡，则动静结合，升降不偏。春季应于肝，肝主升，天地气机逢春分而升降平衡，于人而言，亦当根据体质而调节气血，勿过升，亦勿过降，当使之平衡。今时之人往往不是降得不够，而是升得太过了。春分亦主升。虽然要顺应天地规律，但亦不能过度升发，而要适当降浊，使之不要升得太过。

3. 养上下平衡

人体有上下，上应天，下应地，天气下降，地气上升。使上者能降，使下者能升，即可归于平衡。春季主升，人感其气，往往上升过度而浊阴不降，导致上实而下虚，这是失衡。我在临床中观察发现，春分这段时间，不少年高之人容易中风，这是上下失调，上气不降，升降失司。因此说，春分时节，要借天地之力，让人体上下升降平衡。

养平衡的方法很多，体质健康之人，当重在饮食、起居、运动、情绪调理，大病患者除自我调理外，必要时配合汤药或针灸，亦有良效。

（三）防治疾病

春分前后，雷动天上，阳气上浮，龙雷之火炎上，不少人容易出现龙雷相火升腾诸病，如失眠、烦躁、易怒、焦虑、精神不集中等症。

调理之法，当为少折腾，早睡觉，收心安神，静以敛阳。失眠者可服乌梅固本汤收敛浮阳。或适当吃点酸味食物，借酸以敛木火，亦好。治则为壮水之主，以制阳光。我常用引火汤、镇阴煎、封髓丹等化裁，最能收敛木火。

《黄帝内经》提出"君火以明"，其德为显，其应之于脏则在心。心为君主之官，心神明亮则五脏六腑皆得安定。春分时节主气变为少阴君火，当少阴君火当令之时，人感其气，则心阴易伤而心火易浮，易出现体内阳气过升过散现象，表现为胸胁烦满、失眠多梦、心慌心悸、口干舌燥、舌红少苔等症状，这都是木火过浮、干扰神明之象。故需调之养之，适当敛之，使阳气升发有度，勿过开泄，如此即顺应四时变化。可考虑用以下汤方：泻心汤、竹叶石膏汤、栀子豉汤、黄芩汤、黄连阿胶汤、黄连解毒汤等。随证选用，颇可收取良效。

春分前后，两广地区多见阴雨潮湿天气，反复的阴冷导致感冒多发。用什么方法可以预防阴雨寒冷天气时的感冒呢？（1）尽量保暖，"春捂秋冻"非常有道理。（2）坚持每天早晨喝生姜红糖水，可以温升木气。（3）在室内点燃苍术、白芷等进行空气消毒，可祛湿浊。（4）灸大椎、足三里诸穴可以增强抵抗力。

春分时节，天气稍热，若不注意而患风寒感冒，则易出现发烧、咳嗽、头痛、鼻塞诸症。特别是天气突然变热，不少人因贪凉减衣而极易患风寒感冒。再者，春分之后木火上浮，与天地之间热气相合而上灼于肺，易患咳嗽、咽喉干痛。若属此证，均可用葛根汤合栀子豉汤调治。

葛根 30 克，麻黄 10 克，桂枝 20 克，白芍 20 克，生姜 3 片，大枣 30 克（切开），炙甘草 10 克，栀子 10 克，淡豆豉 30 克。水煎服，每日 1 剂。小儿用量可减半。

春分之后，天气渐见炎热，若突然变冷，临床所见感冒的人特别多。从中医的角度来分析，温度升高则阳气升发，卫阳宣通，汗液随之而透出，若猝然被寒冷遏制，卫阳收缩过度，即为感冒。寒邪外客，卫气收紧，其病在肺，故多见咳嗽、发烧，当用桂枝、麻黄之属升阳开表。

（四）春分之后喝小续命汤

被誉为"药王"的唐代大医孙思邈，在《备急千金要方》中提出了小续命汤，认为此方"治卒中风欲死，身体缓急，口目不正，舌强不能语，奄奄忽忽，神情闷乱，诸风服之皆验，不令人虚方"，"凡人春服小续命汤五剂，及诸补散各一剂……此法终身常尔，则百病不生尔"。

其方：麻黄、防己、人参、黄芩、桂心、甘草、芍药、川芎、杏仁各 1 两*，附子 1 枚，防风 1.5 两，生姜 5 两。将这 12 味药㕮咀，用水 1 斗 2 升**，先煮麻黄三沸，去沫，再加入其余诸药，煮取 3 升。分 3 剂服。不愈者加服 3～4 剂，必佳。

孙思邈对小续命汤治疗中风昏迷欲死的效果非常自信，用"大良""甚良""必佳""诸风服之皆验"来形容其药效。言下之意就是，小续命汤是一个治疗中风的高效方，且各种风病（外感风邪所致，或具有风邪致病特点

---

* 此方中的 1 两约等于如今 15 克。

** 此方中的 1 斗等于 10 升，1 升约等于如今 200 毫升。

的一类病症）的治疗都可首选小续命汤。多位医家对小续命汤评价甚高。清代大医陈修园称"小续命汤为第一"。上海中医药大学潘华信教授亦表示"窃以为中风为内伤杂病第一证，续命汤历来为方书治风第一方"。千余年来，此方被历代医家反复应用，救人无数。《四时纂要》中也记载："每年春分后隔日服一剂，服三剂即不染天行、伤寒及诸风邪等疾。"这是一个大方，也是一个组合方，与麻黄汤、桂枝汤、麻黄桂枝各半汤、佛手散、麻黄附子甘草汤、参附汤、桂枝加附子汤、八珍汤等方剂的药方各有交叠，它们的功效也均在小续命汤中有所体现。

小续命汤的功效主要包括两个方面，一方面是祛风，另一方面是扶正。凡患有高血压者，往往容易中风。其中风的病机是下虚上实，高风飘摇，导致血逆于上，发为中风。高血压患者预防中风的原则是扶正，即补益下焦元气，使下元得充，则阳气下潜，不会阳亢化风。我学习孙思邈的临床经验，让病人服几剂小续命汤，即有不错的预防中风的效果。尤其是体虚多病之人，往往气易滞，血易瘀，正易虚，风易动，阳易亢，此时小续命汤正好对证。可以行气、化瘀、补虚、熄内、潜阳，使气血得和，经络得畅，五脏平衡，从而不会发生中风。除了预防中风等脑血管疾病，小续命汤还可以预防各种风病。孙思邈还提出，小续命汤能"通治五脏偏枯贼风……效如神"。这里的"偏枯"指的就是偏瘫，也叫半身不遂。我的临床体会是，小续命汤治疗中风时，不但可用于中风急性期，亦可用于后遗症期。即使是久年的中风偏瘫，用上小续命汤后亦有不错的效果。

那么，为什么要在春分后服小续命汤来预防各种风病呢？

风为六淫之首，具有广泛的致病性，且风邪伤人，具有皮肤—腠理—络脉—经脉—六腑—五脏渐次传变的规律。从临床来看，风邪易与它邪相兼为患；风邪所致之病症表现多样。孙思邈认为，春季应于风，人一旦不注意，就容易被风邪侵袭，从而诱发各种疾病（不一定是风病，但风邪是诱发因素）。

若能在春季服几剂小续命汤，即可有效祛除风邪，五脏六腑不受风邪干扰，自然可恢复平衡，从而预防诸病的发作。每个人的体质和病情不同，或偏正虚，或偏邪实。偏正虚则重在扶正，兼有祛风；偏邪实则重在祛风，兼有扶正。而小续命汤既可扶正又可祛风，两种情况下均适用。

二十四节气中，二分（春分、秋分）二至（冬至、夏至）属于大节气，因为在这四个节气里，天地之间的气机变化最为剧烈。春分时，地面上下的阳气均分，天地阴阳处于暂时的平衡状态。过了春分，地面以下的阳气继续升发，地面以上的阳气越来越多，天气也将越来越热。春通于木，应于风，春气越旺，则风气越盛。春分是春季的中点，为风木之极，显然含有最旺的风气，人居于天地之间，受天地气机影响，此时最容易产生各种风病。因此，选择于春分后服小续命汤最为合适。

应该如何服用小续命汤以预防风病呢？我的建议是，不妨以小剂量为宜。如每味药各 3 克，水煎服，每日 1 剂；或将小续命汤各味药共研粗末，每次30 克，用纱布包好，加生姜 3 片，水煎服，每日 1 剂。此外，我认为，不仅春分之后要服几剂小续命汤，每逢节气到来之时，在节气前一日、当日及后一日都应服 1 剂小续命汤，尤其是对于高血压患者或已患中风者，此方更有意义。在节气日前后服小续命汤的目的，是借小续命汤来调节体内的风气，使五脏六腑归于平衡，从而有效避免天地气机变动过大对人体造成的伤害。

有人担心，服小续命汤会不会消耗正气，导致人体更虚？我的观点是，完全不会。孙思邈明确说过，小续命汤是一个"不令人虚方"，小续命汤中有人参、甘草补气，附子、桂枝生阳温经，显然可以补虚扶阳。事实上，小续命汤是一个寒热相济、补消共施的药方，能使真气自生，邪热自清，逆气得平，经络以顺，气血得行。

五、清明养生

清明时节，既清则明，春阳升发，万物生长。人禀天地之气，亦当养阳升发。顺应天地，逆之则病。

前贤认为："万物生长此时，皆清洁而明净，故谓之清明。"中医主张"人与天地相参，与日月相应"。清明时节，天地气机升发，万物生长，人亦当顺应天地之道，以求更健康。且清明处于春夏交替之际，天气、温度、湿度等的变化比较大，在此期间应重视养生。

（一）舒畅肝气

春季由肝主时，随着春日渐深，肝气渐旺，在清明之际达到最旺。常言道"过犹不及"，若肝气过旺，会乘克脾胃，影响脾胃的正常生理功能，表现为消化不良、纳差、腹胀、腹泻、腹痛等。肝木旺则容易化火，火气上扰心神，会造成情绪失调，出现易怒、烦躁、抑郁、失眠等症状。肝气过旺，容易肝阳上亢，导致高风飘摇。临床可见，清明前后是高血压及精神系统疾病的高发期，这都与肝气过旺有必然的联系，因此当重视养肝。

肝火旺的人千万别吃公鸡肉。公鸡属巽卦，公鸡肉容易引动肝风，升气升阳，有高血压的人尤其不宜食用。

春季养肝，当以平补为原则，如多食荠菜、菠菜、山药、大枣、蜂蜜等，有助于人体阳气升发。但要注意，清明时节不能一味食用温热补品，虽说肝喜温而恶寒，但过于温热的食物容易导致肝郁化火，更兼清明时节气温上升，会加重身体内热，损伤人体正气。

清明时节，当益肝除烦，可喝八宝粥。还可多食燕麦、荞麦、稻米、扁豆、薏苡仁、花生、黄豆、葵花子等种子类的食物，这类食物有益肝、除烦、去湿、和胃、补虚、扶正之功。

养肝，除饮食、起居、运动等调理外，最重要的是反身内求。我建议学习中华优秀传统文化，用于正心定心，让心安和，不受外境所扰。正气存内，则邪不可干。

（二）起居与运动

清明在春分之后，此时白天渐长，夜晚渐短。夜短则可适当晚睡些，但仍要早起，积极参加户外活动，使身形舒展，神志清爽。

晨起可着稍宽松些的衣服，至空气清新之处，或慢走，或打拳，或做操，或跳舞，多做肢体活动，使阳气升发。

早起到户外锻炼需遵循以下原则：（1）要等太阳出来，太阳还未出来，就不要急于在户外锻炼。（2）户外运动要找好天气，阴雨天或雾霾天不建议进行户外运动。（3）不要过度运动，以周身松快、微微汗出为度，不必运动至大汗淋漓。（4）运动后感觉神清气爽，即为适度。若运动后神疲乏力，精神萎靡，食欲下降，则为运动过度了。

（三）温养脾阳

《黄帝内经》明确指出，应该"春夏养阳"。春季养阳，即养阳气的温生，既要养肝阳，又要养脾阳。春季肝旺而脾弱，脾阳要温升，一方面要疏畅肝气，使肝脾调和；另一方面，要养脾阳，使脾能运化升清。清明时节养阳的原则是，凡是耗损或阻碍阳气的情况都应该避免。

清明时节的气候特点是多雨阴湿，乍暖还寒。此时饮食宜温，不宜寒凉。可食些葱、姜、蒜等，皆有温运脾阳之功。但不宜过食动火的食物，如煎炸、烧烤、辛辣食物等，以免动火伤阴；亦当忌食油腻、黏腻、生冷食物，以免伤损脾阳；还要忌食一些发物，如笋、鸡、小龙虾等，否则容易升阳。

（四）祭祖扫墓

清明既是一个节气，也是一个传统节日。祭祖扫墓是清明节最重要的习俗之一。人们会前往祖先或已逝亲人的墓地进行清理和修整，并摆放水果、佳肴、鲜花等祭品，进行焚香、鞠躬、磕头等仪式，有的地方还会烧纸钱和燃放鞭炮，以表达对他们的怀念和敬意。

清明在春分之后，春分代表着天地之间阴阳平分，而在春分之后，地下闭藏的阳气持续向上升发，天地之间阳气越来越旺，阴气越来越少。

因为是祭奠已经过世的人，过世的人代表着阴气，所以按传统风俗最好是白天去扫墓，而且尽可能地安排在早晨。现代人往往不拘于时，但还是应有所讲究，最好在下午三点前完成祭扫活动。从中医的角度来分析，上午阳气升发，人的阳气亦升发；至中午阳气最旺，人的阳气亦最旺；下午三点之后，天地之间的阳气开始消退，人的阳气亦开始消退，此时若仍留在充满阴气的墓地，人的阳气容易被阴气所侵袭，进而对人的健康产生不利影响。

此外，按传统习俗，孕妇、产妇、重症患者、3岁以下儿童、70岁以上老人都不适合去扫墓。因为这些人都属于正气（阳气）不足人群。细而论之，孕妇血气归于胞宫，脏腑的生理功能下降，人体的卫外功能亦有所不足，容易被阴气侵袭；产妇既伤气血，又伤肾气，导致体质极弱，最怕阴气侵袭；重病患者之所以不易康复，即源于正虚邪盛；3岁以下儿童虽然生机旺盛，但脏腑脆弱，亦容易被外邪侵袭；70岁以上老人正气已衰，阴阳气血皆处于不足的状态……因此，以上人群不宜前去阴气盛的墓地。

从天地阳气的状态来看，清明代表着阳气升发，生机勃勃，但是人在这一时节也容易因升发过度而导致上实下虚，即阳根下拔。而祭祖扫墓恰恰是一个巩固根本、避免阳根下拔的途径。祭祀以诚，这是一个修心的过程。"诚者，天之道也；诚之者，人之道也。"当我们诚心诚意地祭拜时，我们的身心是恭敬且平和的，此时相火不扰，心神不妄动，则阳根自然得固。我们敬重祖先、祭祀祖先，是不忘根本的表现。一个不忘根本的人，自然能处于精神内守的状态。此时君火以明，相火以位，五脏六腑的阴阳气血皆归于和谐。从中医的角度来分析，心安则五脏六腑皆安，由此可以让肾精不妄动。肾精既足，根本自固。

（五）户外踏青

清明节期间，到处是一派清新明丽的生动景象。我们除了祭祖扫墓、慎终追远，还可赏春踏青。此时可进行各种户外健身活动，沐浴明媚的春光，或与亲朋好友结伴踏青春游，或与家人一起放风筝、荡秋千，或开展踢足球、拔河等运动，通过这些户外活动，可以晒晒太阳，活动筋骨，让身体舒展开来。

清明节的内涵不仅是缅怀故人，也有亲近自然、珍爱生命的意味。从中医的角度来分析，清明时节应该快乐起来、运动起来。因为清明节的本质是"清新明洁"，此时天地气机升发，人气亦升发，保持快乐的心态，积极运动，即可让人体顺应天地规律。

六、谷雨养生

谷雨节气，顾名思义，雨多而湿气偏盛。湿为阴邪，易伤脾阳，湿性黏滞。故养脾通阳是养生的关键。

谷雨是春季的最后一个节气，谷雨之后，就准备入夏了。此时此刻，天地间一派草木萌发、桃李初绽、万物生长、蒸蒸日上的景象。对应于人体，谷雨时节肌肤腠理得以舒展，五脏六腑内外清气濡润。以下根据天地阴阳变化规律，来分析谷雨时节养生的几个要点。

（一）化湿养脾

谷雨，即"雨生百谷"之意。谷雨时节，下雨多，湿气重，湿邪容易侵入人体，造成胃口不佳、身体困重不爽、头重如裹、关节肌肉酸重等情况。若已经患有各类关节疾病，也容易在谷雨节气复发。

因此，谷雨养生要注意化湿。因脾能化湿，故化湿要养脾。又因湿为阴邪，得阳则化，故化湿亦需要养阳。养阳通阳是治疗风湿病的不二法门。

在日常生活中要注意关节保暖，不要久居潮湿之地，不要穿潮湿的衣服，少吹风，避免淋雨，天气好时多晒晒太阳，在阳光下多运动，运动出汗可以排湿。如果出现关节肿痛，建议及时就医。

春应于肝，除柔肝疏肝外，健脾和中也很重要。脾属土，为五脏六腑之中心。养脾，就应尽量少思节虑，不争虚名，保持恬淡、清静的心态。若脾受损，多疑惑者为脾不安，面色憔悴者为脾有伤，喜甜食者为脾气不足，痰盛者为脾气湿重。因此，早睡早起，口味清淡，避免厚味肥甘，是养脾的关键。

一年有四季，春应木，夏应火，秋应金，冬应水，而每个季节的最后18天则应土。即清明节气的最后3天加上谷雨节气的15天，合计18天属土。土应脾胃，故此时人的脾胃运化功能旺盛，但也是脾胃病的易发期。医圣张仲景说"四季脾旺不受邪"，这18天可以进行艾灸，以调理脾胃，使脾胃健旺起来。可取足三里、隐白、公孙等穴，这些都是暖胃健脾的要穴。此时艾灸脾胃经诸穴，可以顺应天地阴阳的变化，让人体变得轻松舒适，进而使整个人精神饱满。

（二）"春捂"避寒

虽然已经到了谷雨节气，但早晚还是偏冷，需适当"春捂"。常言道："清明谷雨,冷死老鼠。"谷雨时节天气忽冷忽热,昼夜温差较大,人易患感冒,应注意保暖。谷雨时节若感冒发烧,往往属寒包火型。一则可能是由于过早暴露肢体,容易感寒。二则木气偏旺,易郁内热。三则谷雨之后,气温逐渐回升,阳气升发,容易扰动肝胆胃肠蓄积的内热。这种类型的感冒发烧,往往需要用大青龙汤或麻杏石甘汤。当然,理论上是这样分析,实际临床中还需要辨证分析,切不可千人一方。

(三)饮食养脾

脾喜甘,适当吃些甘味的食物,有助于养脾。比如山药、赤小豆、薏苡仁、白扁豆等,都有养脾之功。

对于湿气偏重、舌苔偏厚的人,平时可用薏苡仁 50 克、木瓜 20 克、大米 100 克一同熬粥温服,颇能健脾祛湿。

谷雨时节的饮食应以温中补虚、健脾祛湿为主。忌煎炸、烧烤、油腻、黏腻、生冷等物,亦当忌辣椒、肥肉、海鱼、海虾等,以免增加脾的运化压力。

谷雨时节忌食冷饮。民间有谚语说:"谷雨夏未到,冷饮莫先行。"到了谷雨节气,天气的确热了起来,有些人迫不及待地吃起冷饮来。然而,谷雨时节虽然气温升高,但阳气处于升发的阶段,仍需要养阳气的升发,而冷饮会伤阳,导致阳气不能自然升发。再者,冷饮会伤损脾阳,加重湿浊。

(四)运动生阳

经过寒冬的闭藏,立春后阳气开始升发,至春分时节阳气升到地面,到清明、谷雨时已经升浮到地面以上。人生于天地之间,人气亦升浮起来。因此,要顺应自然生机,积极运动起来。或跑步,或散步,或到户外踏青,活动筋骨,呼吸新鲜空气,有助于顺应春气,扶助正气,升发阳气。白居易有诗云:"逢春不游乐,但恐是痴人。"春季户外游乐,既健康,又是人生一大享受,何乐而不为呢！

需要注意的是，谷雨时节毕竟仍属于春季，阳气处于"生"的状态，而不是"长"，因此，运动不可过度，可遵循"懒散形骸，勿大汗，以养脏气"的原则。春应于肝胆，属少阳，调理少阳不能用汗法，而当用和法。何谓"和"？疏利气机，调和脏腑，使三焦腠理归于平衡。谷雨时节虽然天气变热，人容易出汗，但若出汗过多，则会影响夏季的气血平衡。因为汗为津液所化，谷雨时节万物靠降水生长、成形、壮大，人体也是一样，只有春季津液充足，到夏季时才能气血旺盛，因此谷雨时运动切勿大汗。

（五）调畅情志

春季由肝当令，肝与情志关系密切。体内肝气随着春日渐深而愈盛，若七情不畅，就会影响肝气的疏泄和阳气的升发，导致脏腑机能紊乱。生活中我们也多能发现，在谷雨前后人们容易出现各种精神不适，包括烦躁、失眠、焦虑、心绪不宁等。此时应格外重视保持情绪乐观，遇到烦恼时多向家人和朋友倾诉，或多到户外走走，切忌遇事急躁，妄动肝火。若有情志不适，可首选中医，用柔肝疏肝的方法，可以调畅情志。

七、立夏养生

立夏意味着夏季的开始。夏季由心主时，心主血脉，主神志，故立夏养生，首在养血和养神。

立夏到来，万物都开始长大，枝叶茂盛。"夏"字的含义是"大"。天地之间，由春至夏，阳气自小变大而旺盛。我们在立夏养生，就要跟随阳气的规律，让身体的阳气大起来，旺起来。按中医理论，夏季由心主时，心含君火，只要君火旺盛，我们就能健康有活力。

从十二消息卦来分析，立夏时节属于泽天夬卦。泽代表降水，天代表阳气盛满。雨露惠泽大地，普天同庆，喜气洋洋。且此卦阳气渐盛，阴气渐退，下一步即成纯阳无阴的乾卦。

立夏开始，天地之间的阳气由升发转为升浮，此时应如何养生以适应炎炎夏日呢？按照中医理论，立夏养生的总原则是养心安神，使血有所主，神有所藏。

（一）情志养生

立夏之后，阳气上扰，容易导致心神不安，表现为心躁、易怒。更兼如今工作生活节奏快、压力大，我们难免会产生不满、怨恨、烦躁等负面情绪。

心主神志。立夏养生，首先要养心神。心神喜静而恶动，养心神要重视静养。立夏养生要养心之平，养心之静，养心之喜，要戒怒戒躁，忌大喜大怒，保持精神安静，情志开怀，心情舒畅，安闲自乐，笑口常开。平日可听听舒缓轻松的音乐，能使心气平顺，还可多进行偏静的文体活动，如绘画、书法、下棋、种花等。

（二）起居养生

立夏之后，夏季就正式来到了，天气逐渐炎热起来。不过昼夜温差仍较大，早晚要适当添衣以防感冒。立夏之后昼长而夜短，阳盛而阴虚，睡眠方面也应相对晚睡早起，以接受天地的清明之气；要睡好午觉，以保证饱满的精神状态及充足的体力。

为什么夏季要重视睡午觉？一则，夏季我们若晚睡早起，晚间睡眠时间会相对不足，此即老百姓们常说的"春困、秋乏、夏打盹儿"。二则，夏季白天气温较高，出汗增多，正午气候炎热，人体阳气升浮，气为血之帅，阳气升浮导致血液大量集中于体表。三则，午饭后气血归于中焦，人在午后常感到精神不振，困意频频。

因此，立夏后我们应该养成午睡的习惯。有研究表明，午睡可以预防冠心病、心肌梗死等心脏疾病的发生。但午睡的时间不宜太长，一般以半小时到 1 小时为宜。若无法午休，也建议用听音乐或闭目养神的方式代替午休。

（三）运动养生

立夏之后，天地阳气升浮，人气亦升浮。人的阳气升浮于体表，是运动的好时机。生命在于运动，我们当把握一年之中这段阳气升浮的时机，及时开展运动。

不过应当注意，夏季虽然天亮得比较早，但是晨起锻炼并非越早越好。有研究证实，在夏季的早晨 6 点前，空气中的污染物最不易扩散，是污染的高峰期。因此，立夏开始，晨练的时间要稍推迟些，不宜早于 6 点。

立夏之后，天气越来越热，人出汗也会越来越多。阳加于阴，谓之汗。出汗，表示阴阳平衡。因此，立夏之后不要怕出汗，出汗是机体内外通畅的表现。通过出汗，可以排出体内瘀滞的代谢产物，也可以散热，更可以通过运动出汗来使机体更健康、更有活力。只是要注意，汗为心之液，不可过度出汗，运动后要适当饮用温开水，出汗后当避免吹风受寒。

（四）饮食养生

自立夏开始，饮食当把握以下几个原则。

（1）重视养胃气，饮食宜清淡，忌吃煎炸、烧烤、辛辣等动火之物。少肉多素，少吃油腻肥肉，少吃动物内脏。少吃过咸的食物，如咸鱼、咸菜等。

（2）入夏之后建议常食葱、姜、蒜。这些都是辛温的食物，有助于人体阳气升发，符合"春夏养阳"理论。且葱、姜、蒜皆有解表祛寒、健脾暖胃之功，既可缓解酷暑带来的疲劳之力、厌食、失眠等症状，又能开胃健脾，增进食欲，防止肚腹受凉及感冒。

（3）晚饭宜食粥。立夏后人体阳气渐趋于外，新陈代谢旺盛，出汗较多，气随津散，阳气和津液易损。晚饭时食粥，既能生津止渴，又能养护脾胃，可谓一举两得。

（4）可少量饮酒。酒有通阳之功。立夏之时，人气当顺应天地之气机而升浮。若正气不足，气机不畅，血脉滞涩，阳气无力升浮，则适当饮酒最能通畅气血，使心脉无阻，兼可预防心脏病。可饮之酒甚多，如白酒、啤酒、葡萄酒等，都有畅通气血之功；啤酒更有消暑解渴之效，但建议不要冰镇后喝，就喝常温的啤酒，味道亦好，且可避免伤损脾阳之弊。

（5）吃点苦味的食物。进入夏季，心气最旺，当重视清心火。苦味入心，苦味的食物如苦菊、苦荞麦、苦瓜等，有清心火之功。不加糖的咖啡亦是苦的，亦适于夏季养生之需。

（6）夏季心火较盛，饮食上应以蒸煮类食品为主。这类食物的特点是不易扰动心火，有益于养心安神。

（7）药膳养生。立夏之后，心火偏旺，心神不安，可适当吃些鱼腥草或鱼腥草根、莴笋、莲子、百合等，皆有清心之功。

（五）养阳祛寒

有一些疾病，逢冬季则容易发作或加重，为什么呢？因为冬季寒冷，寒则伤阳，导致人的阳气不足，寒邪偏盛，正不胜邪，故发病。归根结底，这些疾病的根源都在寒邪。或者说，凡是冬季发作或加重的疾病，都归因于寒。

寒的来源甚多，比如饮食寒凉、熬夜、吹空调、滥用抗生素等，都会导致阳虚而寒盛。阳气不足是本，寒邪内盛是标。防治之法，当趁夏季养阳以祛寒。立夏天气已经炎热了起来。从立夏开始直至立秋，正是一年之间养阳祛寒的大好时机。

1. 为什么要养阳祛寒

为什么要趁夏季养阳祛寒呢？《黄帝内经》有云："阳气者，精则养神，柔则养筋。"养阳，即养神以精，养筋以柔。生命本是一团阳气，因此，养阳即养命。夏季为一年之中阳中之太阳，阳气最旺，夏季养阳，最容易取得明显效果。夏季阳气足，若能善于养阳，就可以借助天地的阳气来祛除体内的寒邪。夏季阳气外浮，阳浮于外则虚于内，导致中焦阳气不足，因此夏季养阳，当重视调养中阳，中阳足则阳能归根，诸病不生。夏季应于心，夏季养阳，就是养心，而心为五脏六腑之大主，心养好了，五脏六腑皆能归于平衡。

2. 需养阳祛寒的人群

以下九类人群最当重视夏季养阳祛寒。

（1）阳虚体质者。这类人群的普遍特征是畏寒或恶寒。因为寒则伤阳，阳虚的人当然不喜欢寒冷。他们往往容易反复感冒，稍有点风吹草动就会感冒。

（2）容易过敏体质者。包括慢性过敏性鼻炎、慢性鼻窦炎、变应性咽喉炎的患者，他们的特点是稍受寒则容易产生过敏反应。

（3）小儿阳弱者。这类小儿生机不旺，体质虚弱，容易感冒。另外，还有一些小儿常会出现反复咳嗽、哮喘、遗尿等，都是阳虚而气化不利，或无力祛邪，导致正虚而邪盛。

（4）脾胃虚弱者。脾主运化，主升清。若脾虚则运化无力，表现为消化不良；脾阳虚则清阳不升，易致慢性腹泻。这类人群往往吃一点凉性食物或受一点寒风即会诱发腹泻。

（5）关节疼痛者。这类人群的普遍现象是冷痛，或受寒加重。比如临床比较常见的腰腿冷痛、四肢冷麻、颈腰椎病、风湿性关节炎、肩周炎、骨性关节炎等，皆因寒邪痹阻所致。

（6）肺阳不足者。如慢性支气管炎、肺气肿、支气管哮喘等的患者，这些病症往往属于阳虚，且往往在冬季容易发作或加重。肺主皮毛、主治节、主气，如肺阳不足，则易导致人体的卫外功能减退，逢节气或气候变化就容易患病。

（7）妇科杂病者。女子胞宫喜温暖而畏寒凉，若寒凉侵袭，容易出现下焦虚寒、宫寒、痛经、带下量多、产后风等症，这些都是寒邪滞塞于胞宫，导致胞宫功能异常。

（8）亚健康者。这类人群的普遍特点是正虚，无力祛邪，而且往往怕冷。有的人甚至炎夏也不敢露出足踝，有的人夏季要穿着袜子睡觉。现代医学称之为免疫力低下，从中医的角度来分析，其实就是阳虚体质。阳主卫外而为固，阳虚则卫外功能减退，容易处于似病非病的状态。

（9）所有肿瘤患者，包括良性肿瘤患者和恶性肿瘤患者。凡是肿瘤，都属阳虚，因为阳虚，所以气化不利，痰浊、水饮、瘀血、湿毒等凝滞，聚而成块，即为肿瘤。虽然肿瘤的局部可能会有热证，但肿瘤患者的整体体质一定是阳虚。

3. 如何养阳祛寒

养阳祛寒的方法甚多，我非常重视用灸防治疾病。

（1）艾灸养阳祛寒。"保命之法，灼艾第一。"前贤有谓，艾灸能"壮固根蒂，保护形躯，熏蒸本原，却除百病，蠲五脏之痛患，保一身之康宁"。阳气是生命的根本，扶正祛邪，需要养阳。临床所见，不少疾病源于阳虚，而艾灸可以扶阳、养阳、通阳，阳旺则阴邪自退。

立夏后用灸养阳，要取哪个穴位呢？可取神阙、关元、中脘、足三里、三阴交等穴。神阙与关元补下焦阳气；中脘补中焦阳气；足三里可强壮脾胃，健运中焦；三阴交能从阴引阳，调理肝脾肾三脏。

艾灸的好处极多。艾灸能使阳气健旺，阳旺则气化有力，因此可以祛湿浊、降血脂、通经络、排阴邪。可以这样说，艾灸后人体正气存内，则邪不可干，健康无病。虽然天气炎热，但用灸后不但不觉热，反而会觉得周身凉快，这便是阳气归根的反映。

（2）其他养阳祛寒方法。除了可以通过艾灸养阳祛寒，还可以贴三伏贴、服温阳的汤药或通过运动来宣畅阳气以祛寒。或养心、修心、正心，多多行善以养阳。

（六）夏季针灸

夏季是针灸的好时节。我在临床中观察到，夏季针灸疗效高于冬季。分析其原因：一则，穴位居于体表，逢夏季人体阳气外浮，肌表阳气更宣通，亦更容易得气。二则，夏季阳气外泄，人体血易泄，气易行，最有利于排邪，尤其是刺血疗法。《黄帝内经》强调"天温曰明，则人血淖液，而卫气浮，故血易泄，气易行"，说的就是这个道理。三则，夏季穿衣较少，更方便选取全身各处穴位。

八、小满养生

小满是二十四节气中的第八个节气，夏季的第二个节气。为什么称其为"小满"呢？前贤认为，"斗指甲为小满，万物长于此，少得盈满，麦至此方小满而未全熟，故名也"。现在只是小满，还未大满。所谓大满，麦子成熟之谓。小满这个名字极富中华优秀传统文化之美。二十四节气中有小暑与大暑、小寒与大寒、小雪与大雪，但却只有小满而没有大满，这是为什么呢？《菜根谭》有云："花看半开，酒饮微醉，此中大有佳趣。"水满则溢，月满则亏，这是自然之道，亦是人生哲理。

进入小满，天气越来越炎热，已经正式进入夏季了。按五运六气来分析，从小满节气开始，天地之气的气机从二之气变成三之气。此时当顺应天地自然规律，享受炎夏所带来的阳气旺盛的状态。

再者，自立夏至小满，按十二消息卦，正好完成由泽天夬卦（五阳爻在下，一阴爻在上）向乾卦（六爻皆阳）的转变。意味着阴气渐退，阳气日盛而升至极点。此时，气温升高，万物繁茂，天地之间阳气盛极。

我们应该如何健康度过炎热的夏季呢？中医强调"治未病"，我们要重视未病先防的养生理念。

（一）调节饮食

从中医的角度来分析，小满时节天气炎热，湿热偏盛，更兼客气为厥阴风木，木火合德，容易虚火上浮，当以清淡素食为主。常吃具有清利湿热作用的食物，如赤小豆、绿豆、冬瓜、丝瓜、黄瓜、黄花菜、水芹、胡萝卜、番茄、西瓜、鲫鱼、草鱼、鸭肉等，而当忌食甘肥滋腻、生湿助湿的食物，如动物脂肪、糯米做的食物、大鱼大肉及虾、蟹、海鱼等各种海鲜发物。

天气炎热，不少人喜欢用冷饮消暑降温，却不知夏季虽然天气炎热，但是外热而内寒。人体的阳气外浮于体表，故而感觉热，实际上中焦阳气却变弱了。因此，越是炎热越要注意，千万不可滥喝冷饮或吃生冷瓜果，否则很容易导致腹痛、腹泻等病症。

（二）养心

夏通于心，有人逢夏季则容易心情烦躁，或感觉浑身不适、精神萎靡不振、郁郁寡欢等，这些都与火旺相关。从中医的角度来分析，心为阳脏，位居上焦，为阳中之太阳。夏时由心当令，且小满之后人的阳气上浮，主要集中于心。阳气向上、向外释放过度，一方面会导致心火上炎、心肾不交，出现口腔溃疡、失眠等症状；另一方面阳气壅滞于上，会增加心的压力。心主血脉，血气上攻，容易出现上实下虚，甚至阳气暴脱。

夏季心火最旺，入夏后要重点养心，顺应天气的变化，做好自我调节，重点关注心脏保养，做好精神养生。特别是老年人，当保持心情舒畅，胸怀宽广，以防情绪剧烈波动后产生心肌缺血、心律失常、血压升高等不适。因此，进入小满时节，一定要重视养心。养心的最好方法是享受夏季，不抱怨，不苦闷，笑口常开。另外，当静心。天越热，心越要静，心静自然凉。心静是养心的最高层次。

另外，夏季养心还包括以下几个方面。一则，心主血脉，低盐、低脂的饮食有助于养护血脉。二则，心藏神，宜安闲自乐，忌暴喜伤心。三则，心含君火，君火不可过泄，故当调整睡眠，夜卧早起，有助于养护君火。四则，心在液为汗，故不可运动过度，以免出汗过多而伤损心阳。

（三）养脾

进入小满时节，天气越来越炎热，不少人过饮寒凉而造成中焦虚寒，进而出现纳差；或过食肥甘厚腻及大鱼大肉，脾胃长期处于饱和状态，兼有湿气偏重，亦容易造成纳差。从中医的角度来分析，纳差或精气神不足均为脾虚导致脾主运化及主升发阳气的功能不足的表现。此外，进入小满时节，降水越来越多，湿热之气越来越重。而湿盛则伤脾，因为脾主运化水湿。况且，小满节气对应于十二消息卦的乾卦，乾卦的卦德为"元亨利贞"，应之于天，则为刚健中正。意味着此时我们要让生命充满活力，要让自己处于生命力旺盛的状态。而唯有气血旺盛，才能生命力旺盛。而脾主运化气血，因此，小满时节要重视养脾。

那么，如何养脾运脾呢？

（1）小满养生代茶饮。此方用异功散养脾运脾，加白扁豆化湿、金银花清暑火，考虑到汗多伤阴，故配合生脉饮以益气养阴。

（2）运动。脾主四肢，运动可以养脾运脾，从而加强脾主运化和升发阳气的生理功能。脾为后天之本，脾旺则气血化生充足。多运动则脾愈旺，愈能化生气血，从而形成良性循环，让人越来越健康。进入小满时节，天地之间的暑火渐多，人的阳气渐旺，正是运动的好时节。建议在避免中暑的情况下多多运动。尤其推荐在傍晚运动，此时暑热渐退，运动时出一身透汗，最有益于宣畅阳气。

（四）享受炎热

夏季是个阳气旺盛的季节。我们要享受夏季的炎热，不要怕热，也不要怕出汗，因为这是四时的一部分，也是生命的一部分。试想，夏季不热，什么时候热呢？夏季不出汗，什么时候出汗呢？当逢夏而喜，要感恩炎热，感恩太阳，因为阳气在表，则浊气得泄，人会更健康。

夏季应该炎热，这是天地阴阳气交的动力，炎热使清气上升为云，浊气下落为雨。因为天地气交，所以万物呈现出生长旺盛的状态。人禀天地之气而生，人逢夏季，也当表现为健康与精神旺盛的状态。

（五）小满养生茶

时至小满节气，考虑到气候多雨而湿，我们既要养心，又要利湿。可以饮用具有清利湿热功效的茶饮，清心与养脾两不误。但要注意，小满时节，切忌攻下，以免伤损脾阳，导致湿浊内盛。

小满节气天气炎热，多发暑病，古人提出，宜用麦冬10克、金银花6克、连翘6克、五味子3克、党参10克、茯苓10克、炙甘草3克，于小满日前后未患病时服用。此方于解暑之中兼顾养脾，颇属高明。

小满开始，天气越来越炎热，当注意避暑。以下列出一些可以自制的茶饮方，供读者选用。唯需注意，不可过饮，若感觉偏凉，或有腹泻，即当停服。若血糖高者可去糖。亦可自己调整用药及用量，以既好喝又有效为目标。

（1）金银花 30 克，白糖 30 克，开水泡代茶饮。

（2）乌梅 15 克，生山楂 15 克，陈皮 15 克，水煎 15 分钟，代茶饮。此为酸梅汤，睡前服还有安眠效果。

（3）白菊花 6 克，冬桑叶 6 克，开水泡代茶饮。

（4）白茅根 50 克，开水泡代茶饮。

（5）鲜荷叶 20 克，冰糖 20 克，开水泡代茶饮。

（6）金银花 10 克，绿茶 3 克，开水泡代茶饮。

（7）乌梅 30 克，桂花 5 克，白糖 30 克，煮沸 15 分钟，代茶饮。

（8）绿豆 100 克，大米 30 克，煮沸 20 分钟，代茶饮。

（9）鲜薄荷叶 10 克，绿茶 3 克，白糖 10 克，开水泡代茶饮。

（六）生命的最佳状态是"小满"

我们都追求圆满，而何谓真正的圆满？显然不是"大满"，而是"小满"。"小满"则不盈，"大满"则盈。盈为太过，过犹不及。生命的最佳状态恰恰是"小满"，"小"中有谦逊，"满"里藏欢欣。我们要过"小满"的生活：有福不享尽，留着三分给他人；有利不占全，让着三分给他人；有功不贪尽，分出三分给他人……中华优秀传统文化重视中庸之道。所谓中庸，即不偏不倚，中正平和。就生命而言，若能时时处于"小满"的状态，"以恬愉为务，以自得为功"，则是中庸之道的最好体现。《黄帝内经》告诉我们，要"以平为期"，这里的"平"指身体阴阳平衡，也是一种满而不溢的状态。《黄帝内经》还说："志闲而少欲，心安而不惧，形劳而不倦，气从以顺，各从其欲，皆得所愿。"这也属于"小满"的状态。

那么，如何让生命处于"小满"的状态呢？从中医的角度来分析，小满节气对应于十二消息卦的乾卦。此时天地之间阳气最旺，我们的阳气亦处于最旺的状态。一方面，要禀乾卦阳刚之气而自强不息，宣畅阳气，"使志无怒，使华英成秀，使气得泄，若所爱在外"；另一方面，又要保持谦卑低调，使"精神内守"，如此才能满而不溢，让生命处于最佳状态。

生命以阳气为本，阳气健旺则生命有活力，人体就健康；但阳气旺盛要有度，这个度就是"小满"。阳气当满而不过，过则为郁，郁而化火，火气妄动，反而会影响健康。以养生为例，不少人迷信营养，认为若不补充营养就会营养不良，进而导致疾病。殊不知，阳气健旺的人五脏六腑是平衡的，若盲目追求营养，吃各种补品或服各种营养品，反而容易造成阳气过旺。过则成灾，阳气积滞于体内会化生火气，进而诱发各种火热诸病。

《菜根谭》中说："心无物欲，即是秋空霁海；坐有琴书，便成石室丹丘。"从中医的角度来分析，过度的欲望会让相火妄动，进而扰动我们的心神，导致心神失和，这也是诸多烦恼和痛苦的根源。我们若想尽量避免烦恼和痛苦，追求健康、愉悦、幸福，就要做到安心。而安心的法门就是勿有过多的欲望，"小满"即可。正如《庄子·大宗师》中所说："嗜欲深者天机浅，嗜欲浅者天机深。"一个人若能控制自己的物欲，便能懂得：真正的奢华是内心的丰盈和精神的饱满。

当我们健康时，当下就是小满，活在当下就是生命的最佳状态。而当我们生病时，即使是罹患大病重病，我们依然能让生命回归小满。一方面，我们要及时求医治病；另一方面，我们还需要保持良好的心态。想让疾病早日痊愈，不能完全依赖医疗，还要调整自己的心态，要从怨、恨、恼、怒、烦、忧、愁、悲、恐及紧张、焦虑、抑郁、悲观、绝望等负面情绪中走出来。唯有如此，才能保持内心的平和宁静，进而接纳疾病，使身心归于和谐，五脏六腑渐趋平衡，疾病自然康复。在疾病康复的过程中，我们也自然而然地处于生命小满的状态。

有人认为，要想达到生命的"小满"，一定要远离尘世的喧嚣和嘈杂，找一个清静的地方生活。我却认为，真正的"小满"只在我们的内心。如果能"适嗜欲于世俗之间，无恚嗔之心，行不欲离于世，被服章，举不欲观于俗，外不劳形于事，内无思想之患"，那么，我们当下的生命就是"小满"状态。

九、芒种养生

芒种是夏季的第三个节气，此时太阳到达黄经 75°。《月令七十二候集解》曰："五月节，谓有芒之种谷可稼种矣。"意思是说，大麦、小麦等有芒作物的种子已经成熟了，故称芒种。中医认为，任何时节的调摄起居，都要符合天地之间阳长阴消的规律。芒种养生亦当如此。芒种时节，乾阳最旺。芒种养生，当养人的阳气，使之旺盛，以合乎天地之道。

（一）芒种时节天地之间阳气最旺

芒种节气对应于十二消息卦的乾卦，乾卦卦象为六阳爻，意味着芒种是一年中天地之间阳气最为旺盛的时节。阳者，动也，健也。乾卦的核心含义是阳之健旺，这也是乾卦的卦德。顺应天地规律，我们要把乾阳的健旺之气表现出来。

在运动上，当以"健"为宗旨，增加运动量，使人体阳气向外浮长而旺盛。此时运动后即使大汗淋漓，亦不用担心损阴伤阳，因为顺应了天地阴阳变化的规律。而且，运动可以散心神，泄心火，开阔心胸。

一年四季，阳气春升、夏浮、秋收、冬藏，形成一个圆运动。这个圆运动年年往复，即我们的生命循环。要维持生命不息，就要让这个圆运动尽可能大和圆。如果春夏阳气升浮不足，秋冬就不能顺利敛藏，圆运动就会变小，进而影响到人的健康。芒种时节，天地阳气处于升浮状态，人亦当应之，使体内阳气尽量升浮起来。

（二）养心正当时

心与夏季相应，夏季养生重在养心。尤其是芒种时节对应于乾卦，乾卦的"健"属性对应于心，养心正当其时。

《黄帝内经》明言："心者，生之本，神之变也，其华在面，其充在血脉，为阳中之太阳，通于夏气。"夏季养心，就是要借助夏季这个主散发的季节，把春季的郁滞恼怒情绪宣泄出去，保持情志调畅、神清气爽。

如何养心呢？（1）夏季自然界一派繁荣景象，应多去户外活动，享受大自然的美景。（2）忌动心火，减少心烦、懊恼、躁动不安等负面情绪。正确的做法是保持淡淡的愉悦心情，或尽量清静，使心安神宁，摒除杂念，忌动肝火，避免生气、焦虑、抑郁，保持淡泊宁静的心态。

（三）重视养脾祛湿

俗话说"芒种夏至天，走路要人牵"，因天气潮湿闷热，人易觉四肢困倦，精神萎靡。从中医的角度来分析，芒种时节，天气炎热，湿浊偏盛，需重视养脾祛湿。湿性伤脾，祛湿要养脾。

养脾祛湿的方法很多。（1）忌食煎炸、烧烤、油腻、黏腻、生冷之物，因为这些食物都容易伤脾。（2）不要过劳，注意休息。（3）苦能燥湿，平时可吃点苦味的食物，如苦瓜、莲子、荞麦、生菜、咖啡等。（4）久思伤脾，脾伤则湿重，因此，当调畅情绪，勿过思虑。（5）脾主四肢，主肌肉，养脾，当运动四肢。切勿久坐，久坐最是伤脾。

（四）扶养中阳

芒种时节对应于乾卦，天地之间阳气升浮，人体阳气亦宣散于外。阳散于外则内阳不足，中阳易虚。因此在夏季天气越热，人往往越容易感到困乏，此即中阳不振之象。

如何扶养中阳？（1）可以经常吃些酸味的食物，如"酸嘢"、酸梅汤等，酸味可收敛阳气。饮食当温，忌食寒凉，以防伤损中阳。（2）中午休息半小时，使阳气在最旺时稍有收敛。（3）适当进行户外运动，使汗出透，有利于机体阴阳协调平衡。（4）温灸足三里、关元以补中阳。

（五）适时用艾

芒种时节，天地之间阳气最旺，艾草得天地之阳气，于此时亦最旺盛。按同气相求理论，夏季养阳，应当用艾。灸法最好，尤其是素体阳虚者，从芒种一直灸到夏至，最可温养一身之阳。

若身体阳气宣透不畅，容易郁滞皮下，表现为各种湿疹、痒疹等皮肤病，此时用艾叶煎水洗澡，最能宣透阳气，使周身清爽舒适。

（六）清淡饮食

芒种时节，天气炎热，饮食宜温和，略苦而清淡。苦味入心，能清解暑热，兼降心火；清淡饮食可促进食欲，利于消化。根据"春夏养阳"的原则，夏季饮食宜温。过于辛热，助阳生热，耗伤气津；过于寒凉，助湿生痰，困脾伤阳。

孙思邈提倡此时"常宜轻清甜淡之物"，强调饮食清淡，"善养生者常须少食肉，多食饭"。宜多食粳米、红米、红豆、绿豆、蚕豆、小麦、大麦、粟米、薏苡仁、扁豆等甘平淡补之物，以及当季蔬菜、水果和莲子、百合等养心之品。饮食烹调中不宜添加过多食盐及辛辣、甜腻的调料，以防湿热壅滞肠胃。总之，此时饮食当低盐、低脂，多吃杂粮，不要过多食用热性食物、膏粱厚味或补益之品。

若出汗过多，可适当吃些酸味食物，因酸能敛汗，如乌梅、山楂、"酸嘢"

等。酸味食物亦可防止阳气过散。

（七）解暑饮品

芒种时节，天热汗多，阳气外散，人体的脾胃相对较弱，可喝些祛暑益气、生津止渴的饮品。以下推荐几则饮品方。

（1）酸梅汤：乌梅 20 克，生山楂 20 克，陈皮 20 克，冰糖 30 克，水煎 15 分钟，代茶饮。此汤最能解暑解渴，且酸甜可口，建议每天下午至晚上喝，清暑化湿运脾效果极佳，任何其他饮料都无法与之相比，远比各类寒凉瓜果更益于健康。汗多者可加麦冬 20 克，效果更好。此汤适用于夏季出汗多、不想吃饭、腹部胀满、兼消化不良的人群，亦有减肥降脂作用。

（2）苦瓜蜜茶：将苦瓜干 15 克放入杯中，加入 300 毫升沸水，加盖泡10 分钟至味道渗出，再加适量蜂蜜，即可饮用。此茶可清热、降压。

（3）养脾茶：用玉米或大米 500 克，干锅炒香，收藏备用。每次取20 ～ 30 克，加沸水泡 10 多分钟，即可温饮。炒香入脾，此茶味香，既可解暑亦可养脾，一年四季都可常服。

（4）决明菊花茶：将决明子 30 克炒香，加野菊花 12 克，一起放入茶杯中，沸水冲泡代茶饮。此茶可平肝潜阳、清热降压，兼能通畅大便。

十、夏至养生

夏至昼最长夜最短，此时阳热至极而一阴始生。夏至之后，天地之间的阳气开始向下用力，从夏至到冬至，阳气渐敛渐降，渐至收藏。不管是养生还是治病，都当知晓这个规律，并且善借天地之力以助身体平衡阴阳，从而保持健康。

（一）夏至是刺络的好时机

将近夏至，阳气升浮，人体感受天地气机，血易浮，气易行，此时人体血脉亦温运通畅，最适合刺络放血以改善机体的血瘀、血滞、血涩状态。特别是体表见青筋暴露或血络瘀滞明显者，往往皮肤上能见到各种血络并都可刺而出血。常见血络有红色、紫色或黑色小细血丝及青暗色瘀点或瘀斑等，如果在挑刺出血的同时辅以拔罐，拔出其瘀血，以助血脉流通，效果更好。因此，治疗血瘀血滞诸症，夏至最是时候。

一月之内月圆之时血气升浮，一日之内中午之时血脉最为通畅。如果夏至正逢月圆，则其晴朗中午最是刺络放血的好时机，希望病友能好好把握天地提供给我们的治病时机。

（二）夏至当引火下行

一年之中以夏至阳气最旺，一月之内以月圆之时阳气最旺，二者若重合，即夏至时节若遇十五，则为一年之中天地之间阳气最易升浮之日。二阳相引，人体阳气升浮无制，不少人容易出现头晕、血压升高、易发脾气、失眠、脑热等不适。当静以敛神，因势利导，引阳下行。勿乱动火气，勿妄耗真精，可略食酸苦之味，以助人体阴阳平衡。若出现不适，当敛阳降火，可服乌梅固本汤；或针百会、涌泉、足三里、曲池诸穴；或用吴茱萸、肉桂各等量，研极细末，用醋调成糊状，睡眠时外敷涌泉；或按摩百会、涌泉二穴，能助收敛上浮之阳；或可用乌梅 30 克，白糖 100 克，水煎作汤服亦好。火浮明显可以试服生脉散，夏至后颇为相宜。

一老年男性患者，患有高血压，夏至时血压升高明显，头部不适，影响睡眠。其脉滑大甚。为其针百会、前后顶、印堂、素髎诸督脉穴以从阳引阳、敛降浮阳；更针足三里、丰隆、太溪以引阳入阴；中脘为枢转。针入而脉立减，头部不适消失。此病为阳气因夏至而上亢，借肝胆木气上浮而发作。当然，若换个思路，也可以针取胆经原穴丘墟与肝经原穴太冲，当亦有良效。

（三）夏至当重视阳降阳敛

夏至时节，阳气升浮于体表，平素内伏的邪气亦易外达，且气行旺盛，血液流通也快。因此，伏邪为患所引起的诸多病症都可考虑在此段时间借天之力，以扶阳透邪，活血祛滞。目前常见的慢性病症多属此类，且冬季易发作的疾病亦可于夏季治疗，其所依据的理论是，凡冬季易发作的疾病，多属于阴寒类病症，且患者体质多偏阳虚。而夏季天地之间阳气旺盛，人体阳气浮越。越是炎热，阳气越是外浮，对阳虚者扶阳通阳，或对内寒凝重者温里祛寒，可更好地发挥祛除冬病病根的作用。因此，久年病患当珍惜夏至时节，及时扶正祛邪，其效果必将远胜平时。此之谓冬病夏治。

对于素体阳虚之人，可于夏至时节服几剂四逆汤，甚能改善阳虚体质。

制附片 10 克，干姜 10 克，炙甘草 10 克，水煎服，每日 1 剂。

（四）夏至外阳盛而内阳反虚

自夏至开始，天气渐热，阳气宣散在外，中阳易于不足。在人则表现为易于困倦乏力，精神不足，特别是到了中午，天阳在外，阳气不足，人会特别想睡觉。

按中医理论，疲乏是阳气外出，此为虚；健旺是阳气内入，此为实。阳升则出，阳降则入。人会逢春夏则倦怠，交秋冬而健旺，就是这个道理。因此，夏至时节，最好的养生方法是适当收敛浮阳，让内阳不要太虚。按中医理论，酸味可敛阳，故可适当吃些酸味的食物，如醋、"酸嘢"、五味子、乌梅等，或喝酸梅汤亦甚好。

（五）夏至当用灸

若夏至时节突然天气变冷，或阴雨连绵，人体阳气当宣散外浮，却因寒而收引。寒邪侵袭则卫气内敛不开，阳气遏滞于筋骨肌肉皮毛，不得宣通，表现为风湿骨痛、筋骨酸楚、肌表紧缩感等不适，且平素肩周、腰、腿痛患者最容易在此时疼痛复发。此时当注意保暖以防寒，并适当服麻黄类处方以开表宣通阳气。这也是借天地之力以宣畅人体阳气的方法。

夏至时节阴阳转换，自阳转阴。在人体，阴阳亦跟着天地转换，这个转换的力量源于火气。人体有两个枢纽，阳枢与阴枢，阳枢名为少阳，阴枢名为少阴，二者皆属火。故说，火是转枢的原动力。而夏至之能一阴始生，亦源于火力。

从这个角度看，夏至当用灸法。灸能助火，灸能枢转阴阳。特别是阳虚之人，更需要借灸火之力以使人体跟上天地阴阳枢转的步伐。

夏至时节，可用肚脐隔附子灸法。其法：取生附子适量，研极细末，加白面少许调匀，用黄酒调成1元硬币大小的薄饼，中间扎数孔，晒干备用。可先用细盐填满肚脐，上盖附子饼，再用绿豆大小的艾炷施灸。肚脐隔附子灸法能借附子与艾火之力温通阳气。此法最适宜于素体阳虚之人，可于夏至时节灸之，可天天施灸，人体会越灸越舒服，越灸越不容易生病。

（六）夏至需防中暑

夏至时节，太阳直射北回归线。气候炎热，阳旺至极。若素体阳旺或阴虚阳亢之人，容易在夏至时节出现头晕、长痘等症状。

夏至时的饮食，要以清泄暑热、增进食欲为目的，可适当吃些苦味食物，宜清补。前贤有云："凡食无强厚味，无以烈味重酒。"注意夏至时节养生，勿过咸，勿过甜，勿过辣，勿过油腻。尤其是阴虚或火旺之人，可适当吃些祛暑益气、生津止渴的食物，既可预防中暑，又可改善体质。

夏至时节，可适当吃些当季瓜果，有降火开胃之功。如苦瓜、丝瓜、黄瓜等，都是很好的健胃食物。前贤有云："天生果品，亦应候以益人，如春生梅，酸敛以平肝木；夏生瓜，甘寒以清暑热；秋生梨，甘凉以肃肺金；冬熟杞，甘温以益肾水。"意思是说，到什么时节就吃什么东西。作为中国人，我们的饮食应该敬天法地，这样才能让人与自然和谐共生。

需注意，夏至时节，外热而内寒，故冷食不宜多吃，少则犹可，贪多容易伤损脾胃，令人吐泻或腹痛。比如西瓜、绿豆汤等，虽有解渴消暑之功，但不可过食，尤其不可冰镇食之。西瓜、绿豆之类毕竟性凉，多食会伤损脾阳。体质偏于寒凉者，尤当忌之。

（七）夏至最当养心

《黄帝内经》明确提出："心者，生之本⋯⋯为阳中之阳，通于夏气。"汗为心之液。夏季多汗，汗多则伤心。夏至时节，一定要重视养心。

（1）养心阴，勿过汗伤损心阴。夏至时节，天气炎热，出汗量大大增多。"汗血同源"，汗液和血液皆为心所主，特别是大量运动而汗出淋漓时，一定要多饮水。

（2）静心以避暑。嵇康在《养生论》中说，夏季炎热时，"更宜调息静心，常如冰雪在心，炎热亦于吾心少减，不可以热为热，更生热矣"。简单来说，就是"心静自然凉"。

（3）舒畅心志，让心阳宣通。夏至时节，要保持神清气和、快乐欢畅，使心胸宽阔、精神饱满，如万物生长靠太阳一样，培养乐观外向的性格，以利于心中阳气疏泄。相反，若懈怠厌倦、恼怒忧郁，则会碍滞心阳，是逆反天地规律的表现。

（八）夏至宜多吃生姜

俗话说："冬吃萝卜夏吃姜，不劳医生开药方。""早上三片姜，赛过喝参汤。"夏至时节天气炎热，不少人食欲不振，而生姜性热，最能温运中阳，健脾开胃，且能防暑度夏。

从中医的角度来分析，生姜味辛，性温，入肺经、胃经和脾经。因其辛温，故可升阳散寒；又因其入脾经、胃经，故可升脾阳、益胃阳。脾胃为后天之本、气血生化之源。中阳健旺，可以增进运化功能；脾主四肢和肌肉，脾阳能升，则四肢得以温煦；脾胃阳气足，则一身气血充足，四肢百骸得养，自然健康。

十一、小暑养生

所谓"小暑大暑，上蒸下煮"，即言此时天气炎热，天地之间热气蒸腾。人居其间，当知晓如何养生。

（一）小暑时节的阳气状态

小暑时节正处于三伏天之时，我们会感觉到天气越来越闷热了。阳热至极，正为敛降创造先机。天地之间的阳气至夏至而至极，至小暑虽越来越热，阳气却已经开始敛降。阳热下敛，热蒸地面，水湿气化，上浮于地面以上，是为暑热。暑热之渐为小暑，暑热之极为大暑。

小暑之后，天气越来越热，地下的水却很凉，这是因为地下的阳气已经完全升浮到地面以上了。对人而言，此时人体阳气外浮，外热而内虚，最容易出现中阳亏虚诸症。因此，天气越热越不可以过于贪凉饮冷，以免伤损中阳，轻则出现腹痛、腹泻等不适，重则中阳受损，寒邪内伏，遗留大病之根。

（二）小暑时节要食酸

按中医理论，越近赤道阳气越散。因此，生于南方的人易于过耗阳气。酸主收敛，适当食酸有助于收敛过散的阳气，对养生极有好处。据文献考证，广西人食酸历史悠久，至今亦不衰。自小暑时节开始，民间便开始大量腌制酸味果蔬，即"酸嘢"。此时食酸，颇为有益健康。看来古人早已认识到酸能敛阳的道理，并把其应用于生活实践之中，的确高明。

（三）小暑时节要养阳

小暑养生，饮食上要重视温养。俗话说："伏羊一碗汤，不用开药方。"所谓"伏羊"，即入伏后的羊肉。三伏天吃"伏羊"，其道理即温养中阳，兼可阴阳双补。此汤可开胃口、增食欲、助排汗、通湿热，颇有助于健康。

（四）小暑时节是用灸的好时机

小暑时节，最宜用灸。因为阳气外浮而中焦阳气不足，所以施灸最能补益中阳，阳足则能归根。虽天气炎热，但用灸后不但不觉得热，反而会觉得周身凉快。此即为阳气归根的反映。

也可趁小暑时节及时针灸。灸可扶阳补虚，针可通畅经络。此时天地之间的阳气外浮而宣通，人体亦如此，此时针灸可以达到最佳的治疗效果。我在临床中为患者针灸时，常给患者在腹部加一个艾灸盒，即兼具通畅经络与温阳养阳之意。这样做，患者会感觉非常舒服，疗效亦会更佳。

我在临床中观察到，小暑前后进行针灸后，患者很容易出现一些排邪反应。比如，素体阴寒凝滞的患者在针灸后，身体某部位反而冷了起来，此即寒邪外透肌表的反映；施灸时，患者觉得越灸越冷，亦是寒邪外透，当重灸；有患者针灸后久年的病灶都慢慢透了出来，这是正气渐足的修复反映；也有患者针灸后周身松快，神清气爽，这是百脉宣通的反映。而且，此时用针灸，患者更容易得气。这些都是善借天地阳气以治病的反映。

十二、大暑养生

大暑是一年中最热的时节，暑与热相蒸，一则伤脾，二则动心。大暑养生，当从脾与心两个方面努力。

大暑的时间比较特殊，其既是夏三月的最后一个节气，又处于长夏，还正值三伏天。以下细为分解。

《黄帝内经》认为："脾者土也，治中央，常以四时长四藏，各十八日寄治，不得独主于时也。"春夏秋冬，四时交替，春得土之化则能生夏火，夏得土之化而能有秋金，秋得土之化而能生冬水，冬得土之化而能生春木，每个季节的最后 18 天属土主化。自大暑前三天开始，至大暑结束，共 18 天，居于夏三月之末，属土。土应之于脾。

大暑应于农历六月。唐代医家王冰有云："所谓长夏者，六月也。土生于火，长在夏中，既长而旺，故云长夏。"他认为长夏为农历六月，此时土生于火，因夏之气得以壮大，并且包含在夏季中。按这个道理，农历六月属长夏，长夏属土，亦应之于脾。

大暑时节又是三伏天。所谓三伏天，即一年中最热的一段时间。阳胜则热，兼有湿浊熏蒸，当重视避暑。

（一）大暑时节的湿与热

自小满时节开始，正相火当令，盛夏炎暑，酷热如火。人体应之，气血流动较快，故脉象洪大。心当令，内脏精气均来生养于心，故心病者愈于夏。因天气炎热，火邪伤人，轻者火郁，发为火毒；重者伤暑，神志被扰。

从大暑开始，湿土当令，土运由太阴所发，化为阴湿。大暑正逢农历六月，为长夏，太阴土旺而行雨湿之令。此时气候闷热如焚，盛热蒸蒸，湿从土化，热从天降，湿热相交，万物盛长。人应之于脾，脾当令，肌肉滋润丰满。但湿盛亦易伤脾，导致脾虚。

（二）大暑的养生原则

1. 冬病夏治

冬病夏治的方法，除了三伏贴，还有三伏天针刺、三伏天拔火罐、三伏天艾灸等。其原则是在自然界阳气最足之时，借助外力，将阳性的药物贴敷在人体的相应穴位上，或通过针刺、艾灸，激发人体阳气，从而将人体内久滞的寒湿邪气祛除，以达到治病的目的。

可根据病情或体质的不同，选择一种或数种方法。很多冬季容易发作的慢性疾病都可以采取冬病夏治的方法，如哮喘、过敏性鼻炎、支气管炎、小儿感冒、风湿痹痛等，还有一些虚寒性疾病，如胃痛、痛经、肾虚腰痛等亦适合冬病夏治。冬病夏治高效、安全、副作用小，广受患者喜爱。

2. 夏练三伏

夏练三伏，即让身体主动出汗。在三伏天的傍晚和早晨，积极运动，出一身透汗，可以排邪，亦能调和营卫，改善体质，并预防疾病。但当因人而异，老年人及体质较弱者绝不可一味强调"夏练三伏"，相反，要减少运动，以静养为主，并保持饮水充足。

3. 清淡饮食

脾胃为气血化生之源、后天之本。长夏时节闷热潮湿，人体阳气仍然浮盛于外，而脾胃中焦的阳气却相对不足。此时绝不可贪凉饮冷，使脾胃负担更重，否则容易出现呕吐、腹泻、腹痛等症状。

长夏时节，饮食一定要清淡些。少吃生冷，以养护脾胃。生姜就是很好的食材。俗话说"冬吃萝卜夏吃姜"，吃姜有助于驱散体内的阴寒之气。比如，每天早晨喝点姜糖水，或中午做菜时放些生姜，都能振奋中焦阳气。

4. 养心

大暑为一年中最热的时候。由于暑气逼人，人的心气易于亏耗，会出现无精打采、思维紊乱、心烦意乱、急躁焦虑等症状，这是暑热扰心所致。故大暑养生，要重点突出"心静"二字，有道是"心静自然凉"。暑在五行中对应于火，而火生木，肝应木，故暑热易动肝火，出现心烦、急躁、易发脾气等不适。肝火过旺，则会乘克脾土，出现精神萎靡、食欲不振等不适。

心情不畅引起火气时，要学会静心。静心的做法包括以下几个方面。

（1）工作不要太劳累，多休息。

（2）减少夜生活，少喧嚣，早回家，静静地看看书，听听音乐，让心境平和。

（3）多想象一些令人轻松的画面，降低心中的烦躁。古人云，天气炎热时当"调息静心，长如兆雪在心"，自然可以凉快。

（4）保持开心，若能笑口常开，就能改善情绪，预防烦躁。

（5）好好睡觉，保证睡眠充足，睡好可以静心。但也不要贪睡，还是要早起，清晨在室外清静处散步慢跑，呼吸新鲜空气，舒展人体阳气，有利于舒缓身心。

（6）避免在烈日下暴晒，注意室内降温，以免热邪内蕴。

十三、立秋养生

四季有二十四节气，其中有"四立"，分别为立春、立夏、立秋和立冬。何谓"立"？字典的解释：用于节气，表示季节的开始。

我却有不同的理解，"立"应该是制定规则的意思，类似于立法、立约的意思。为什么这样说呢？所谓立秋，意味着天地要重新制定关于秋季的规则。立夏时的天地规则是升浮，到了立秋，规则变了，秋季的规则是敛降，阳气要从升浮旺盛的状态，转化为收敛沉降的状态。

立秋时节，仍觉闷热潮湿，此时仍属三伏天，当按大暑养生。但毕竟金气初至，还要考虑秋的因素。

从文字本身来分析，"秋"，揪也，物于此而揪敛也。秋季属金，金性收敛，收敛暑气，使暑热向下敛降。故立秋之后，虽然一时暑气难消，还有"秋老虎"在发威，但总的趋势是天气逐渐凉爽。

（一）立秋时不能马上滋补

经历过夏季炎热天气的折磨，立秋过后，许多在夏季食欲比较差的人食欲逐渐好转。此时要注意，刚至立秋绝不是"贴秋膘"的好时候。因为此时虽然已开始入秋，但仍属于三伏天，天气仍炎热而潮湿，脾的运化功能仍比较弱。此时若开始吃太多肉类等高蛋白食品，会增强脾的运化功能，导致脾阳受损。

那么什么时候才适合"贴秋膘"呢？要等到天气真正凉下来以后，才可以适当增加肉食摄入量。因为立秋时节尚属于长夏，长夏由脾当令，脾喜清淡而恶油腻重浊。等长夏结束，湿热退去，脾不再当令时，方可考虑适当吃些油腻食物。而且，"贴秋膘"前一定要注意清泄中焦郁火和湿热，以使体内的火气和湿热邪气随小便排出，舌苔不厚腻，舌质不红了，再考虑进补。

（二）立秋当重视养脾

立秋时节，要高度重视预防腹泻。不少人由于直接食用从冰箱里取出的饮料和食物，频频引发急性腹泻。从中医的角度来分析，经过炎夏的消耗，入秋后人体的脾阳偏弱，运化功能减退，饮食稍有不慎，就可能导致脾阳下陷而腹泻。生活中所见，立秋后的腹泻远较夏日多，根本原因就是脾阳下陷。

因此，立秋时节一定要忌食生冷，少食瓜果，不吃过热、过硬、过辣、过油腻、难消化的刺激性食物，少吃大鱼大肉、海鲜和火锅，这样才有益于养脾。立秋时节因降水较多，湿气较重，可适当吃些健脾祛湿的食物，如小米、薏米、扁豆、砂仁等。夏秋之交，调理脾胃应侧重于温中健脾，少食多餐，多吃炖熟、温软、易消化的食物，饮食当以清淡为主。必要时亦可吃些葱、姜、蒜等辛温食物，有助于温运脾阳。

关于如何养脾，清代医家陈当务在《证治要义》里有一段话非常好："欲养其脾，先调五味，不可太饱，又不可太饥。《经》曰：忧思抑郁则伤脾。此脏喜燥恶湿，喜温恶寒。凡起居动作、一切不洁之食及焦虑困苦之事，皆不可犯，则脾气养矣。"

（三）立秋防暑

秋季可分为初秋、中秋和晚秋三个阶段，每个阶段的气候各有特点，因此养生的原则与方法也不尽相同。

立秋至处暑属于初秋，此时湿热流连，还需要防暑除湿。俗语说"热在三伏"，而第三伏一般都在立秋之后。以南宁为例，虽然时值立秋，但仍处于炎夏之中。即使到了处暑，仍能感受到"秋老虎"的威力。天气炎热，兼有阴雨绵绵，湿气较重，天气以湿热并重为特点。由于暑热未完全退去，仍要预防中暑。

（四）立秋后当防寒自足下生

在我国北方，如黄河流域，或我的老家威海，虽然立秋后三伏天仍未结束，白天尚较炎热，但早晚已经开始感觉凉爽。此时当注意白天防暑，早晚防寒，特别是防寒自足下生。

立秋后白天仍会炎热，不少人误以为此时仍是炎热的夏季，却不知此时冷热更迭，燥风秋雨频袭，早晚温差变大。此时若不注意养生，如衣物增加不及时、凉席过凉、过饮冰镇饮料、过食生冷食物、吹空调等，就易感寒凉邪气。

脚底有足三阴经循行，足部不可受寒，若受寒则损伤肝脾肾三经的阳气，导致体质变差。且足三阴经皆上行至腹部，寒凉邪气会导致腹部诸脏阳气受损，气血失调。

（五）立秋当食粥

米粥自古就被认为是养生佳品，被人们称为"世间第一补人之物"。米粥的好处很多：（1）味道鲜美，润喉易食；（2）易于消化，兼可调节胃口，增进食欲；（3）能补充人体所需要的水分；（4）大米性微凉，能清体内的虚火，兼助解暑。《本草纲目》记载："粥淡渗下行，能利小便，每天晨吃餐粥，可以畅胃气、生津液。"

清代黄云鹄在其《粥谱》中谓粥"于养老最宜：一省费，二味全，三津润，四利膈，五易消化"，对食粥养生大力推崇。陆游也极力推荐食粥养生，认为食粥能延年益寿，并专门作了一首诗《食粥》："世人个个学长年，不悟长年在目前。我得宛丘平易法，只将食粥致神仙。"我认为，米粥不仅是适合老年人养生的食物，也是我们每个人的养生佳品。米粥清淡，最适于脾阳不振、运化功能减退的人。

立秋之后，天地之间湿热较重，人脾阳难运，胃口不开，喝热米粥最为合适。

（六）立秋可继续用灸

一般来说，天气炎热就需要艾灸，因为外热则内寒。立秋之后，暑热退去，内寒也逐渐缓解，但脾阳仍有不振，故仍需用灸，且需重点考虑艾灸脾经诸穴或能健运脾阳的穴位，如太白、三阴交、足三里、中脘、天枢等穴。选一两个穴位用艾条温和灸，每个穴位灸 15 分钟左右，使局部皮肤略红，甚能温阳祛寒。

有人说，立秋开始，燥气出现，而灸会动火，会加重燥热。其实，立秋时尚未有燥气，反而是暑湿仍重，要到中秋前后才慢慢生出燥气来，到寒露才会出现凉燥。因此立秋时节仍可继续艾灸，至中秋则可停灸了。

（七）立秋始阳气敛降

立秋时节，天地之间的阳气开始出现敛降的趋势。为什么天地阳气要敛降？因为天地阳气也要完成一个圆运动。入秋之后，天地生出了金气，金性收敛，把天地之间旺盛的暑火包裹住，向地面以下潜降。至秋分而降至地面，秋分后继续敛降，至立冬开始闭藏起来。闭藏起来的这团暑火，等待来年春季再重新升发，春季升发的这团阳气，即为天地之间的生机，可以让万类生命生生不息。人作为天地间的生命，也要禀天地之阳气而生长收藏。人的阳气要尽量与天地阳气同步，这样就能得到天地的庇佑，也就能更健康。

立秋开始，人的阳气要开始敛降了。我们应该如何做呢？

1. 敛心

夏应于心，暑火让人兴奋，让人心阳旺盛。而秋应于肺，秋金让人沉静，让人肺气敛降。我们要在心里生出一个敛降的念头来，即使天气仍然炎热，也要在心里想，毕竟立秋了，我的阳气要开始敛降了，我要跟上天地敛降的步伐。心主神，心有所想，阳气即有所动。心静则阳气亦静，心躁则阳气亦躁。若能定心、静心、安心，则阳气亦不妄动。我们那颗炎暑之时躁动的心，从立秋开始就要敛一敛了。

2. 养肺

肺应于秋，秋季肺当令，秋季养生当养肺。肺主气，主治节，肺有调节人体跟上天地节奏的能力，养肺，其实就是调节肺的主气和主治节功能，让肺能更好地完成其工作，这样人就能更好地顺应天地节奏。因此，尽量不要伤肺。肺为娇脏，生理上，肺清虚而娇嫩，吸之则满，呼之则虚，为脏腑之华盖，百脉之所朝会。肺不容纤芥，亦不耐邪气之侵。病理上，外感六淫之邪从皮毛或口鼻进入，常易犯肺而为病。且肺位最高，邪之所凑，肺必先伤；其他脏腑病变，亦常累及于肺。无论外感、内伤或其他脏腑的病变，皆有可能病及于肺而发生咳嗽、气喘、咯血、失声、肺结核、肺痿等病症。那么，如何养肺？

（1）应避免过度吹空调，让肺气宣畅而不滞塞。

（2）肺喜清降而恶燥热，饮食要注意清淡些，勿食煎炸、烧烤、油腻、黏腻、辛辣之物及火锅等，否则容易扰动相火，或增湿热，或增燥火，则肺难安。

（3）常笑可以宣肺，宣肺即可以养肺。笑为心志，笑则心气和畅，笑亦能养肺。快乐的心情和愉悦的大笑能使呼吸畅通。笑时我们往往使用腹式呼吸，让呼吸更深入，可以更多地吸纳清气以滋养五脏。

（4）运动亦能养肺。适当运动能锻炼呼吸系统。保持适当运动的习惯，多在空气好的地方运动。

（5）久卧伤气，肺主气，故久卧伤肺。我们都有这样的体会，周末想睡个懒觉，多躺了几小时，起床就觉得全身无力，慵懒疲惫，这其实是伤了气、伤了肺的表现。在非睡眠时间，如果长时间躺在床上不动，气的运行就会变得缓慢，导致身体困重，肢倦乏力。另外，凌晨3～5点是肺的休养时间，此时应进入熟睡阶段。若经常熬夜，特别是 3 点还不睡，那就必定伤肺。

养肺，即顺应四时。入秋后养好肺，有利于一年的健康。一方面，肺主治节，肺会督促全身五脏都跟上天地的节奏，不但秋季健康，一年四时都会健康起来；另一方面，养好肺，即顺应天地敛降之性，当收则收，当降则降，阳气开始敛降，生命的圆运动就会变大变圆，我们就能更健康。

3. 调理

炎夏之时，阳气宣散，人感天地之气机，易出现心浮气躁、汗多、神疲、注意力下降诸症，多属正常反应，不需治疗。但立秋之后，天地阳气敛降，以上诸症当徐徐缓解。若仍出现阳气过散诸症，则需要适当调理。

可用乌梅三豆汤：黄豆 30 克，黑豆 30 克，绿豆 30 克，乌梅 40 克，水煎服。

煮汤时可稍加白糖调服，因白糖有补中之效，可助机体阳气敛降在土中。

十四、处暑养生

处暑是二十四节气中的第十四个节气，通常在每年的 8 月 23 日前后，即在立秋之后半个月左右，时序已是夏秋之交了。"离离暑云散，袅袅凉风起。"处暑是一扇门，一打开，柔和的凉风就扑面而来，让人感到无比凉爽。此时，天渐高而云渐淡，秋韵透出淡雅，一年之中最舒适的时候就要来到了。秋日的色彩与成熟令人心生喜悦，凉爽与平和给人以冷静的思索，这是一个让人静下心来而又满怀希望的节气。

（一）处暑的含义

"处"有消止、隐退之意。处暑与处女、处士的"处"具有同样的意思。处女原指尚未出嫁时隐居娘家的女子，也就是所谓的待字闺中；处士指的是隐居家中、藏其才德、未出外做官的士人；处暑则指暑气至此而渐隐。《月令·七十二候集解》解释处暑时即称："暑气至此而止矣。"处暑一到，意味着人们终于要和酷热说再见了。从这时候开始，居住在北方的人们会先感受到由夏转秋的凉意。

由此说，处暑是反映气温变化的一个节气，它是温度从暑热高温开始下降的一个转折点，是气候变凉的象征，表示暑天终止。

（二）处暑的两个养生原则

处暑时节决定着天地之间温度的变化，因此，我们要重视处暑时节的养生。

1. 处暑仍有"秋老虎"

处暑时节，天气还未出现真正意义上的秋凉，晴朗之日的午后仍会感到炎热。我国地域辽阔，各地纬度、海拔不同，在黄河流域，天气已经开始凉爽了，然而在南方，即使到了处暑，仍会有尚未退散的盛夏余热。我们常把处暑后的余热视为"秋老虎"的余威。民间有"秋老虎，毒如虎"之说。以南宁为例，虽到了处暑，但"秋老虎"仍然肆虐，人们依然会感到炎热。农谚有"处暑天不暑，炎热在中午"之说。面对"秋老虎"的余威，人们往往报以宽容的一笑——再热也已是强弩之末了。

再者，若一年分为五季，则处暑位于长夏时节。长夏就于脾，脾主湿。此时仍有高温，暑与湿相合，湿热仍盛。

由此说，处暑养生原则之一就是不仅要防暑热，还要防暑湿。要重视健脾、化湿、祛暑热。

2. 处暑天气凉

处暑节气之后，炎热的天气便接近尾声，虽然白天仍气温较高，但是早晚的温度已经变得很低。天气逐渐由热转凉，自然界的阳气也向收敛闭藏转变。俗话说："处暑热不来。"热不来则凉气至。

处暑时节的天气特点是中午热、早晚凉、昼夜温差大。特别是下了一场雨后，更觉凉气逼人。俗话说："一场秋雨一场凉。"凉爽固然舒服，但要注意避凉，以免伤阳。

脾胃为后天之本、气血生化之源。"内伤脾胃，百病乃生。"脾胃养生非常重要，一方面，要注意饥饱适宜，切勿暴饮暴食；另一方面，在夏秋之交一定要避免过食寒凉瓜果，否则容易伤损脾阳，导致脾阳下陷而成腹泻，兼会导致湿浊弥漫，苔见白厚或厚腻。

由此说，处暑养生原则之二便是要重视养脾阳，以防寒凉伤脾。

（三）处暑养生注意事项

1. 和畅情绪，平和而静

暑热退去，人人都会感觉神清气爽。此时当借天地温度的变化，及时调畅情绪，保持平和、愉悦、宽容的心态。

《黄帝内经》强调："秋三月，此谓容平。天气以急，地气以明。"何谓"容平"？"容"的本义代表房屋，表示承受、容纳、包容，引申义为从容。在阳气极盛的夏三月，阳气升浮。到了秋三月，天地之间阳气收敛，升浮的暑热之气向下敛降，为冬季闭藏阳气做准备。"平"指平安，平静。"容平"指阳气收敛而归于平静，气机平和舒顺。夏应于心，心属火。夏三月，心火旺盛，心神外浮。进入处暑时节，要让我们内心的火气收敛下来，使内心静而安宁，从容不迫，舒畅和顺，沉稳内敛，宽容平和。此时应避免发怒，静心养神。

2. 养阳温脾，避免寒凉

处暑时节，一些慢性疾病容易复发。生活中可见，不少人一进入处暑时节，关节炎就容易复发。为什么呢？因为天气尚热，若贪凉而过用空调、电扇，则易导致寒邪外袭，诱发旧病复发。此外，像肩周炎、颈椎病、痛风等慢性疾病也容易在这个时候复发。

秋后多见胃炎和肠炎等急症，表现为腹泻。此时天气渐凉，若贪凉而过食寒凉瓜果，或肆意饮用冷饮，就容易伤损脾阳，导致脾阳下陷，诱发腹泻。

肺炎、哮喘等呼吸道疾病也容易在夏秋季节交替时发作。特别是一些正气较弱的老年人，稍一不注意，就容易受凉风侵袭而伤肺。故老年人要特别留意温差变化，适当添衣防凉。

处暑时正值初秋，此时暑热未消，因此添衣时可遵循"春捂秋冻"的养生原则，不宜一下子添得过多，以自身感觉不过寒为宜，可有意识地让身体受一受冻。"秋冻"有两大好处，一是可以帮助收敛阳气，使暑气多多收敛；二是可提升人体的正气，从而提升抗寒能力。

3. 饮食以收敛为原则

处暑时节，我们养生要注意，在精神情志、饮食起居、运动锻炼等方面都要以"收"为原则。

秋应于肺，天气变凉，肺气当令。肺喜凉而恶燥，当天气真正变凉后，可适当吃些养阴清热、润燥止渴之类的食物，比如黑芝麻、蜂蜜、银耳、百合、莲藕、荸荠、甘蔗、梨等，都适合于养肺。

肺的用味是"酸"，因为酸有收敛之功，若进入处暑时节，仍感觉心浮气躁，或心火上浮，或易于失眠、发脾气、烦躁，可适当用酸味帮助收敛浮火。比如，可吃些"酸嘢"、醋、柠檬、百香果等，以酸收敛阳气，勿使上浮为患。

另外，亦可喝乌梅固本汤，水煎服，每日1剂，或煮汤代茶饮。此方中乌梅和冰糖收敛上浮之火，黑豆入肾固本，绿豆清热，黄豆和中化湿，杏仁敛肺降逆。全方合力，以使火气下潜。此方用药多为食物，药力平和，不伤正气。

总之，处暑是一年之中由热转凉的一个节气。此时养生，当根据当地的温度和湿度来决定具体的养生方法。若身处南方，湿热仍重，则当按暑天养生，重在养脾化湿，兼清暑热；若身居黄河流域，天气渐凉，则当按秋季养生，重在养肺润燥，兼以养脾。中医强调：因人因地因时制宜，治病如此，养生亦如此。

十五、白露养生

白露时，湿气凝而为露，意味着天气始凉。此时暑湿退去，秋凉始现，养生与暑天不同，首在防凉。

秋季六个节气，立秋与处暑属于孟秋，白露与秋分属于仲秋，而寒露与霜降属于季秋。时至白露节气，已经进入仲秋，此时"水土湿气凝而为露，秋属金，金色白，白者露之色，而气始寒也"，且"凉风至，白露降，寒蝉鸣"。

白露之露是由于温度降低，水汽在地面或近地物体上凝结而成的水珠。因此，白露时节的到来实际上表明天气已经转凉。这时人们会明显地感觉到炎热的夏季已过，而凉爽的秋季已经到来了。生活中我们可以观察到，白露之后降水渐少，秋风瑟瑟，天气干燥。若有秋雨，也是一场秋雨一场凉。

白露时节应如何养生呢？从中医的角度来分析，当重视以下几点。

（一）调理饮食

白露时节，天气偏燥，且秋主收敛，辛可发散，饮食当忌煎炸、烧烤、辛辣之物及火锅等，这些食物都是辛温外散的，容易加重燥邪，且不利于金气收敛。当雨少天燥时，饮食当以滋阴润肺为基本原则。

老年人或脾胃偏虚弱者，可晨起食粥，有助于益胃生津。可食百合莲子粥、银耳冰糖糯米粥、杏仁川贝糯米粥、黑芝麻粥等。

甘味入脾，五行中脾胃属土，土可生金，肺属金，故甘味益脾利肺，且有生津之效。元代忽思慧在《饮膳正要》中说："秋气燥，宜食麻以润其燥，禁寒饮。"更主张入秋宜食生地粥，以滋阴润燥。

（二）早睡早起

按《黄帝内经》的要求，秋季睡觉要"早起早睡，与鸡俱兴"。早睡可以顺应阴精的收藏，早起可以舒达阳气。现代研究发现，秋季适当早起，可减少血栓形成的机会。从中医的角度来分析，秋季天地之间阳气收敛，人的阳气亦收敛。睡觉是阳气大归根，有助于阴生。早睡则阴生而阳敛，早起以跟随太阳的脚步，能让人一整天精神振奋。

（三）"春捂秋冻"

白露节气开始，天气越来越凉。但衣服不可一下子增加过多，可以让身体适当受一受冻，经受一些寒凉之气的锻炼。这样有两大好处：一方面，可以提升肌体对寒凉的适应能力；另一方面，感受一些凉气，有助于人体阳气收敛，让人的阳气不至于外浮。

但是一定要顺应秋季的气候变化，适时地增减衣服，做到"秋冻"有节，与气候变化相和谐，方为明智之举。盲目挨冻反而容易感冒。

（四）防燥伤肺

白露开始，暑气渐消，天气变得越来越干燥了。秋季又是肺金当令之时，稍疏忽于保健，就易被秋燥耗伤津液，引发口干舌燥、咽喉疼痛、肺热咳嗽等症。另外，天气干燥，我们会感觉到皮肤水分蒸发快，容易造成皮肤干裂、皱纹增多、大便秘结等不适。

预防秋燥，当注意以下几点：一是适当饮水，要饮温开水。二是适当吃些秋季成熟的瓜果，多有养阴养津之功。三是忌食煎炸烧烤类食物，容易耗津。四是适当运动，以后背微汗出为度，不可运动到大汗淋漓，以免津液耗损过多。

能润燥的食物有白鸭肉、黑芝麻、核桃、杏仁、银耳、百合、糯米、蜂蜜、牛奶、花生、山药、白木耳、白果、梨、莲子、甘蔗等，多属清补柔润之品，可起到健脾益胃、养肺生津、滋阴润燥的效果。但此类食物多偏于寒凉，不可过食，尤其是素体脾阳不振者。另外，当尽量少吃辛辣食物以免耗津。

预防秋燥的几个食疗方如下。

百合粥：百合 50 克，糯米 100 克。先将百合与糯米分别淘洗干净，加水用小火煨煮。等百合与糯米熟烂时，加适量糖即可食用。百合能清心、润肺、宁神，配合糯米，有助于安眠、润肺，预防烦躁。

银耳粥：银耳 10 克，发泡后加入淘净的糯米 100 克同煮，加适量蜂蜜搅匀即可。银耳味甘淡，性平，入肺、胃二经，能滋阴润肺，养胃生津。此粥养肺润肺，兼可缓解口燥咽干、失眠多梦。

山药粥：山药 100 克，糯米 100 克。山药洗净切块，糯米淘净。一起煮粥温服。山药养脾阴，益肺气，身体虚弱者可常食。

马蹄雪梨汁：马蹄 250 克，雪梨 1 个，将马蹄洗净去皮，梨洗净去皮去核切片，一同绞汁服。对于燥咳无痰或咳痰困难者，有清热化痰之功。

桑菊芦根汤：冬桑叶 10 克，白菊花 10 克，芦根 30 克，白茅根 30 克，新鲜梨 1 个（切开），加水煎服。最能治疗咽干口燥或咽喉疼痛。稍加蜂蜜更有良效。

（五）预防秋愁

从天人相应来分析，肺属金，与秋相应，肺在志为悲为忧。肺气虚者对秋季气候的变化敏感，尤其是一些中老年人目睹秋风冷雨、花木凋零、万物萧条的深秋景况，常在心中引起悲秋、凄凉、垂暮之感，易产生抑郁情绪。

我们看这个"愁"字，上面是"秋"，下面是"心"，相叠而成。为什么秋季人们容易发愁呢？现代医学认为，人的大脑底部有松果体，能分泌褪黑素，诱人入睡，使人意志消沉，抑郁不乐。而充足的阳光能抑制褪黑素的分泌，入秋后若光照时间减少，特别是遇到阴雨连绵时，松果体分泌的褪黑素相对增多，人也就随着情绪低沉消极、精神萎靡不振了。

如何防止秋愁呢？一是生活要有规律，包括早睡早起，不熬夜。二是在晴朗的日子里多开展户外活动，接受阳光的沐浴，如散步、跑步、登山或结伴去野外山乡，登高远眺，饱览大自然秋花烂漫、红叶胜火的胜景，一切忧郁、惆怅顿然若失。三是多参加一些有益身心的娱乐活动，如跳舞、唱歌、听音乐、朋友聚会等，让人心情舒畅、精神振奋起来。四是少独处，少忧伤，多参加集体活动。五是保持乐观积极的个性，主动改变易愁易悲的性格，养成不以物喜、不为己悲、乐观开朗、宽容豁达、淡泊宁静的性格，收神敛气，保持内心宁静，可减缓秋季肃杀之气对人的精神的影响。

自白露时节开始，降水渐少，天气干燥，昼热夜凉，气候寒热多变，稍有不慎，就容易感冒，许多旧病也易复发，这段时间也被称为"多事之秋"。因此白露时节当重视养生。

十六、秋分养生

秋分时节，天地阴阳平分，清浊升降平衡。此日开始，阳明燥金当令，故秋分后养生，须重养肺。

金秋八月，在时为酉，在天地则阳气初收。至秋分节气，阴阳平分，此日白天与夜晚的时间一样长。秋分之前，白天长而夜晚短；秋分之后，夜晚渐长而白天渐短。以地面为分界线来看，秋分之前地面以上的暑热多于地下的，秋分之后则暑热下沉，地面以下的暑热多于地面以上的。表现在气候上，天气渐凉，晴空渐多；表现在物候上，树叶渐黄，北雁南飞。

虽说立秋即为金气主时，但其时暑热未退，天地之间仍是湿热弥漫。况且，按六气来看，立秋仍属太阴湿土主时。自秋分开始，气候从湿热变为干燥，空气中水分缺乏，自然界呈现一派干枯收敛的景象。

（一）养津液

燥性干涩，易伤津液。阴津、汗液和血液一样，都属津液。因此说秋分后要养津液。

（1）减少剧烈运动，以免因大汗淋漓而伤津，加重秋燥症状。但秋分时节，空气比较清新，建议多做户外运动，既可养肺，又有助于抵御秋季肃杀之气对人体的侵犯。秋分后的户外运动以养、收为主，散步、瑜伽、太极拳、八段锦、站桩等都比较合适。

（2）适当吃些养阴的食物。苹果、梨、松仁、甘蔗等养阴清火润肺之物及百合、蜂蜜、白木耳、广柑、白果、大枣、甘蔗等清补柔润之品皆可适时多吃。再者可吃些萝卜，生熟皆可，最有润肺清火利咽祛燥之功，且属当令食物，皆有养阴津之功。唯部分食物多偏寒凉，若过食易致腹泻，使寒凉伤损脾阳。

（3）适当减少艾灸次数。特别是灸后若出现咽干咽痛、口干、鼻燥、眼涩，皆属艾灸过度而伤损阴津的现象。若出现以上不适，喝点绿豆汤即解。但阳虚体质或灸后无所不适者仍可继续艾灸。秋季艾灸，可取肺俞或膏肓俞，有养肺之功。

（二）防燥热

燥邪可化热化火。若感受燥邪，出现热渴有汗，咽喉作痛，是燥之凉气，已化为火，需适当养阴清火。可考虑用桑杏汤加减，此方通治所有燥邪化火之症。

冬桑叶 10 克，杏仁 10 克（打碎），沙参 15 克，浙贝母 6 克（打碎），淡豆豉 10 克，栀子 10 克，梨皮 1 具，水煎服。需随证加减变化，以求方证相合。

治疗燥热邪气引起的咽干咽痛，我常在辨证方中加入白茅根 30 克、芦根 30 克。此二药皆入肺，皆有润肺利咽之功，且药性平和，疗效甚高。

再者，用冰糖与雪梨炖汤喝，最能凉润咽喉，特别是感受燥热邪气时，有防治咽干咽痛之功。

（三）补肺益肺

秋季由肺主时，且秋分开始为阳明燥金当令，肺要管理时令，因此会比较辛苦。燥气太过，即成燥邪。秋分开始，燥气渐盛，若正气不足，则易感燥邪而生病。燥气与肺金相联系，肺为娇脏，喜润而恶燥，燥邪所伤，首在肺脏。燥邪为病，或为感冒，或为扁桃体炎、气管炎、鼻炎和肺炎等多种呼吸系统疾病。故秋分开始要防燥。

有人问，既然肺主秋令，逢令应该气旺，气旺怎么反而容易生病呢？岂不知五脏当令之时，其气若能应时而旺，自然不会受邪；若当令之脏气虚，虚则应时当旺而不旺，邪气乘之，反而容易受邪。由此说，秋分后养生，重在养肺。

其一，肺主气，司呼吸。虽然天气变凉，亦要走出户外，去感受清爽的秋气。秋分后可经常攀登高山，能多接天气以养肺。

其二，肺主收，养收气即养肺。酸以收之。若秋分后出现烦躁、汗多、失眠、长痘等不适，是肺气不收，没有跟上天地的节奏，可适当吃点酸味的食物，以酸来收敛肺气，包括醋或酸味水果如梅子、石榴、葡萄、山楂等。

其三，肺主治节。当节气变化时，人能跟上自然规律而不病，人体这个"天人合一"的功能是由肺所主导的，因此说，养肺就是要让肺能更好地顺应天地气机的变化。

表现在起居上，当早睡早起。早睡以顺应阴精收藏，以养收气；早起则顺应阳气舒长，使肺气宣畅。

表现在饮食上，土生金，故养土气有助于养肺气。饮食勿过于寒凉，以免伤损脾阳，导致土气受损。白色的食物多可入肺，对肺有保养功效，比如萝卜、雪梨、百合、银耳、山药、薤白、白果、葛根、莲藕或藕粉等，皆色白，皆有润肺养阴之功。再者，肺之味为辛，辛则宣发，秋分后可适当吃些葱头、萝卜等，既是当季食物，亦有助于调节肺之宣发肃降功能。秋分后可多食果实及秋季收获的果仁类、籽类食物。这些食物皆禀秋气而成，中蕴金气，有补肺、润肺、养肺之效。再者，常喝米粥，米色白入肺，且米粥久煎后上浮的一层米油，得米中金气，有兑卦之性，最有养肺生津之功。

表现在穿衣上，应"春捂秋冻"。秋分后天气渐凉，但不要骤然加衣，感受一下秋季的凉气，有助于让身体跟上自然的步伐，从而帮助机体阳气敛降。但下半身最好不要受凉，尤其是足底要暖，以免寒从脚起。上半身适当凉些，但以舒适和不感冒为度。

表现在情绪上，逢秋易悲，天地之间至秋则凄风冷雨、花木凋零、万物萧条，人与天地相交感则肺志易悲，有凄凉、垂暮、抑郁之感。应尽量控制自己的情绪，保持安静恬然，不要过多地受天地气机的影响。秋气高悬，或登高望远，或乡野览胜，看秋花红叶，赏晚景烟霞，使肺气宣畅，则忧郁惆怅顿然若失。须知悲则伤肺。秋后若过悲，导致肺气不收，入冬后则不能闭藏。

表现在呼吸上，人的呼吸由肺所主，调息能清肺润肺养肺。肺为五脏之华盖，声音由肺而出，皮肤赖肺以润泽，饮食中的浊气凭肺以降，大肠开合由肺所司。故欲治肺家百病，先需调息。息深则心神定，息平而肺气和，邪气无所留滞，自然健康。调息，可缓缓深呼吸，放松，静心。

（四）调节饮食

秋分时节，秋燥伤人。当调节饮食，以润燥为主。然而也需注意，有些润燥食物性偏寒凉，易伤脾阳。

1. 养阴润燥

秋季燥气当令，燥气过甚即成邪，邪气伤人，易损津液。秋季感受燥邪后容易出现口干、唇裂、鼻塞、咽痛、阵发性干咳甚至咳痰有血或流鼻血等症状。因此，秋分养生的重点便是防燥。

以下选取几种当令的可以润燥的食物。

（1）梨。梨是秋季的当令水果，也是非常好的润肺食物。梨有生津、润燥、清热、化痰等功效，适用于治疗热病、伤津、烦渴、消渴、热咳、噎膈、口渴、失声、眼赤肿痛、消化不良等症状。

梨的吃法很多，可以生食，也可以蒸食，或切片煮汤，对治疗肺热、咳嗽、咽喉肿痛等效果极佳。

治疗秋燥咳嗽之方有桑杏汤，其中即用到梨。其方清宣温燥，润肺止咳，主治外感温燥证。

冬桑叶10克，杏仁10克（打碎），浙贝母6克（打碎），沙参10克，栀子10克，淡豆豉20克，新鲜梨1个（切开），水煎服，每日1剂。

（2）甘蔗。甘蔗味甘，性寒，有解热、润燥、生津之功，对治疗口舌干燥、咽喉肿痛、大便干燥、高烧、烦渴、虚热咳嗽等症状皆有效果。

甘蔗可以生吃，也可以榨汁服，或者切碎入药同煎。

（3）大枣。秋季正是大枣成熟之时，大枣不仅是食品，还是中药。其味甘，性平，入脾、胃二经，能补气益血，健脾运气。临床中常用大枣治疗脾胃虚弱、气血不足、失眠等症。

大枣可以生吃，也可以切开入药同煎，或做姜枣茶，味道甚是甘美。医圣张仲景的甘麦大枣汤，能养心安神，补脾和中，主治气血不足、阴阳失调诸症。

炙甘草 20 克，小麦 60 克，大枣 30 克（切开），水煎服，每日 1 剂。

（4）南瓜。南瓜是极好的食物，有平喘、消肿的作用。常吃南瓜可以预防哮喘、支气管炎等秋季多发病。

南瓜可以直接蒸食或做成小米南瓜粥、八宝饭或南瓜饼，吃法众多且味道甚佳。

（5）百合。百合色白，正合于秋令。百合能清肺润燥，滋阴清热，理脾健胃，兼有镇咳、平喘、安神等作用。

百合可煮熟，与冰糖同食，也可入药煎服。张仲景有百合地黄汤，养阴清热，补益心肺，是心肺阴虚内热证的常用方。

百合 30 克，生地黄 30 克，水煎服，每日 1 剂。此方常加大枣或酸枣仁，可增安神补虚之效。

（6）银耳。银耳味甘淡，性平，入肺经、胃经、肾经，乃药食同源之物，药性平和，有扶正固本、润肺滋阴、养胃生津、补肾益精、强心健脑之功，对虚劳咳嗽、痰中带血、虚热口渴等症均有效。

银耳莲子粥是秋令时节清热去燥、滋阴养胃的佳品。另外，银耳八宝粥亦甚好。

（7）萝卜。萝卜甘寒辛润，有降肺润肺之功。秋令干燥之时，适当吃萝卜，可以有效缓解咽喉不适，兼可止咳化痰。

萝卜可以炖汤喝。北方还有一种绿萝卜，可作为水果生吃，其味道鲜美，更有润肺利咽之功。只是萝卜毕竟性寒凉，脾胃虚寒者建议不要生吃。

（8）山药。山药色白，味甘，性平，有固肾益精、健脾益胃、润肺止咳、止泻化痰之功，可治疗肾虚遗精、脾虚泄泻、肺虚咳嗽等症。且山药阴阳兼补，不燥不腻，有温补之性，特别适合于秋分时节食用。

山药可以直接蒸食或煮食，也可以做山药粥、煮汤、做菜或做成粉末冲服，都很方便。凡重病患者，或大病之后身体虚弱、正气不足、胃口不好或大便不成形者，都可以用山药熬汤或煮粥服食。古人常以山药入药，药方众多。现提供个偏方如下。

山药200克，大米200克，共研极细末，收藏备用。每次60克，加水煮成糊状食用，可治疗脾虚泄泻。

秋分之燥气偏于凉燥，在饮食上当注意吃一些清润、温润的食物，比如黑芝麻、核桃、糯米、藕、柑橘、山楂、百合、银耳、葡萄、枸杞子、蜂蜜等，颇有益于预防凉燥。另外，还有一些食物性偏寒凉，但亦有润燥之功，如荸荠、甘蔗、梨、苹果、柿子等，建议不要生吃，建议煮食或少食，可缓其寒凉伤阳之弊。

2. 避免寒凉伤阳

秋分前后，蔬果丰盛。但多数蔬果性偏寒凉，容易伤损脾阳，导致腹泻、腹痛。生活中所见，人在秋分时节容易出现肠胃不适，因此当少吃或忌食以下食物。

（1）螃蟹。秋分前后，螃蟹上市。螃蟹黄肥肉满，颇受大家喜爱。但螃蟹性寒，最伤脾阳。吃螃蟹一定不可贪食，过食螃蟹，寒气入腹，最容易导致急性肠胃炎、急性胰腺炎等病。建议吃螃蟹时，可以蘸姜末以缓解其寒性，或与苏叶同食，亦可解其寒毒。

注意，素体虚寒者不宜吃螃蟹，吃螃蟹时不能与柿子、梨等寒性水果同食，否则寒上加寒，更容易伤人脾阳，导致各种不适症状。

（2）柿子。柿子是典型的寒性水果，虽然很多人都喜欢吃，但其寒甚能伤阳，建议还是应该少吃。尤其是脾胃虚寒者或久病体虚者，尽量不要吃柿子。

（3）海鲜。很多人喜欢吃海鲜，且秋分时节的海鲜甚是肥美，让人食欲大开。然而海鲜大多性偏寒凉，寒则伤阳。因此，吃海鲜当注意：①尽量少吃；②配合吃些温性食物，如大蒜、生姜、苏叶、芥末等，可缓其寒；③尽量不要吃生海鲜，如生鱼片，既无法保证卫生又伤脾阳。

总之，秋分时节的饮食原则是减苦增辛，适当甘润。亦可吃些酸味和甜味的食物，有助于帮助收敛阳气，兼酸甘化阴，亦可润燥养肺。

（五）宜静心

秋分时节，阳气以敛降为顺，温度舒适，阳气内敛，人最觉舒服，睡眠较沉，情绪亦平稳。但逢农历八月十五之日，天地阳气受满月吸引而上浮。阳浮则不敛，易致失眠、烦躁、不安稳、头晕、头胀诸症。故月圆之夜赏月时间不可过长，免受月亮影响而扰动体内敛降之阳。静处室内，家人聚谈，最为合适。

（六）白露、秋分与观卦

白露、秋分均处于仲秋时节。这一时节，太阳直射点从北半球逐渐南移，昼夜长短差距变小，气温逐渐下降，暑气逐渐消退，人会感觉越来越凉爽，体感也会越来越舒服。

白露、秋分两个节气对应于十二消息卦的观卦，因此，这个时间段的养生要参考观卦所提供的信息。

1. 观卦的内涵

《周易·象辞》说，观卦上卦为巽为风，下卦为坤为地，风行大地吹拂万物。我的理解是，观卦风在上而地在下，是春风浩荡、万物滋生之象。也就是说，观卦代表着一种旺盛的生命活力。细细体悟观卦，我有以下四点体会。

（1）所谓"观"，即"观天之神道"，即观察天地阴阳的变化规律。

人要健康，就要顺应天地规律，而观察并了解掌握规律，才能顺应规律。引申来说，我们在进行中医养生，或让大病康复，或维持健康时，也要学会观察天地四时的变化规律。

（2）"观"的意思也可理解为"观省作德"，即既观察，又反省，思考自己应当如何顺应天地规律。应该如何"观省"呢？我认为应该像风那样，无孔不入，无所不观，通过细致观察万物变化而得到更多天地规律。

（3）观卦也有"德教遍施"的寓意。上卦的风，可看作德行之风。德行之风吹遍大地，意味着所有人都受到天地德行的感召，都愿意有正信正念。且观卦与临卦互为综卦，交互使用。在上者以道义观天下；在下者以敬仰瞻上，人心顺服归从。

（4）观卦上二爻为阳，下四爻为阴，明显是阴自下生、阳自上退、阴渐盛而阳渐衰之象。这意味着天地之间的阳气逐渐收敛于地面以下，地面以上的阳气越来越少。对应于人的健康来说，即阳气处于收敛的状态，浮阳渐敛，内阳渐充，人体将越来越健康。因为生命以阳为本，阳在内越多，则人越健康。

2. 白露、秋分与观卦的关系

（1）仲秋正是金气当令之时，主收敛。而观卦为风行于地上，为发散。二者似不相应。但我的观点是，要从阴爻与阳爻的比例去看，观卦阴渐盛而阳渐衰，显示的正是金气当令之象。

（2）观卦提醒我们，要时时观察天地的变化。仲秋时节，天地物候的变化非常明显，如果子成熟、叶子变黄、秋风渐起、天气变凉等，这些都需要我们细心体会，感悟这些变化对人体健康的影响。

（3）观卦告诉我们，人以天地之气生，四时之法成，人的生命与天地相应，人要健康，就要顺应天地四时的变化规律。顺之则生，逆之则病。

（4）观卦四阴两阳，阴长阳消。从卦象来看，风行地上，虽至白露、秋分时节，金气初收，但地面以上仍阳气流行，有热气上浮之象。且巽木克坤土，坤土为脾，脾易伤而为腹痛腹泻诸疾。此时养生，当重视调养脾胃。

（5）观卦巽木生风，风善行而数变，坤土在下，不能制风，则风行高巅，挟痰动火，为患极大。风地观其复卦为山地剥，阴长阳消，阳不胜其阴，山地皆静，气滞不通，有肿瘤之象。故农历八月养生，需借天地酉金之力，敛浮火、制风木、理气机、镇亢阳，使心志收敛，静以怡情，无妄动真阳。

十七、寒露养生

寒露时节，阳气敛降，养生当顺应天地规律。

每年 10 月 8 日或 9 日是寒露节气。在二十四节气中，寒露属于秋季的第五个节气，是深秋时的节令。寒露开始，气候逐渐由热转寒，天地万物也会随着寒气的增长而逐渐萧条、阳渐入阴。

从天地阴阳升降上说，秋分之后，今年的暑火已经降至地面以下了，因此天气凉快。寒露将至，此时天地之间阴盛而阳衰，天气渐现燥金的肃杀本象，天寒而清，露寒而冷。推之于人体，适应自然变化，夏季外浮的相火已经收敛于中焦以下，脉不浮而略有涩意，夏日的困倦亦豁然而去。

（一）寒露养生原则

寒露养生，当遵循以下原则。

1. 重视收敛阳气，以固肾根

时逢寒露，天地之间收令大行。要想养生，就应该重视收敛阳气，借天之力帮助人体把浮暑之火收归肾水里面。收敛于肾水中的暑火，即阳根，是来年春季阳气升发的源泉。这个阳根越旺越好，因此要借寒露时节天地敛降之力，多多地收敛暑火。收得越多，意味着来年的生机越旺盛。

2. 重视润燥，以养肺阴

寒露时节气候干燥，燥邪易伤人体津液，出现皮肤干燥、口唇干裂、舌燥咽干、干咳少痰、大便秘结等症状，故此时宜食用一些性质平和且具有滋阴润燥、养肺生津作用的药物或食物。

3. 重视保暖，勿伤阳气

寒露时节养生，应顺势而为，早晚温差较大，要适时添加衣物，注意保暖。有谚语"白露身不露，寒露脚不露"。此时"一场秋雨一场凉"，需随天气转凉注意保暖。但添衣不要太多、太快，俗话说"春捂秋冻"，秋季适度经受些寒冷能提醒肌体开始收敛阳气，对于冬季收藏阳气有利。睡前用热水泡脚，极有敛阳之效。切勿过食生冷瓜果，阳气初收，脾阳未复，最需注意，否则秋季腹泻频发。同时注意保持室内空气的流通与新鲜。

（二）寒露养生方法

1. 足部防寒

到了寒露时节，我国东北和西北地区已进入或即将进入冬季。天气由凉转冷，入夜更是寒气袭人。此时要特别注重足部的保暖，应穿上保暖性能较好的鞋袜，切勿赤脚，以防"寒从足生"。

生活中我们可以体会到，脚若受寒，就容易感冒，而且人体正气减弱，容易反复生病。预防足部寒邪侵袭的方法很多，比如，用温水浸泡双足至出汗，或用花椒或艾叶煮水泡脚更有良效，既可预防感冒又可健身鼓舞正气；再如，可以睡前双手互搓两足心，可各搓 500 下，使足底发热，既能引火下行，又可通畅足部气血，一举两得；还如，可温灸涌泉，涌泉为肾经井穴，肾主水，温灸涌泉可以温升肾阳，使肾水上达于肺，这样可以金水互生。

2. 吃些白色的食物

寒露时节，秋金敛降。此时养生，当养阳气的敛降。白色通于秋，故此时可常吃些白色的食物，比如莲藕，养血凉血；山药，能入脾肺，培土生金；莲子，善清心火，使肺安和；萝卜，能降肺气，使阳气归根；梨，润肺生津；百合，养神补肺；白木耳，养肺补虚；洋葱，宣降肺气；等等。

此时暑气已退，西瓜、苦瓜等寒凉性的食物当少吃，以免寒气入腹，更伤中阳。

3. 预防哮喘

有些人素体肺虚，易患哮喘。逢深秋燥邪与寒邪交相外袭，更容易复发。肺喜润而恶燥，可于此时及时滋润肺金，有助于缓解哮喘的发作。

除辨证方之外，亦可用饮食调理。以下提供一个秋燥润肺的食疗方。

土鸡蛋蛋黄 10 枚，冰糖 100 克，混合搅匀，加黄酒 500 毫升，密封保存 10 日即可服用。每次服一小勺，每日服 2 次。

蛋黄有滋阴润燥之功，最适合于秋燥时服用。冰糖味甘入脾，色白入肺，可健脾补肺。黄酒性温，能温通阳气。三者合用，滋补而不滞塞，最有益于养脾润燥。

4. 预防便秘

深秋时节，降水减少，天气干燥。燥气通于肺与大肠，极易引发便秘。养生之法，一方面当注意水分的补充，多饮温开水；另一方面，可每天适当喝点蜂蜜水，有滋润大肠以缓解便秘的效果。

饮食上当少吃辛辣刺激食品，如辣椒、花椒、桂皮、油炸食品、芥末、生姜、葱、酒等，在用葱、姜、辣椒等作为调味品时也要减少其用量。可适当多吃黑芝麻、核桃、萝卜、番茄、百合、大枣、红薯、枸杞子、银耳、蜂蜜、莲藕、梨等，可起到不错的滋阴润燥、养肺润肠作用。另外，多吃新鲜果蔬亦有助于保持大便通畅。

以我临床所见，若每逢秋令则便秘，多因于燥。润燥通便，我临床常用麦冬、肉苁蓉、当归、白术之属。有时于辨证方中重用白术至不超过 45 克，润燥通便效果好。

5. 预防秋燥

秋燥伤肺，首选百合。百合味甘、微寒，入心、肺二经，能润肺止咳，清心安神，对秋燥有防治作用。

取百合30克，洗净切碎，取大米50克，加水400毫升，同煮至米烂汤稠，加适量冰糖，每日晨起服用。对于咽干口燥、皮肤干燥情况较重者，可加入玉竹、沙参或麦冬、天冬等，并可根据个人口味调入蜂蜜。

预防秋燥，还可以喝大米粥。大米色白，性微凉，亦能润肺养阴，可除肺燥。还可以选择服用秋梨膏、养阴清肺膏、龟苓膏等滋阴润肺之品。

预防秋燥，可适当吃些水果，比如梨、甘蔗、荸荠、香蕉、枇杷等，都有润燥效果。但以上水果性偏寒凉，用于润燥并非人人皆宜。若有脾虚泄泻、肺寒咳嗽而痰黏者，则不宜多吃上述水果。或可把水果切碎水煮了温服，亦可适当缓解其寒性。

6. 预防抑郁

深秋时节，黄叶飘落，景象越来越萧条肃杀，有的人容易触景生情，情绪变得低落，甚至多愁善感，做事提不起精神来。

预防方法包括：（1）做户外运动，扩大生活圈子，培养兴趣爱好，舒缓工作压力，这些方法都有助于振奋精神。（2）多吃小麦做的食物，能改善心情，如全麦面包、面条、水饺等，因为小麦有养心安神的效果。当然也可用医圣张仲景的药方：炙甘草20克，小麦100克，大枣30克（切开），水煎服，每日1剂。（3）可多吃些菠菜、芦笋、猕猴桃、橘子、豌豆、黄豆和深绿色的蔬菜等，这些食物多得木性，有升发阳气的功效，能让清阳上升，脑窍得养，可抵抗抑郁。（4）可用针灸，如取合谷、太冲、百会诸穴，能升清阳，降浊阴，调畅气血，预防抑郁。

7. 适当运动

因为秋分开始，天地之间阴盛而阳衰，故善养生者，秋分后当适当减少运动。多静以养阴，身静，心神亦当静，静则阳气归根。这样可以顺应天地阴阳气机，有助于健康。

当然，生命在于运动。即使是秋冬时节，仍然要有适当的运动，否则，阳气不能宣畅，阴邪内滞，反而容易生病。

寒露时节温度适宜，空气质量较高，正是从事户外运动的好时节，可根据自己身体的实际情况选择不同的运动项目，如快走、骑行、爬高等。

寒露前后是农历九月初九重阳节。这一天可以约上数位亲朋好友，或登高望远，或户外赏菊，或公园散步。通过这些活动，既可以舒畅心情，还能锻炼体质，有助于健康。

寒露过后天气渐凉，坚持适当运动，不但有助于强化心肺功能，还可以增强体质，提升抵御寒冷及疾病的能力。此时适宜多做伸展类运动，不仅能收敛心神，使情绪起伏更易控制，而且有利身体气血和畅。

8. 养脾以养肺

土生金，脾属土，肺属金。甘味养脾，脾旺则肺气自足。

寒露时宜常食甘淡补脾食物，如山药、大枣、大米、糯米、莲子等。中秋之后湿浊初退，脾胃尚未完全健旺起来，因此不能急于进食肥甘厚味，否则易使脾胃运化失常而生火、生痰、生燥，反而更伤阴津。

养脾可多吃些土里长的食物，如马铃薯、红薯、山药、萝卜等。也可吃些黄色的食物，如玉米、南瓜、橘子、柠檬、小米、胡萝卜等。

9. 推荐食粥

寒露可食粥，取其润肺生津、健脾益胃之功。

（1）大枣花生山药粥。大枣10枚，花生45克，山药100克，大米100克。将山药、花生洗净后，与去核的大枣放在一起煮沸，然后放入大米继续熬煮，直至米变得软糯即可，温食。能养脾补血、滋养容颜。

（2）大枣莲子银杏粥。百合 30 克，大枣 30 克，莲子 20 克，银杏 15 粒，大米 100 克，冰糖适量。莲子先煮片刻，再放入百合、大枣、银杏、大米，煮沸后，改用小火煮至粥稠时加入冰糖，再稍炖煮即可关火。能养阴润肺、健脾和胃。

总之，寒露养生，关键在于润燥、避寒。建议早睡早起，节食少动，勿太辛劳，勿出大汗，衣可略薄，以让身体感受到寒凉秋气。静心独处，意注涌泉。如此可慢慢地把体内的金气调动起来，让人体与天地四时同步。

十八、霜降养生

气肃而霜降，阴始凝也。霜降时节，阳气敛降而欲闭藏。霜降养生，当以避寒防燥为要。

霜降节气为每年公历 10 月 23 日左右。此时天气已冷，北方开始出现霜冻，因此称此时节为霜降。霜降是秋季的最后一个节气，也是秋季到冬季的过渡节气。霜降过后，寒冷空气进一步来袭，就进入冬季了。

（一）重在避寒

秋季应之于肺，肺为娇脏，喜温而恶寒。天气渐冷，寒邪容易伤肺。霜降前后易犯咳嗽，也是慢性支气管炎、过敏性哮喘、上呼吸道感染等病症容易复发或加重的时节。

老年人逢霜降节气，寒冷刺激，气血失和，阳气失畅，容易老寒腿发作，一定要保护好膝关节。（1）不可运动过量，尤其不宜做屈膝动作时间较长的运动，以尽量减少膝关节的负重。（2）注意保暖，必要时戴上护膝。（3）及时用针灸或汤药调理，亦可中药外敷，可促进阳气宣通，缓解疼痛发作。

注意添衣保暖，预防感冒。到了霜降节气，就不能再"秋冻"了，一定要避免受寒。外出时可戴口罩，避免寒冷空气对呼吸道的刺激。饮食亦要注意，勿过食生冷食品以免寒邪伤肺。

（二）调畅情志以防悲

秋气入肺，肺志在悲。秋季天地气机肃杀，气候渐冷，日照减少，风起叶落，万木凋零，人容易凄凉伤感，出现悲秋情绪。

调畅精神，最好的方式是睡眠充足，早睡早起。睡得好，则阳气能归根，精气旺，自然邪不伤正。况且，睡眠充足则精力充沛，可避免秋乏。

可找个晴好的天气，约上三五好友去户外散步、爬山，登高望远，亦能旷心怡神，有助于保持乐观情绪，使神志安宁而不悲，防止情绪消极低落。

平时亦要努力保持良好的心态，因势利导，宣泄积郁之情，培养乐观豁达之心。

（三）调养脾胃

每个季节的最后十八天属土，应于脾胃。霜降至立冬这段时间，既由肺主时，又应之于脾胃。

脾胃对寒冷的刺激非常敏感，若防护不当，容易导致腹泻、腹痛等不适。故要特别注意日常起居中的保养，包括以下几个方面：保持情绪稳定；劳逸结合，避免过度劳累；适当运动，但以微汗出为度；添衣防寒保暖；切忌暴食和醉酒。

可通过饮食调养脾胃。一般可选择温补类食物，如牛肉、羊肉、兔肉等，或用大枣、薏苡仁、山药、桂圆、枸杞子、党参、熟地黄、黄芪等做成药膳食用。

霜降进补，除了补肺，更要健胃补脾。推荐一个补而不峻、防燥不腻的平补之品——芡实。芡实既可健脾，又能补肾，符合深秋补脾胃而冬季补肾的养生需要。可用芡实煮菜或煮粥，一定要用慢火炖煮至烂熟，细细嚼服效果最好。

若受寒而胃部隐痛，可每天吃一小把生花生米，有温胃养胃之功。以之代零食，既好吃又养胃。建议吃黑皮或红皮花生，尤为养胃。

可用穴位调养脾胃，常用的穴位有中脘、天枢、足三里等。可针，可灸，亦可按摩。为防燥气伤肺，灸法当适度，以免过灸引起火气上冲，导致眼干、咽干、咽痛、口腔溃疡等不适。

（四）适当运动

霜降时节，阳气收敛，此时运动一定要适量，以微汗出为度。绝不能大汗淋漓，以免阳气外泄，耗伤阴津。

有人坚持长跑，四季不断。从中医的角度来看，深秋至冬季尽量不要长跑。如果因过度运动，导致阳气不能敛藏，就是违反了自然规律。天地规律是大道，顺之则生，逆之则病。有人"冬练三九"，此法有益于锻炼意志，却不利于健康，因为阳气不能闭藏了。

霜降时节，可选择轻松平缓、活动量不大的运动，如慢跑、散步、登山、打太极拳等。每次运动前，一定要做好充分的准备活动，注意动与静的合理安排，不宜过度劳累。

运动一定要在白天，太阳落山，就要停止运动了。运动以不疲乏为度。户外运动最好选择晴好的天气，若遇雾霾，一定要避免户外运动，老老实实地待在家里。

（五）霜降进补

中医认为，春气温升，故春要升补；夏气上浮，故夏要清补；长夏在脾，故长夏要淡补；秋气敛降，故秋要平补；冬气闭藏，故冬要温补。

俗话说："秋冬进补，上山打虎。"此外还有"补冬不如补霜降"的谚语，认为霜降时节进补比冬季进补更重要。这是为什么呢？因为霜降时节进补是打基础，只有基础牢固了，冬补才会有意义。此时应以平补养阴为原则，选择具有滋阴、益气作用的食材，以顺应时令要求，加强补肺。肺主一身之气，肺旺则能提升机体对抗寒冷气候变化的能力，并缓解由于肺燥引发的各种疾病。

符合平补原则的食材很多，如枸杞子、大枣、甜杏仁、甘蔗、蜂蜜、鸭蛋、鸡蛋、红薯、山药、南瓜、萝卜、白菜、洋葱、小麦、豆芽、豆浆、花生等食物都有润燥之功，非常适合于秋燥之时食用。

古人云："秋之燥，宜食麻以润燥。"此时，可多食用黑芝麻。适当少食辣椒、生姜、葱、蒜等辛辣之物，以防温燥伤阴。

1. 霜降食粥

霜降进补，当以清淡为主，忌食肥甘厚腻之品，以免滞塞脾胃，导致脾胃虚弱，饮食不化。建议喝粥，粥食最养脾胃。霜降食粥，既可补脾胃，又能补气血。且粥食补而不滞，滋而不腻。以下列出数个霜降进补的粥方。

（1）梨粥。梨2个，洗净后连皮带核切碎，加大米100克，加水同煮成粥。

梨色白，入肺经，可养肺阴，润肺燥；大米亦色白，亦擅养肺。梨粥可作为秋令常食的保健粥，最适合于肺虚之人。

（2）栗子粥。栗子50克，大米100克，加水同煮成粥。

栗子既养胃健脾，又补肾强筋，兼可止泻，尤其适合于腰膝酸软之人或素体脾虚泄泻之人。

（3）黑芝麻粥。黑芝麻50克，大米100克，先将黑芝麻炒熟，研成细末，待将大米煮成粥后，拌入黑芝麻同食。

黑芝麻色黑入血，亦入肾，有补血补肾之功。芝麻粥适合于便秘、肺燥咳嗽、头晕目眩者。

（4）核桃粥。核桃仁50克，黑豆30克，大米100克，加水同煮成粥。

核桃仁与黑豆皆有补肾润燥之功。核桃粥滋补肺肾，适合于霜降时节服用。

（5）胡萝卜粥。将胡萝卜切片，用素油煸炒，加大米100克，加水同煮成粥。

胡萝卜有养血养阴之功。胡萝卜粥适合于皮肤干燥、口唇干裂者食用。

（6）菊花粥。白菊花60克，大米100克，先将白菊花煎汤，再用此汤加米煮成粥。

白菊花能散风热、清肝火、明目，适合于秋季伤燥而出现心烦、咽干、咽痛、目赤肿痛之人。

（7）薄荷粥。鲜薄荷30克或干薄荷15克，煎汤。另用大米50克煮成粥，待粥将成时，加入适量薄荷汤及冰糖，再煮沸即可。

薄荷辛凉解表，兼可疏肝，清解肝火，适合于肝郁火旺之人或感伤温燥邪气而发热、咽干、咽痛之人。

（8）莲子粥。莲子20克，薏米20克，大米20克，放在一起加水同煮成粥，待粥煮熟后加入适量冰糖即成。

莲子能滋阴养神。莲子粥适合于心烦失眠之人。

（9）养阴粥。百合30克，大枣20克，莲子20克，银杏15粒，大米100克，冰糖适量。加水煮成粥时，加冰糖，再煮沸即成。

霜降重在养肺阴，养阴粥不但养阴润肺，兼可健脾和胃。

（10）养脾粥。鲜山药100克，桂圆15克，大米100克，白糖适量。加水同煮成粥，再加白糖煮沸即成。

山药养脾阴，桂圆养心。养脾粥养脾养心，兼用于心脾两虚之失眠。

2. 进补注意

（1）不图贵。有人认为，进补就要吃鲍鱼、燕窝、海参、鱼翅等价格昂贵的食物。这个观点是错误的。俗话说："粗茶淡饭最养人。"前文列出的许多粥方，其实都是平常之物，但同样有补益之功。若脾胃虚弱而滥用昂贵的补品，反而会伤损脾胃，导致健康受损。

（2）清补为好。进补并非越油腻越好，建议清补。今人常食大鱼大肉，吃得已经过于滋腻了。脾喜清补而不喜滋腻，过于滋腻会碍滞脾气，导致脾的运化功能减退。对于素体脾虚的人，油腻食物不仅不会收到好的进补效果，还有可能进一步加剧脾虚。

（3）并非人人当补。霜降进补符合四时养生的要求，但亦只限于平时工作劳累、身体素质变差的人。若年轻人体质较好，则不需要进补。且不同年龄的人进补亦有讲究，比如，中年人往往中焦不足，可以健脾胃为主；而老年人往往肾虚，当以补肾补精为主。男女进补亦有差异，女性以血为本，进补时当重视调肝养血；男性以气为主，进补时需重视补肾益气。

（4）适度而止。进补不是必需的，只是顺时养生而已。平时以食物养生，皆当适度，食物再好，若过极则成灾。尤其是体虚之人，当缓缓进补，勿图速效，勿图近功。

（5）睡眠亦是进补。秋冬时节，要求早睡，让心神安静下来，阳气归根，即为大补药。秋冬最忌熬夜，熬夜伤身，伤损五脏，五脏一伤，阳气不能收敛闭藏，导致一年的阳气圆运动变小变弱，人就会失去健康，甚至罹患疾病。

（6）患病之人不可盲目进补。若已经患有疾病，建议找良医面诊并开具处方，不能盲目进补。比如，患有感冒、发热、咳嗽等外感病症，若进补则会将外邪留在体内，影响康复。再如，患有急性肠胃炎、阑尾炎等急性炎症者，不可进补。又如，大便秘结者不要乱补，以免越补越便秘。

金秋之时，燥气当令，养生的重点是养阴防燥，润肺益胃。霜降时节适当进补，有益于金气收敛，金旺则能生水，水旺则阳气能闭藏。这样可以为迎接寒冬做好准备，能让人更好地适应四时节气的变化，从而使人与天地保持着一种动态平衡。正所谓："善摄生者，唯能审万物出入之道，适阴阳升降之理，安养神气，完固形体。使贼邪不得入，寒者不能袭。"秋冬进补，亦符合天地之道。

（六）寒露、霜降时节的养生理念

寒露、霜降均处于季秋时节，即秋季的最后一个阶段。此时天地之间处于敛降状态，人的阳气亦要敛降。就秋三月而言，孟秋对应于申，仲秋对应于酉，季秋对应于戌，申、酉、戌三个时间段都对应于金，都要收敛阳气，但三者又略有不同。申为入秋之始，天地气机自长夏的暑热开始收敛，其气为温燥；酉为秋三月之中，其燥气中的温热之气渐而衰退，燥性越来越强，收敛之力也越来越强；戌为秋三月之末，紧接入冬的闭藏，故其性为凉燥，收敛之性强于仲秋。肺喜润而恶燥，凉燥偏于小寒，最易伤损肺气，造成咳嗽，故在寒露与霜降时节需重视润肺。

寒露、霜降两个节气在十二消息卦中对应于剥卦。从剥卦卦象上看，五阴在下，一阳在上，阴盛而阳孤。由下往上升的阴爻即将压倒残存的阳爻。此时万物活力大减，草木凋零，落叶纷飞，天地间的生气被剥夺。取类比象，在季秋时当静养，收敛浮阳，使阳气敛降，下归肾水，此即养阴。剥卦之后为坤卦。由剥至坤，阴长而阳消，天地之间渐生出一片纯阴气象。人生于天地之间，当细细体味天地之气，重视养阳气的沉降，当少扰乎阳，少生凌云之志，少做耗真之念，但潜但敛，静虑安神，收拾心绪。勿再激昂精神，以防妄动木火，逆时耗真，徒遭天地之遣。

临床可见，不少人进入季秋后出现失眠、烦躁等症状，此即金气不降、虚火上浮之象，此时可考虑用紫宫汤来沉降虚浮之火气。张大昌在《汤液经法二十四神方》中介绍了大小紫宫汤。

小紫宫汤：牡蛎、龙骨各 4 两[*]，桂心 3 两，炙甘草 2 两。

大紫宫汤：治阳气衰、精神不宁、惊悸不安、梦想颠倒、虚乏者方。桂枝 3 两，龙骨、煅牡蛎各 5 两，炙甘草 2 两，半夏半升，生姜 2 两，茯苓 3 两。

今时不少医家取其半量用于临床，我认为亦颇为可取。

十九、立冬养生

一年中的天地之气，秋降冬沉，春升夏浮，此是自然之道。升浮降沉的其实是太阳提供的暑热阳气，在立冬时收降而下的阳热开始沉潜于地下深层的水中。自立冬开始，天气之间阳气由收变敛，由降变藏。我们都知道入冬之后，地下的矿井之中反而是热的，因为阳气敛藏到了地下深处。人感天地气机变化，机体阳气亦渐敛藏于肾水之中。

立秋之后，天气越来越冷。此时如果天气不寒反热，则会影响来年的春气升发，因为此时所收藏的阳热暑气乃是来年春季升发的阳根。立冬时节阳气不沉反浮，则阳热不能深藏，来年春夏便无阳气升浮上来。这导致的后果不只是庄稼颗粒无收，人亦多发传染病。俗话说"瑞雪兆丰年"，其实就是这个道理。北方的冬季多种有小麦，小麦需过冬后才能抽穗结籽。小麦与人一样，需在冬季尽力收藏阳气，开春后方能生长旺盛。而大雪最助阳气之藏，小麦被覆盖于大雪之下，天之阳气深藏于其根部。冬能藏精，至春则阳气升发健旺，产量自高。人亦如此，必于冬季深藏阳气，方能于来年春季健康不病。

---

[*] 此方中的 1 两约等于如今 15 克。

因此，冬日养生当重视阳气的敛藏，无扰乎阳，无耗其精。平时安神定志，使君火清明，以免妄动相火，伤精扰阳。饮食调养需重视养阴，根据体质，虚者补之，寒者温之。冬日天寒，宜食温，但勿过燥热。

（一）立冬如何养生

入冬之后，当如何养生？《黄帝内经》早已给出了入冬养生的总原则："水冰地坼，无扰乎阳，早卧晚起，必待日光，使志若伏若匿，若有私意，若已有得，去寒就温，无泄皮肤，使气极夺。此冬气之应，养藏之道也。"以下分而析之。

冬季寒冷，寒则伤阳，而万类生命必须依赖阳气，若阳气受损则影响生命。但生物各有其过冬方式，如树木叶落归根；蛇、青蛙、乌龟、蝙蝠、熊等则冬眠；大雁、燕子等迁往暖和的地方；兔子、鹿、狐狸、麻雀、乌鸦等加厚身上的皮毛或羽毛。这都是生物的本能，也是自然选择的结果：敛阳归根，保暖避寒。

人为万物之灵，人在万物中最能适应冬季，因此人可以在冬天照常工作、学习、生活。但冬季水冰地坼，阳气闭藏，一切生活起居、工作锻炼、精神情绪等活动都当掌握一个原则：无扰乎阳。若扰阳则必然伤肾。

冬季阳气收敛于地下，虽然外面天寒地冻，但地下却是温暖的。动物知道藏在土里冬眠，不吃不喝，这是养阳，是使阳气归根。受天地规律影响，人的阳气入冬后亦敛藏于肾水之中。此时不能瞎折腾，比如有人冬季长跑、冬练三九、破冰游泳等，这都是妄耗阳气的行为，是逆反自然。

不少人冬季会长膘，这是自然现象。我分析其原因有三：一则，冬季温度降低，我们需要多吃些食物以维持体温；二则，冬季阳气内藏，脾的运化功能增强；三则，冬季运动减少，消耗也减少，慢慢就会凸起小肚腩，这有利于顺利度过冬季。况且，多数动物逢冬都会长膘，这本来就是自然规律。

但有人担心长膘而在冬季减肥，这就是逆天之道了。

《黄帝内经》早已强调："人以天地之气生，四时之法成。"意思是说，人是天地生出来的，人的健康亦受天地四时的影响。若逆反自然，或许短期未见不适，但若长此以往，必然影响生机。所谓："逆之则伤肾，春为痿厥，奉生者少。"

有人问，立冬之后阳气要敛藏，那还可以艾灸吗？我的观点是可以。冬季之中还有月亮的圆缺变化，还有每天的阳升阳降，艾灸能扶阳抑阴，有助于使每个农历月以及每天的阳气升起来。再者，艾灸能改善阳虚阴盛的体质，能缓解病痛的折磨，可预防感冒等传染性疾病的发生。因此，艾灸随时都可以做，冬季也可以。

（二）立冬与养肾

立冬之后，天地之气机以寒水为主，肾主水，冬属阴，因此补肾要趁冬季。且肾为水脏，内藏先天精气，为先天之本。养好肾，不但能使肾主骨生髓、主二便及主生长发育功能正常，更可延长寿命。

冬季养肾，当用滋补，膏方甚好。借冬季阳气收藏之力以滋养肾阴肾阳，可使阳气更好地敛藏于肾水之中。冬季补肾，补的不仅是肾阴肾阳，还有肾的"作强"与"伎巧"功能，是体用双补。冬季补肾正如晚上睡眠，眠足精气爽，肾足神自旺。

二十、小雪养生

小雪节气，是二十四节气中的第二十个节气。《月令七十二候集解》说："十月中，雨下而为寒气所薄，故凝而为雪。小者未盛之辞。"小雪标志着冬季降雪的起始时间和此时的雪落程度。

我国古代认为小雪有三候："一候虹藏不见；二候天气上升地气下降；三候闭塞而成冬。"阴阳交才有虹，小雪时节阴盛阳伏，降水都凝成阴雪了，彩虹便不会出现。此时天空中的阳气上升，地里的阴气下降，天地各正其位，不交不通。冬为藏、为终，小雪节气后期，万物失去生机，天地闭塞而转入严寒的冬季。

冬季的特点是沉静收敛，阳气沉降。小雪时节，天地之间阳气闭藏，我们养生，当顺应冬藏之气以补养阴津。遵守时令法则，早睡晚起，还需注意节制欲望，如此这般自然能预防和减少疾病，让养生步入正轨。

（一）关于"雪"

1. 雪者，绥也

《释名》将"雪"解释为"绥"，绥是安，霏霏绥绥，天地间就变得静了，"夜深烟火尽，霰雪白纷纷"。下雪之时，天阳敛藏，万籁俱寂，不动如山，此时天地间的阳气向地下闭藏，这是阳气归根。故进入小雪节气，天地归于静谧，人气亦归于静谧。天地静，人亦静，火气敛，最舒适。

由此论之，小雪养生，首在养静、养藏。静既包括心静，也包括身静，勿贪运动，静处于室中，心勿烦扰，读书聊天，不躁不妄，是为最好。

2. 雪者，除也

《广韵》解释"雪"为"除"，由"除"而"洗"，庄子由此引申用"澡雪而精神"，即以雪洗身，清净神志。

进入小雪节气，我们当弘扬"澡雪"精神，清除意念中庸俗的东西，使神志、思路保持纯正。做一个心灵纯洁、干干净净的人，这当是小雪节气给予我们最好的启迪。干净是做人的底线，也是一个人最好的修养，更是一个人最大的福气。

（二）饮食勿过辛热

小雪时节，天地阳气闭藏于地下，要少吃些辛温动火的食物，以免扰动火气，使阳气不能归根。阴虚体质者尤其要注意，不宜大量进食麻辣火锅、干锅、烧烤及煎炸类食品，否则容易以热助热，使人口鼻干燥，并诱发口腔溃疡、痤疮等。

阴虚体质者进入小雪节气可尝试此养生粥方：桑椹 30 克（鲜品加倍），枸杞子 10 克，大米 100 克，大枣 5 枚。先将米煮熟，再将洗好的枸杞子、桑椹、大枣入锅同煮，根据个人口味加入适量的冰糖或蜂蜜，小火熬制半小时许即成。

（三）运动微汗即可

小雪时节，气温偏低，阳气闭藏，当减少运动。当然，减少运动并不是不运动，而是动中有静，静中有动，动静相宜。运动养生当以温和的有氧运动为主，如慢跑、打太极、散步、跳舞等，并适当伸展、扩胸等。有氧运动不仅能有效地刺激新陈代谢，促进血液循环，还能增加身体内的能量消耗。

建议不要在早晨运动，最好在午后或傍晚，太阳未落山时运动，每次运动 30 分钟左右即可。同时，冬季主闭藏而勿妄泄，运动切不可致大汗淋漓，恐风寒之邪乘虚而入，应以微汗为度。

（四）调畅精神

小雪时节天气变化大，天气阴冷，清阳不升，人们容易出现精神抑郁，或莫名其妙地不开心等。因此在此节气中要注意精神的调养。

一方面，小雪时节人们最好多到户外晒太阳，晒太阳最能升发阳气，让人精神清爽，可以预防抑郁和烦闷；另一方面，要积极地调节自己的心态，保持乐观，节喜制怒，多听听音乐，让美妙的旋律为生活增添乐趣。同时，多参加娱乐活动，以激起对生活的热情和向往。正如清代医学家吴尚所言："七情之病，看花解闷，听曲消愁，有胜于服药者也。"

（五）防寒

为什么要防寒？一方面，寒为阴邪，易伤阳气，进入小雪节气，天气越来越冷，为了避免寒冷伤阳，当避寒保暖；另一方面，寒则伤藏，导致阳气不能闭藏，俗话说"秋冬养阴"，养阴即养阳气的敛与藏，小雪时节，天地阳气处于闭藏状态，就要避免寒邪侵袭，则能"无扰乎阳"而顺应四时规律。

尤其应该重视头部保暖。因为"头为诸阳之会"，当头部受到风寒侵袭时，寒性收引，肌肉紧张，很容易引发营卫失调，导致感冒、头痛、面瘫，甚至引发心脑血管疾病。进入小雪时节，天气越来越冷，若不注意头部保暖，最易损害人体阳气。外出时宜戴上帽子、围巾等，以防头部受寒。

冬季寒冷，一方面，寒则阳气闭藏；另一方面，寒则伤阳，因此要重视避寒。有人会疑惑，到底应该冻着还是避寒呢？其实非常容易理解。我们既要保证健康，又要顺应四时规律。冬季应该适当受些冻，但要以不生病为度。过冷就要避寒，则寒不能伤人正气。北方太冷，要用暖气，但把冬季弄成夏季，就过度了。

此外，起居调养上，要早睡晚起，日出而作，保证充足的睡眠，有利于阳气潜藏，阴精蓄积。

（六）适时施灸

进入小雪节气，气温继续下降，阴寒继续增加，此时我们应该注意防寒，可艾灸肾俞、涌泉、足三里等穴以养护肾气，保护阳气。

由于节气前后气候变化大，人体抵抗力会下降，旧患或宿疾往往会在这个时候发病或加重，这正是《黄帝内经》所提到的"邪之所凑，其气必虚"。小雪节气施灸可在节气当天及前一天和后一天进行。

逢节气施灸不但可以扶正抗邪，亦有助于治病。正所谓"正气存内，邪不可干"。而且，逢节气施灸可以治疗不少疾病，尤其是一些慢性病症，如：（1）内科疾病。包括中风、高血压、冠心病、哮喘、胃痛、胃胀、腹泻、糖尿病、甲亢、阳痿、慢性肾炎等。（2）外科疾病。包括颈椎病、急慢性腰扭伤、各种关节炎等。（3）妇科疾病。包括痛经、子宫肌瘤、卵巢囊肿、不孕等。（4）儿科疾病。包括小儿厌食症、小儿遗尿症、小儿发育迟缓等。（5）其他。包括过敏性鼻炎、荨麻疹等。

二十一、大雪养生

大雪节气，天寒地冻，地上纯阴而无阳。人居于天地之间，阳气皆伏藏于内，故养生在勿扰乎阳。

（一）大雪节气之医理分析

从阳气圆运动来看，此时阳气向下向内扎根，因此要养阳气的伏藏。伏藏得越深，冬至一阳始生时越能生机勃勃，芒种阳气浮长时越能长气健旺，这样一年的阳气圆运动也就会越大越圆，人也就越健康。

按十二消息卦来看，大雪节气正逢坤卦，其卦六爻皆阴，纯阴无阳，阳气敛藏而不外泄。天地之间阴气甚极，阳气已经全部敛藏于地下，地面之上充斥着的纯是寒气。人亦应之，人体阳气亦闭藏到肾水之中。

（二）大雪节气之养生原则

养生之道在于顺应自然规律，助阳之藏，养阴之盛。不可妄动阳气，更需养阴固本。以静、藏为主，而不要妄动、升浮。静则阳气不妄动，藏则阳气不升浮。

如何养阳气的伏藏，总的原则是"勿扰乎阳"。早睡则阳气容易伏藏；不妄作劳是勿扰乎阳；心定而静而安亦有助于阳气伏藏；远离怨怒烦恼等不良情绪，有利于借天地之力以促进人体阳气归根。

此时人体阳气深藏于内，外现面寒皮冷，本是正常现象。需多穿衣服以避寒，可养内藏之阳气；减少体育运动，以免消耗阳气；慎行房事，以防妄泄阴精；勿久思过虑，以免心脾阴损，耗伐根本。

有人不知持养，肆意消耗阳气，或剧烈运动，或大汗淋漓，或过食辛辣之物，或发怒等，都会让阳气上浮而不伏藏。若去冬泳，暴露身体于阴寒之中，亦是妄扰阳气；半夜在健身房挥汗如雨，也是扰阳。一旦颧红面赤，即相火妄动而升浮之兆，须急服乌梅固本汤收之敛之。

俗话说："秋冬养阴。"所谓养阴，于大雪节气而言，即养阳气之伏藏。故当保暖加衣，勿使阳气被阴寒伤损。若身处温热环境，则人体阳气不敛反升，最不利于健康。北方冬季暖气开放，屋内温暖如春，甚至温热如夏，穿短袖亦不觉冷，如此逆反四时之寒温，不利于养阳气的闭藏。建议适当关小暖气阀门，既节省能源又有助于养生。

烦为火扰于头，烦伤肾。大雪节气属于冬季，由肾主令。肾要维持冬三月的人体健康，因此会感到劳累。若更兼心烦，会更耗肾气。冬季忌烦，尤其是大雪节气，烦会使阳气不能闭藏，导致虚火上浮，最不利于健康。

总之，大雪节气是一年之间人体阳气闭藏最深的时候，我们的生活起居一定要顺应天地规律。一则，以不耗为原则，凡挥汗如雨、大失血、大失液、劳累疲惫、情绪激动、烦躁忧虑等，皆是耗阳。二则，以调养为原则，适当吃点酸味、苦味的食物，甚有助于闭藏阳气。少运动，少出汗，少思虑，少烦扰，少劳累，尽量早睡，让身心都轻闲下来。

当然，生命在于运动，大雪时节也需要适当运动，以散步、打太极、做瑜伽等舒缓的运动为好，以微汗出为度。

（三）大雪节气的治疗思路

大雪节气是阳气沉潜闭藏最深的一个节气，此时治病当以养阳气闭藏为要，特别是不要乱用刺血疗法。刺血疗法既会损阴亦会耗阳，导致阳气不能闭藏。

大雪节气，阳气需要深深闭藏，最怕火扰于下。若火邪扰动，易见火浮金燥诸病，当考虑潜阳益肾，使火气下潜，肾水充盛，则火不为患。天冬"苦平濡润，化燥抑阳"，最合于肺燥诸症；远志辛以益肾，能导君火下行于肾水之中；熟地黄亦能滋肾阴。

冬三月是养肾的最佳时节。肾易耗易损，故冬三月养肾，重在滋阴敛火，伏藏阳气，使阳气归根而不妄动。我推荐趁冬三月服补肾膏方，便是此意。肾虚之人可以服用，体质健康的人亦可趁冬季服用，可借天地之力以促使阳气归根更深。

大雪节气时，若火扰于下，易致肾水不安，则阳气不容易闭藏。冬藏则春升，阳气于此时若失于闭藏，则虚火上扰，多见发烧、心慌等不适，且春时为甚。而且冬不藏，春季亦容易发作各种传染病。

大雪时节，应是寒冷彻骨，若气温偶有升高，则容易出现流感，表现为发烧、咳嗽、鼻涕多、咽痛等症状。从中医的角度来看，这是寒水不藏而木火上浮了，需收敛浮火。当用乌梅固本汤，水煎服，每日1剂，或煮汤代茶饮。彭子益在《圆运动的古中医学》一书中论述最详。

大雪时节，头脑清醒，最利于读书。读书时需要静心，读书亦会让人心静。此时读书，心静至极，无烦无恼，怡然淡泊，最是享受。

二十二、冬至养生

古书记载："十一月中，阴极之至，阳气始生。日南至，日短之至，日影长之至，故曰冬至。"冬至是我国一个非常重要的节气，在古代也是一个传统节日，部分地区有习俗认为"冬至大过年"。全国不同的地方在这一天的习俗也不一样，北方吃饺子、南方吃汤圆，还有些地方会吃羊肉或吃鸭肉。

（一）数九隆冬的开始

冬至日，昼至短，夜至长，它的到来意味着天气更加寒冷。从冬至这一天开始就进入了"数九"隆冬。九，为"至阳"之数，"至阳"之数的积累意味着阴气的日益消减，累至九次已到了头，意味着寒去暖来。民间有《数九歌》："一九二九不出手，三九四九冰上走。五九六九沿河看柳。七九河开，八九雁来。九九又一九，犁牛遍地走。"

（二）关于"冬至一阳生"的思考

前贤观察到：太阳东行，恒星西转。冬至黄昏，太阳在奎宿八度中。也就是说，当太阳移动运行到奎宿，正是冬至之时。

观察奎宿之形，与"豕"的甲骨文很像。《天官书》中也提到奎是天豕。豕即猪，猪具有极强的生命力，意味着奎宿为生机勃勃之处。《说文解字》云："奎，两髀之间。"段玉裁注："奎与胯双声。"《说文解字》又云："胯，股也。"段玉裁注："合两股言曰胯。广韵曰：胯，两股之间也。"显然奎与胯均是指两股之间。冯时先生认为奎宿大概特指女性的骨盆，而女性的骨盆与生殖直接相关。

冬至这天，太阳直射南回归线，因此北半球白天最短，黑夜最长，故阴最盛，阳最衰。过了冬至，阴气会盛极而衰，阳气则自此开始旺盛，意味着春天即将回来。杜甫就有诗曰："天时人事日相催，冬至阳生春又来。"宋代诗人邵雍有诗云："冬至子之半，天心无改移。一阳初动处，万物未生时。"意思是冬至是子月过半的时候，此时天地处于奇妙的静止之中，一阳之气初动，万物将由此而生。子时一阳初生，意味着新的一天即将开始；冬至一阳初生，意味着新的一年即将开始。这都给人以美好的期待和希望。《汉书》中记载："冬至阳气起，君道长，故贺。"人们认为，过了冬至，白昼一天比一天长，阳气回升，是节气循环的开始，也是一个吉日，应当庆贺。

古书中有"先王以至日闭关"的记载。先人们为什么选择在冬至这天闭关、斋戒、沐浴、清净呢？从中医的角度来分析，阳气闭藏于肾水之中，即成阳根。冬至阴极而阳生，一阳于群阴中萌发。虽然冬至为阴盛之极而一阳始生，但是我们养生要关注的不是这"一阳"，而是"阴盛"。所谓"阴盛"，就是阳气归根彻底。养阴在静，养阳在动。静则生阴，动则生阳。因此冬至不宜食辛辣燥热食物，不宜妄动，不宜扰阳，而当静养，目的即在于养阴之盛。另有一种观点认为，冬至阴极而一阳始生，要温养这一点真阳种子，因此需要静养，不能妄动。

（三）冬至的养生要点

一年有夏至和冬至共两个至日。这两天是阴极转阳和阳极转阴的关键时期。因此，夏至和冬至也是一年之中养生保健的大好时机和关键时期。过好冬至和夏至，人的阴阳能够自然转换，就会跟上天地阴阳变化的步伐，人也就能健康起来。

冬至养生当遵循以下几个原则。

一则，冬至之后，自然界进入一年中最冷的时间。寒为阴邪，寒则伤阳，因此冬至养生原则之一是避寒以养阳。

二则，"冬至一阳生"，冬至日为一年之中阴气最为旺盛的一天，此时天地间的阳气正潜藏在九地之下，而后一阳初生，慢慢萌动升生，万物复苏，种子蓄积萌芽。当遵从"天人相应"的自然法则，冬至开始，要继续顺应冬三月阳气封藏的自然规律，坚持养阴，即养阳气的封藏。

三则，春生夏长，秋收冬藏。冬季闭藏，万物休整，神藏于内，是"储蓄"健康的最好季节。人在此时要顺应"冬藏"的养生之道，做到多"储蓄"、少"透支"。

四则，民国名医彭子益在《圆运动的古中医学》中说："冬至者，阳热降极而升之位也。此时若天暖不冷，或闻雷，或起雾，阳气外泄，便起上热下寒人死最速的温病，来年春夏病更大也。"冬至最怕天热、打雷或起雾，这些都会导致阳气外泄，人居其间，容易阳气妄泄而肾根下拔。

（四）冬至的养生方法

1. 好好睡觉

进入冬至，天地之间花草树木枯萎凋零，昼短夜长。人要顺应天地气机，在作息上宜早睡晚起，不辜负大自然给予我们的长长冬夜。

冬主闭藏，对生命而言即为归根，而归根最直接的方式就是睡眠。睡眠是阳气大归根。一年当中有两个节气对于养睡眠尤其重要，一个是夏至，另一个是冬至。冬至子时一阳初生，为一年最大的阴阳交接时刻，宜亥时入眠，让子时在睡眠中度过。若进入子时仍不能入睡，直接损伤的就是坎中一阳。若能睡好觉，则阳气归根，阴精旺盛，阳气才能好好生长起来。也就是说，睡好觉可以为初生的阳气提供孵育的温床。

2. 防寒保暖

冬至期间要特别注意避寒就温，特别是"寒从足下生"，当注意温暖双足以防受寒。从中医的阴阳属性上看，寒邪属阴，下半身也属阴，因此冬季腿脚的保暖尤为重要。可以穿保暖性能好的鞋袜，平时多活动双脚，亦可坚持热水泡脚，同时可按摩足底的涌泉穴，以温肾助阳，散阴凝寒湿之邪。对于虚寒的人，应每天坚持用热水泡脚。泡脚的时候，最好选用高一点的塑料桶或木桶，一是可以将整个小腿的下半段都泡到；二是水量比普通的盆大些，不容易凉。泡脚以头部微微出汗为度，不可泡至大汗淋漓，这样反而会耗阳。若能用生姜、花椒或艾叶泡脚，效果更好。

3. 多晒背部

后背有人体的督脉和太阳经，多晒背部，通过太阳的温煦，有助于通畅督脉和太阳经，从而促进气血畅通，加强卫外功能，有助于预防寒邪。

晒背时千万别受寒，不妨在室内隔着玻璃门窗晒太阳，既温暖又不会感染寒邪。

4. 饮食调理

冬应于肾，冬三月当养肾补肾。冬至节气是补肾的好时机。

首先，要注意五谷为养。五谷得天地五行的全气，最有益于健康。饮食上以温热为主，可以御寒保暖，比如食用糯米、大枣、桂圆、黑芝麻、韭菜、木耳等。少吃冷饮、海鲜、生冷水果等寒性食物，否则容易伤损脾阳和肾阳，诱发腹泻，甚至导致腰膝酸软、面色青白无华。

其次，要辨证施补。缺什么补什么，但饮食宜清淡，不宜过食辛辣、燥热、肥腻的食物。

再次，宜根据需要考虑药膳进补。建议多吃核桃、栗子、榛子、杏仁等坚果，这些坚果大多有补肾益精、强体御寒的作用。按取类比象思维，这些坚果可比象于肾的封藏作用，故有补肾之功。

最后，怕冷的女性早晨起床后可喝杯温暖的生姜红糖水，能温经养血，有益于避寒。

5. 养静藏阳

"气始于冬至"，冬至为"一阳初动处"，是生命的根源。"万物未生时"，就是修心所谓的"本来无一物"，很清静的境界。

冬至时节当养静，把自己的心念平息下来。心为神，心一静，神即安，神安则不妄动，五脏六腑自然归于安和。五脏六腑之精气闭藏，这就为一阳来复提供了基础。进入冬至，复卦来临，自然不会生病。

6. 少动少虑

《周易》言："先王至日以闭关，商旅不行。"为什么逢冬至和夏至要闭关呢？

以冬至而言，夏季的暑火经过立秋后的敛降和立冬后的闭藏，至冬至而潜藏到了极点，逢冬至闭关正与"藏"相应。

《黄帝内经》有谓："重阳必阴，重阴必阳。"前者的节点在夏至日，后者的节点在冬至日。冬至正是一阳初生之日，因此在冬至节气当细心呵护初生之阳。

古人所谓的"闭关，商旅不行"，正是为了养静，以减少阳气的消耗。什么叫"闭关"呢？古人的做法是沐浴，清净，万缘放下，心静而安，什么都不烦。

简单来说，逢冬至日，不宜奔波劳累，宜早早归家，早睡安眠，不宜运动，不宜暴饮暴食，更不宜房事，建议保持内心平和宁静，最好能处于恬淡虚无的状态，如此最有助于人体跟上天地的节奏，使阴阳气顺利交接。

二十三、小寒养生

大寒与小寒是一年中最冷的时节。小寒，听名字应该比大寒略暖和些。而我国的气象观测资料却表明，小寒冷于大寒。可以说小寒是二十四节气中最冷的节气。民间有种说法："冷在三九。"而三九正处在小寒的节气里。

小寒养生，当把握一个总的原则：勿扰乎阳。要养阴，让阳气狠狠向下闭藏。

（一）小寒养藏

按天地规律，热则浮，寒则藏。越热越浮，越寒越藏。可以说，一年之中，小寒是最需要养藏的时节之一。小寒藏得越深，人体的阳气圆运动就越大越圆，来年春季升发就越有力气，那么一整年里人也会越发健康。反之，若小寒失藏，阳气外泄，那么，人体未来一年中的阳气圆运动就会变小变弱，来年春季的升发就无力，甚至阳气过度升浮，导致未来一年体弱多病。

（二）滋肾固本

小寒时节虽然寒冷，却是进补的大好时机。补什么？补阴。阳藏即为阴。阴越旺，阳越藏。

小寒时节，可以服点六味地黄丸，有助于滋肾固本，以助伏藏阳气。

小寒用药，勿过用附子、干姜、桂枝、麻黄之类的药物，以免动火伤阴。当然，临床辨证用方时则不必拘泥。

虽然自冬至开始，阳气已经开始微动而欲升，但阳根仍处于藏的状态。因此，仍要借小寒时节的寒冷天气来伏藏阳气，而绝不能让阳气过度升浮。养阴即有助于藏阳。

（三）饮食养阴

有人喜欢在大冷天吃麻辣火锅，吃得热乎乎的，周身出汗，感觉很舒服。从中医的角度来分析，这样并不利于养阴。养阴要忌辛辣，因为辛辣能动火，引起出汗，出汗即泄阳。养阴，当忌辛辣，忌出汗，以食后不出汗为好。

民间有"三九补一冬，来年无病痛"的说法。我们经过春、夏、秋三个季节的消耗，脏腑的阴阳气血会有所偏衰，合理进补既可及时补充气血津液，抵御严寒侵袭，又能使来年少生疾病，达到事半功倍的养生目的。

小寒时节饮食宜滋补，可多吃些黑色的食物，有养阴补肾之功，能伏藏相火，使之归根。比如黑米、黑豆、黑芝麻、黑木耳、乌骨鸡、紫菜、海参等。

再者，饮食当适当增苦，因为苦入肾，苦能坚、能补肾。小寒因处隆冬，土气旺，肾气弱，因此饮食方面宜减甘增苦。

另外，亦可吃些地下长的食物，如花生、山药、马铃薯、红薯等，这些都得土气，有助于伏藏火气，防止火气上浮。

（四）保暖防寒

寒为阴邪，寒主收引凝滞，易伤人体阳气。因此，天气越冷越要保暖防寒。防寒即养阳气的闭藏。若保暖不当，寒气外侵，人体就会调动闭藏于深层的阳气，使之外浮于肌表以抗寒，这样即为扰阳。

保暖除了多穿衣，更要注意头部保暖。民间有"冬天戴棉帽、如同穿棉袄"的说法。严寒时节，如果只是穿得很暖，而不戴帽子，体热就会迅速从头部散去。冬季在室外活动时建议戴一顶帽子，即使是单薄的帽子，其防寒效果也是非常明显的。

（五）运动勿汗

小寒时节，天气寒冷，不宜做剧烈的户外锻炼，但适当的运动还是非常有必要的。因为运动可以生阳，有助于阳气宣通，让人健康，兼可强身健体，提升御寒能力。比如慢跑、跳绳、踢毽子、散步等。运动要适度，以不出汗为宜。

冬季日照减少，易使人情绪低落，郁郁寡欢。天气越冷，越不能窝在屋内，当天气晴好时，应尽量晒晒太阳，或与朋友聚会聊天。因为动可健身，静可养神，体健神旺，可一扫暮气，振奋精神，并能预防抑郁。

（六）情志当静

肾主水，藏精，在志为惊与恐。小寒时节，天气寒冷，当保持心静。千万不要去看恐怖电影，或听鬼故事，无端的惊恐最是伤肾。

心主火，藏神；肾主水，主封藏。心火不妄动，则肾精不外泄。因此，在小寒时节一定要调养心肾，以保精养神。如何调节心肾呢？可按《黄帝内经》的办法："使志若伏若匿，若有私意，若已有得。"就是要避免各种不良的刺激，处于"恬淡虚无，真气从之"的状态，方可使心神安静，含而不露，秘而不宣。

（七）房事伤精

小寒时节，天气最冷，阳气最藏，也是生机潜伏、万物闭藏之时，建议最好不要进行房事。《黄帝内经》明言："冬不藏精，春必病温。"小寒时节若房事过度，肾精易泄，阳气不藏，则春时必然虚火上浮，发作温病。

二十四、大寒养生

大寒是二十四节气中的最后一个节气。所谓"大寒"，顾名思义，就是一年之中天气尤为寒冷的时刻。《三礼义宗》说："大寒为中者，上形于小寒，故谓之大……寒气之逆极，故谓大寒。"自立冬开始，天地之间的寒气渐生；至冬至，地面以下一阳来复，此时开始把地面以下的寒气逼向地面以上，导致地面以上越来越冷；至大寒时节，地面以下的寒气已经完全释放到地面以上，表现出来的就是天地之间的寒气发展到了极致，故称为"大寒"。《春秋繁露》有言："小雪而物咸成，大寒而物毕藏。"意思是小雪节气时万物进入成熟期，而到了大寒节气则万物开始结束闭藏期。因为大寒之后的下一个节气就是立春，立春意味着木气开始升发，天地之间的寒气开始消减。大寒还是一年之中天地五运六气的开始。按五运六气理论，厥阴风木开始的时节不是立春，而是大寒。大寒虽是寒冬腊月最严寒之时，但寒极必暖，隐隐中已可感受到大地回春的迹象。大寒养生，仍要养藏，这是在养一年的阳根。

按中医理念来看，大寒与大暑相对，大暑为热之极，大寒则为寒之极。由此推之，大暑时节易发作的疾病多可于大寒时节进行治疗。反之，大寒时节易发作的疾病亦多可于大暑时节进行治疗。

（一）御寒是重点

俗话说："小寒大寒，防风御寒。"虽然已经临近立春，但大寒节气时的养生重点仍是防寒。要随着气温的变化随时增减衣服，以防感冒。建议穿衣以刚好不出汗为度，不要冻着。若穿衣太少，寒邪侵袭，则机体内藏的阳气就会升浮起来以御寒，此即为扰动了阳气的闭藏。

（二）蓄精藏神以迎春

大寒时节，冬季将尽，万象更新，新春将至。但此时仍处于生机潜伏、万物蛰藏的时期，人体的阴阳消长代谢还处于相对缓慢期，阴精仍需继续培护，阳气不可过早扰动。

大寒养生还需要着眼于"藏"，但不可将"冬藏"理解为冬眠或冬歇。所谓"藏"，是顺应冬季寒冷的自然规律，闭藏阳气，使之处于静而养的状态。具体做法包括：（1）保持精神安静，勿烦躁，以让心神潜藏于内而不暴露于外。（2）早睡晚起，劳逸结合，养精蓄锐，使精气内聚以润五脏。

（3）减少思虑，并且保持畅达乐观的心态，不为琐事劳神，不为名利所累，避免急躁发怒，使精内藏而不妄泄。（4）凡事不要过度操劳，要使神志深藏于内。

（三）重视养足

足被称作人体的第二心脏，足是人的根。养足即养根，尤其是在寒冷时节。养根即养生机，大寒时节养好足，有益于春季阳气升发有力。（1）加强足部运动。平时外出尽可能步行，多散步，多做些户外运动，使全身发热，手脚温暖，以微微汗出为度。（2）每天睡前坚持用热水泡脚。泡脚时可搓揉足部穴位，特别是涌泉穴，能引火归元，有助于闭藏阳气。若平时下肢冰冷，可在泡脚时加入适量生姜或辣椒水，或用艾叶煎水泡脚，都能促进足部阳气宣通。

（四）充分享受阳光

大寒时节一般以晴朗天气为主，建议此时多晒太阳，好处多多。一则，冬季人的体温降低，晒太阳能宣通阳气，给人以温暖感。二则，晒太阳可养心阳，增加人的心理愉悦感。三则，晒太阳能增强筋骨活力，预防骨质疏松。四则，阳虚体质者多晒太阳可以缓解其寒。五则，素有关节痹痛或咳嗽气喘且因寒加剧者，多属阴盛阳虚，晒太阳能宣畅阳气，缓解症状。

现代医学也认为，多晒太阳，不仅能使人体的胆固醇转化为维生素 D，增强人体对钙的吸收，有效预防骨质疏松，还可以促进血液循环和新陈代谢。

（五）忌恐

肾主恐，与冬季相应。恐伤肾，尤其是冬季大惊大恐，最伤肾。肾主藏，肾伤则失藏，阳气外泄，导致百病丛生。大寒时节应忌恐，具体包括：（1）忌看恐怖电影、小说、电视剧，忌讲或听鬼故事。（2）不要深夜经过坟地、人少或荒凉之地，以免因心中恐惧而伤肾。（3）不要主动去吓人，也不要被人所惊吓。（4）平时多多学习中华优秀传统文化，保持正信正念，培养乐观的心态，可以战胜恐惧。

（六）温饮温食

大寒时节，天气严寒，宜以温补为主，可吃些牛肉、羊肉、鸡肉、鹿肉等性温而滋补的食物，这些食物都是血肉有情之品，有助于滋补阴精。也可多吃些土里长的食物，如芋头、红薯、山药、马铃薯等，这些食物多得土气，土能藏阳，亦能伏火。

若天气寒冷，避寒不慎而感染寒邪，可吃些生姜、洋葱、花椒、紫苏叶、大葱、辣椒、桂皮等食物，这些食物都是辛温的，辛能散，温能通，有助于宣通阳气，祛邪外出。

冬季感染寒邪，推荐及时服用葱豉汤，最有良效。

淡豆豉50克，葱白3根，加水600毫升，大火煮至100毫升，顿服，即可发汗。如果未出汗，加葛根10克，升麻10克，麻黄10克，再服1剂即可。

（七）剧烈运动不可取

大寒时节，万物伏藏，养生就该顺应自然界伏藏之势，收藏阴精，使精气内聚，以润五脏。此时不建议剧烈运动，因为剧烈运动会耗阳，大汗淋漓还会伤阴，阴阳两损，无益于健康。特别是感冒时，切忌剧烈运动，以免因正气虚弱而使邪气内陷。

但大寒时节也要适当运动，不能因天冷而整天闷在屋子里。中医强调，健康源于动静结合，适度运动。动则生阳，静则生阴。大寒时节，宜多静少动。动宜以微汗出为度，不要过汗。

有人说，冬季宜藏不宜泄，运动会生阳，岂不是也会泄阳？这样理解是不对的。所谓"不泄"，关键在于注意保温，避免风寒外侵，而不能消极躲避寒冷。冬季适当运动，有助于生阳，阳气宣通，百脉和畅，人会更健康。

（八）若虚火上浮，当治以闭藏

大寒时节，临近立春。且按五运六气，自大寒日开始，天地之气由太阳寒水转为厥阴风木。风木主时，主升主动。在人，会出现头晕、耳鸣、心悸、失眠、烦躁、易怒、抑郁、焦虑、月经紊乱、烘热汗出等不适症状。

养生之法，当闭之藏之，使虚火下敛，归于肾根。平时当养肾固本，肾根坚固，自然虚火不浮。兼当修身养性，心正则精不外泄，亦能敛火归根。

对于虚火上浮者，可服用我创制的乌梅固本汤，水煎服，每日1剂，或多煮汤代茶饮。

（九）大寒与临卦

与大寒对应的十二消息卦是临卦。临卦的内卦是兑，外卦为坤。兑为泽，坤为地，故临卦也称为地泽临卦。从整体卦象来看，上四爻为阴，下二爻为阳。显然，这是阳气自下而上升发、但还没有到达地面之象。

"临"从字面意思来看，有靠近、来到、将要、从高处往低处看等含义。我认为，这些含义都符合临卦的宗旨。简单来说，临卦有两个含义，一是临近，可理解为阳气自地面以下升起，经历复卦后，临近地面，或临近地天泰卦；二是向上向下察看，即内省。

冬至时节阳气初动，此时为地雷复卦，五爻在上为阴，一爻在下为阳；至大寒时节变化成临卦，四爻在上为阴，二爻在下为阳。显然，阳气渐升，阴气渐退，阳气逐渐靠近地面。

大寒有三候，第三候是"水泽腹坚"。《月令七十二候集解》中说"阳气未达，东风未至，故水泽正结而坚""冰之初凝，水面而已，至此则彻上下皆凝，故云腹坚，腹犹内也"。我的理解是，腹为内，为人身之中，为生命最重要的地方。大寒时节，我们一方面要使腹内元气更旺盛，从而使身体更健康；另一方面要内省，即心向内求，去找内在的不足，进而完善内在，使生命更灿烂、更健康。从中医的角度来分析，这个内省，可以引申为顺应天地之道来维持健康，其实就是养阳气的闭藏。应尽量地闭藏阳气，阳气藏得越深，意味着生命的阳气圆运动越大越圆，生命也就越有活力。

第三章　节日养生

节日虽然不是节气，但节日往往也与天地阴阳气机相关。如农历二月初二是阳气升发于地面的时节；农历五月初五端午节正是天地之间阳旺之日；每个月的月圆时节是一个月中阳气最旺的日子；等等。人居于天地之间，人的健康亦受天地阴阳气机影响，因此在各种节日里也要注意养生。

在这些天地阴阳气机变化最剧烈的时节，我们要多静以养阴，要素食以养脾胃，要保持情绪和畅以养心。若逢节日就大吃大喝、酗酒、旅游、劳累、熬夜等各种折腾，则会违反天地规律。

一、"二月二"谈养生

俗话说："二月二，龙抬头。"因此，我国民间把农历二月初二这天定为一个传统节日，称"龙头节"，又称"春耕节""农事节"。

（一）关于"二月二"

何为"龙抬头"？从天文的角度来看，二十八宿中的角、亢、氐、房、心、尾、箕七宿组成一个完整的龙形，其中角宿恰似龙角。每到农历二月初二黄昏时，"龙角星"（即角宿第一星和第二星）在东方地平线上出现，这时整条龙的身子还隐没在地平线以下，只有龙角初露，故称"龙抬头"。

从中医的角度来看，"龙"即阳气，"龙抬头"即阳气升浮于地面。每年夏暑之时，地面阳气最旺，逢秋而敛降，至冬则深藏于地下，冬至阳气始动，立春而开始升浮，至春分方浮于地面——这是四时阳气的升降浮沉规律。中国传统文化认为，龙是吉祥之物，司云雨，农历二月初二正处在雨水、惊蛰和春分节气之间，此时阳气升发，天气变暖，降水渐多。天地规律如此，万类万物皆与之相应。于万类万物，此时春气升发，一年中新的生命开始了；于人，农历二月初二之后人气升浮，容易出现烦躁、易怒等不适。

按后天八卦理论，震为龙，为东方，为春季，为木，为阳气升发，为风，为雷，因此和风化雨正是龙所主宰。"龙抬头"，即木气升浮，春雷阵阵，万物复苏。

春雷有时间上的要求，既不能太早，也不能太晚。若冬至就打雷，这是阳气不藏而过升，木火早浮，阳根拔起，应之于人则至春季阳气升发时会出现上实下虚之象，温病为多，且多见坏症，危害甚大；若至春分仍不见打雷，这是阴寒太甚，木气不升，虽阳根潜藏，但不应于时，则易患寒湿诸证，表现为湿满肿痛之象。

"二月二，龙抬头，天地惊雷，地有雨水"，这才是四时的正常气象。否则就是天地气机逆乱，是违时不和。

（二）关于"二月二"的养生

龙喜动。惊蛰前后，地下所敛藏的去年的暑气逐渐升浮于地面，与寒冬的阴浊之气相搏，击而为雷。此时阳气上浮，人气亦上浮，因此，应当顺应天地气机的变化，适当地动起来，不能再像冬季时那样窝在屋子里。应走出屋子，多晒太阳，多与亲友交流，多做些户外运动，散步或慢跑最好，使周身汗出津津，这些行为都有助于抒发心气，通畅阳气，使人体气机与天地同步。

龙喜温升。中医认为，所谓的"龙"，即为一团阳气，阳气喜温而恶寒。春季阳气升发，人气当顺应自然规律，应温升，而不能寒降。因此，饮食上当注意温饮温食，忌食寒凉；少油腻，多清淡，多吃时令绿色蔬菜，绿色应于肝，最能平衡肝气；晨起喝点生姜红糖水，以助升发阳气；少饮酒，以免动火伤肝。

农历二月初二，"龙"只是抬头，相当于"或跃在渊"的层次，还不是"飞龙在天"。因此，此时要养阳气，但不能过于升浮阳气，更不能过耗阳气。晚上11点前就应睡觉，尽量早起，不能赖床，以顺应太阳的活动规律；中午要午休，使阳气归根，精力充足；运动不可过度，应循序渐进，不必大汗淋漓，否则亦是耗阳；为助阳气温升，可适当吃点辛辣之物，比如时令蔬菜韭菜、洋葱等，但勿过食煎炸之物、烧烤、辣椒、火锅等，以免扰动阳气。

"二月二，龙抬头"，阳气升发，既充满希望，也容易引发一些病症。春气内应于肝，肝气、肝火易随春气上升，干扰神明，易致失眠；肝气旺盛也使人情绪高亢，易出现烦躁、易怒情绪；狂躁症患者易出现激愤、骚动、暴怒等状态；高血压患者易见头晕；阴虚火旺之人易见病情反复；老年人肾根不固，若阳气升发太过，易致阳脱。

春季养生，一定要养好阴根。水足则能涵木，水即阴根。若肾水亏弱，则阴根不固，虚火升浮，会出现各种不适。《黄帝内经》中说："阴在内，阳之守也。"守者，宇也；宇者，居也。若阴精不足，则阳火不能安居，此即所谓"水浅不藏龙"。龙雷之火升腾于上，为患最烈。养阴根之法包括：（1）按时睡觉，睡觉即为阳气的归根；（2）适当吃点酸味的食物，酸味可以收敛阳气；（3）若不适症状明显，可配合汤药和针灸，更可收效。

阳气升发，不少人易出现精力不足、困倦、疲乏、头昏欲睡等不适。其原因包括多个方面，一则，阳气温升易带来降水，天地之间湿气偏重，若人的阳气不足就容易被湿邪侵犯，导致脾的运化功能减弱；二则，若过于静养而缺少运动，平时不晒太阳，会导致机体阳气升发不足，浊阴蒙闭清窍；三则，饮食过于寒凉，寒则伤阳，会导致脾阳不振，运化升清功能减退。

二、端午节谈养生

（一）端午的名字

端午节为农历五月初五。据《荆楚岁时记》记载："仲夏登高，顺阳在上。"农历五月属于仲夏，它的第一个午日正是登高顺阳之日，故农历五月初五亦被称为"端阳节"。端午节与春节、清明节、中秋节并称为我国四大传统节日。

端午，顾名思义，端者，正也，亦有初始之意；午者，如一日之午时、一年之仲夏，是阳气最旺之时。而按农历，五月正是午月，午在十二支里代表着阳气最旺的时间，农历五月初五正逢仲夏，因此端午节正是天地之间阳旺之日。

端午节往往靠近夏至，此段时间阳气最旺，人气亦最旺，最适合养阳，用灸正当其时。

（二）端午节民俗

每逢端午节，在我的老家山东威海，人们都要吃生大蒜。大蒜辛温，有小毒。进入农历五月，天地之间阳气旺盛，此时的大蒜更得天地阳气。人居于天地之间，阳气要温升，大蒜辛能散，温能通，适合此时服用，且大蒜对脘腹冷痛、饮食积滞、呕吐腹泻、肠胃不和等症状都有调节作用。不过要注意，大蒜生吃辛辣，千万不可空腹吃。

端午节最常吃的传统食物就是粽子。粽子由糯米制成，糯米味甘，性温，有补中益气、健脾养胃之功，适合于脾胃虚寒、食欲不佳的患者。古语有云："糯米粥为温养胃气妙品。"但糯米黏滞难化，能增湿热、助痰火，故不适合老年人及湿热内滞之人食用。从中医的角度来看，粽子属黏腻类食物，服中药时不可过食，以免碍滞胃气，影响汤药的运化。

中医里把大热的东西称为毒，比如砒霜有剧毒，即因其大热；辣椒有小毒，因其小热。古人把农历五月称为毒月，亦因农历五月属地支午月，为正阳气最旺之月，热多则属毒。此时毒虫尽出，蛇虫繁殖，易咬伤人，且此时人易患热病，瘟疫亦易流行。因此，端午风俗多为驱邪避毒，如喝蒲酒、雄黄酒，在门上悬挂菖蒲、艾叶，洗艾蒲澡，喷洒雄黄酒、朱砂酒等，以去疫毒。

（三）端午节与艾

人们在端午节有在家门口挂艾的习俗。此时艾草花未开，叶正茂，药效最高。古人认为端午节采艾，悬于户上，可禳毒气。新艾气味芳香，能避晦祛毒，有利于保持屋子清爽卫生。现代研究亦发现，艾叶含有大量的植物杀菌素，正好可以把一些对人体有害的致病菌消灭。亦可在屋内点燃艾叶，艾烟更有清洁屋子的效果。

艾是一味好用的中药。从文字学方面考证，艾与"乂"通。乂的本义是治理，由乂及艾，引申出"安宁"的新意。艾能拨乱反正，使病患恢复健康，即安宁。艾在临床中的使用非常广泛，捣艾为绒，作灸法可治百病，包括安胎、治腹痛、止咳、止泻、止血等。端午节插艾，未尝不是追求生活的和谐平安。

（四）端午节养阳

端午节与夏至前后这段时间，天地之间阳气最旺，人受天地影响，阳气亦外浮。此时养生最需养阳。阳气内旺，则邪毒不能侵。故端午养生，重在扶阳养阳。而养阳之法，最佳为用艾灸。尤其是三阴体质者，这段时间用灸最有益于健康。

灸能通阳扶阳，使脏腑调和，经络疏通，气血畅和，有利于扶正祛邪，使正安而病退。不管是大病重病患者，还是体质健康者，若体内有寒凝或阳虚，均可在此段时期及时用灸法。一天内任何时间都可施灸，不必刻意选择时间。

端午节前后，烈日高悬，炎夏开始，人们往往会汗出津津。人体阳气向外升浮，则内阳反虚。因此，端午节时期，不可过食生冷，否则最伤脾阳。再者，粽子属于黏腻类食物，中阳不足或素体湿热之人建议少食或不食。

烈日下当尽量减少户外运动，但清晨及傍晚又是运动的好时候，借天时适当出出汗，可以透出体内瘀滞的邪浊，让人更轻松，也更健康。

（五）端午节祛阴邪

端午节往往在夏至前后，此时天地之间阳气最旺，最是祛除阴邪的好时机。古人在此时常喝雄黄酒、挂艾蒿、洗艾蒲汤浴等，其用意都是借天地阳旺之力祛除阴邪，保持健康。按中医理论，雄黄是纯阳之物，能温阳杀虫，有一定的抗癌作用。其酒含砷，有毒，阳热之体万不可口服。艾蒿有温阳之功，可避阴邪。

三、重阳节谈养生

九九重阳节，正是养生的好时节。我们在重阳节登高、插茱萸、赏菊、饮菊花酒、吃重阳糕，都是养生。

（一）重阳节的来历

之所以把农历九月初九称为重阳节，是因为其中有深厚的中国传统文化内涵，亦与中医有着密切的关系。

其一，古人将天地万物归为阴阳两类。奇数为阳，偶数为阴。九是奇数，因此属阳，且为最大的阳数，称为"老阳"。农历九月初九，日月皆逢九，二阳相重，故称"重阳"，也叫"重九"。

其二，上为阳，天为阳，清又为阳。此时天最高、最清，意味着阳的状态最旺。且《黄帝内经》云"积阳为天"，天有九重，亦称为重阳。

其三，有学者认为，重阳之名，实际上是天象的反映。农历九月初十前后，会有日月并出的天象，此时除月亮外，天上还有龙尾星、天策星、鹑火星、启明星，均与太阳相重，它们同时出现在天空中，则称之为重阳。用天象和中医理论进行推演所得结论一致，也充分证明了中国传统文化（包括中医）是符合天文规律的。也就是说，中国传统文化是真正"天人合一"的文化。

其四，九九与"久久"同音，九在数字中又是最大数，有长久、长寿的含义，故古人又把重阳节称为老人节。且农历九月初九正逢秋高气爽之时，此时天地之间金气敛降，暑气内收，而生命以阳为本，阳气越旺，生命就越有活力。以此日为老年人的节日，有重视养阳敛阳之意。1989年，我国把每年的农历九月初九定为老人节，将传统文化与现代节庆巧妙地结合，让重阳节成为尊老、敬老、爱老、助老的节日。由此看来，重阳佳节，寓意深远。

（二）重阳节的养生思路

从中医的角度来分析，重阳节是由热转寒、阳消阴长的过渡阶段。此时天地之气机变化剧烈，由夏季的长旺转为秋季的收敛，人气亦应之。《黄帝内经》云"秋冬养阴"，就是说秋冬时节要注重将体内的气血、津液、正气等都收藏起来，以适应自然界阴气渐生的规律，从而为来年春季的阳气升发打好基础。因此，重阳时节养生，当重视两个原则，一是收敛阳气，二是养好阴精。

具体的养生方法包括四个方面。（1）时逢重阳，一定要调养气血。脾胃为气血生化之源，必须要养好脾胃。（2）养肺。秋季由肺当令，肺应于金，主收敛，养肺即让人体顺应天地的气机，把阳气收敛下来。（3）舒畅心神。肺在志为悲，当宣畅肺气，使之升降有度，防止气机郁滞。重阳节的登高、赏秋等习俗正适合舒散郁结之气。（4）保暖避寒。重阳时节，天气由凉转冷，不可盲目"秋冻"，以免伤寒，导致患病，尤其是头部、腹部和足部不能受冻。

（三）重阳节登高

关于重阳节要登高的习俗，可作如下分析。

其一，阴阳学家认为，"物不可极，极则反"。重阳为阳数盛壮之极，应是由阳极返回的起点，因此，重阳之后，阳极则阴生。此时应登高，多接天气。

其二，九为阳数之极，重阳节所在月与日之数皆为九。正逢金秋时节，天地之间阳气敛降。此时登高远眺，可使机体感受肃杀敛降之气机，以助阳气敛降归根。

其三，重阳节正值暮秋时节，冷风乍起，气候转凉，草木凋零，季节的冷暖转变明显。可以说，重阳节是生活中秋冬交接的时间界标。此时气候乍然寒冷，人们难以适应，容易外感寒邪而患病。但秋高气爽，阳光普照，高阜之处空气清新，若能在明媚的阳光下登高，既可强身健体，又能延年益寿。

其四，秋风萧瑟，秋气肃杀，黄叶飘零，容易让人产生悲伤情绪。悲为阳气不舒畅，为阴，若阳气健旺，则秋悲自散。重阳节秋高气爽，若能与家人、朋友、同学、同事一起到大自然中登高望远，获得一个愉悦身心、舒缓心灵的过程，可以旷心怡神，抗衡悲秋的负面情绪。

（四）重阳节佩茱萸、喝茱萸酒

1. 为什么要佩茱萸或喝茱萸酒

我们一般说的茱萸其实主要是指吴茱萸，其特点有以下三点。

（1）吴茱萸味辛、苦、性热，入肝经、脾经、胃经、肾经，具有散寒止痛、温中止呕、助阳止泻、养护脾胃之功效，对呕吐吞酸、腹痛泻痢均有奇效，可用于治疗厥阴头痛、寒疝腹痛、寒湿脚气、经行腹痛、脘腹胀痛、呕吐吞酸、五更泄泻等。《盖平县志》认为："茱萸主祛风湿，宣气开郁，性虽热而能引热下行。"重阳节在秋冬交替之际，是疾病容易流行之时。用吴茱萸入药可以兴奋人体阳气，阳旺则阴邪自退，从而预防疾病。

（2）吴茱萸能祛除阴邪，使人逢凶化吉。民间认为农历九月初九是逢凶之日，因为阳极阴生，阳为吉，则阴为凶。而吴茱萸即"辟邪翁"，有兴阳避邪之功。

（3）用吴茱萸制成的香囊香气扑鼻，既能清爽神志，又可驱虫避邪。从吴茱萸的植物特性来看，此物有较浓的辛辣之味，能除膻腥之气，故古人认为佩戴此物能够避邪。吴茱萸的花期为春夏之交，果期则为夏秋时节。重阳节正值秋季，因此古人在重阳节佩戴的吴茱萸，应该是吴茱萸的果实和叶子。北魏贾思勰在《齐民要术》中称："舍东种白杨、茱萸三根，增年益寿，除患害也。"可见除在身上佩戴吴茱萸外，在房前屋后种植吴茱萸也有"除患害"之效。另外，民间还多在井旁种吴茱萸，让吴茱萸的果实落入井水中，浸泡过吴茱萸果实的井水被认为也有去瘟病的作用。

2.制作吴茱萸香囊

选用单面绒布或绸缎等布面材料做香囊囊袋，按吴茱萸 30 克、冰片 6 克、白菊花 15 克、苍术 12 克、藿香 20 克、艾叶 15 克、白芷 10 克、甘松 12 克、丁香 12 克配方，把上药研成细末，装入囊袋后缝合即成。

香囊应小巧精致，方便随身携带。

3.吴茱萸的其他功效

现代研究表明，吴茱萸含挥发油，主要成分为吴茱萸烯、罗勒烯、吴茱萸内酯等，还含有多种生物碱，具有镇痛、升高体温、降压、抑制血小板聚集及血栓形成、调节子宫兴奋性、抗肿瘤、抗炎等作用。临床也发现，将吴茱萸与醋调和外敷于涌泉穴，对高血压、慢性消化不良、口腔溃疡等疾病有较好的疗效。

（五）重阳节赏菊花、喝菊花酒

古人每逢重阳节都要赏菊花。王勃的"九日重阳节，开门有菊花""九月九日望遥空，秋水秋天生夕风，寒雁一向南去远，游人几度菊花丛"以及孟浩然的"待到重阳日，还来就菊花"等诗句都描写了古人重阳赏菊的情景。

菊花为秋季之花，一般在农历九月盛开。菊花被誉为"花中四君子"之一，秋令时节菊花清芳幽香，画意无限，赏菊能令人精神清爽而振奋。

在中华优秀传统文化中，菊花被赋予了多种含义。

（1）象征吉祥、长寿。重九之时，万木萧然，唯菊独荣，故而冉冉将老的屈原想"夕餐秋菊之落英"以延年。

（2）象征正直。菊花多为明黄色，我们的祖先长久以来都以黄色为尊，并称黄色为"中色""正色"，因此菊花可以象征做人正直、不偏斜。

（3）象征坚贞高洁。菊花具有独立寒秋的风骨，因而陶渊明归隐田园后选择"采菊东篱下，悠然见南山"。

（4）象征伤感。宋代女词人李清照在《醉花阴》中写道："莫道不销魂，帘卷西风，人比黄花瘦。"词中的黄花即菊花。菊花开于秋季，此时正逢肺金当令，肺在志即为悲，故古代文人常有赏菊而悲伤的感叹。

唐代司空图在《二十四诗品》中有这样的句子："玉壶买春，赏雨茆屋。坐中佳士，左右修竹。白云初晴，幽鸟相逐。眠琴绿阴，上有飞瀑。落花无言，人淡如菊。书之岁华，其曰可读。"于雨后初晴、鸟语花香时节，坐在有左右修竹的茅屋之中，饮酒赏雨，真是悠闲自在。其时花瓣轻落，默默无语，幽人恬淡，宛如秋菊。细细品味，花中淡雅者，莫过于菊。百花多开于盛夏，其时天地阳气最旺；而菊花却开于秋后，此时天地阳气已衰。由此可见，菊花的性格淡定而低调，不张扬、不浮躁。

从中医的角度来分析，菊之淡雅符合天地规律。中秋时节，天地之间的暑火被金气包裹着向下敛降至于地面；中秋之后，暑火已经收敛至地面以下，地上燥金当令。菊花得燥金之气，却有升发之性，故能于此时开花。于人而言，在内则阳气收潜，在外又清阳上承，内实而表虚。中医以内为本，阳气在内，则繁华内敛，而又能向上透出芳华，是如君子，有自强之心。

在我看来，中医的至高境界与菊花一样，是恬淡虚无，是精神内守。中医不仅是治病养生的学问，还是提升身心修养的大智慧。中医的道指引我们低调做人，踏实临证，不好高骛远，也不在意功名，只静静地享受中医的真与美。同时，我开始吃素、跑步，渐渐地，我的心越来越静，而我的精神和精力越来越旺盛。因为心定而静，相火不妄动，我对于物质的欲望自然降低了。因为心境恬淡，反而觉得幸福感变强了。我享受着这样的状态，正如菊花，不趾高气扬，也不故作娇态，少了抱怨，多了恬淡，只是自然而然地去追寻内心的和谐。

菊花既是可赏之花，亦是临床常用的中药。菊花味甘，性寒，具有散风清热、平肝明目、久服利气、轻身耐劳延年的功效。秋季气候干燥，最容易损伤肺津及人体津液。菊花入肝、肺二经，可滋阴养肺，柔肝缓急，减缓肝阳上亢及肝气不疏引起的眼干、口苦、头痛，预防血压升高等。

菊花酒由菊花的茎叶和杂黍酿造而成，其味清凉甘甜，能顺畅阳气、疏风除热、养肝明目、消炎解毒，具有较高的药用价值。陶渊明就有言："酒能祛百虑，菊解制颓龄。"西晋周处《风土记》载："汉俗九日饮菊花酒，以祓除不祥。"菊花盛开，其气清香。酒味辛性温，宣畅阳气。饮菊花酒能让人清阳上升，阳气健旺，古人认为有助于逢凶化吉。

若不想饮酒，亦可趁重阳节喝菊花茶，一样可以养肺润燥，清爽头目。

白菊花 5 ~ 6 朵，以少许冰糖冲泡成 300 ~ 400 毫升，随意饮用。血糖高者可不用冰糖。

（六）重阳节吃重阳糕

重阳糕是用秋季当季产的水果及花瓣制成的点心。食用当令而生的蔬果花朵，有助于让人跟上天地阴阳变化的节奏，当然有益于健康。况且，重阳糕还有益气养血、预防疾病的功效。

糯米 50 克，薏苡仁 30 克，小米 10 克，花生 20 克，陈皮少许。以上配方一起蒸熟拌匀，按压成长条形后切成块状，以新鲜菊花瓣少许点缀，即为润肺开胃的重阳糕。

综上所述，重阳节不但是一个有意义的民俗节日，还有着深刻的中医学渊源。今时我们欢庆重阳节，祓除不祥的寓意逐渐减弱，而祈求平安、健康长寿、思亲念亲的意味却越来越浓，亦体现出尊老敬老的主题。

四、月圆时节谈养生

月相影响着人体的气血盛衰。按《黄帝内经》的说法："月廓满，则血气实，肌肉坚；月廓空，则肌肉减，经络虚，卫气去，形独居。"也就是说，当月晦时，人的气血会变虚；而月圆时，人则气血旺盛。

（一）月圆时节养生方法

人要健康，就要顺应天地规律。天地规律无非阴阳消长变化，而月相影响着阴阳消长。每逢月圆，当如何养生才能顺应天地规律呢？

（1）静坐。静则生阴，阴生则阳敛，可以避免因血气上浮而出现头晕头痛、面红目赤、急躁易怒、失眠等症状。

（2）素食。素食让人心静，心静则安，合适于月圆之时。且素食能安和脾胃，脾胃气和则土旺，土旺则血气不容易上浮为患。

（3）忌食辛辣、煎炸、烧烤、火锅等动火之物，以免扰动血气。建议清淡饮食，既可养脾和胃，亦有助于建中培土。另外，养脾亦当忌油腻黏腻之物，月饼即属油腻黏腻之物。中秋月圆，全家欢聚，可以少量吃点月饼以助兴，但千万不要多吃，尤其是对于素体脾虚之人及老年人，最伤脾阳。

（4）可按摩涌泉穴，最能引火下行。涌泉穴居人体最下处，为肾经井穴，按摩涌泉穴，可以补肾固本，兼预防虚火上浮，使标本兼顾。

（5）调畅情绪，特别要忌怒。因为怒则气上，天地之间逢月圆而火气上浮，若更兼人的火气上浮，二火叠加，会加重病情，甚至导致高血压和出血。有研究发现，月圆时上消化道出血和脑部出血高发，有高血压及中风史的患者逢月圆之时必须调畅情绪。

（6）忌滥用温补。白天为阳，夜晚为阴，逢月圆时，天地之间白天阳气不减，而夜晚则阳气旺盛，由此造成日夜皆阳旺。若滥用温补，恐怕会补益过度。

（7）适度艾灸。月圆时人的血气旺盛，若艾灸过度，容易导致虚火上浮。不建议温灸肚脐以上部位，但可以温灸关元穴、涌泉穴或足三里穴，亦有培元固本、引火下行之妙用。

（二）中秋如何赏月

中秋赏月，可以抒怀。《浮生六记》言："少顷，一轮明月已上林梢，渐觉风生袖底，月到波心，俗虑尘怀，爽然顿释。"此情此景，当真让人艳羡！人生于世，俗事百千，难以释怀。适逢仲秋，与家人同聚，坐于庭中赏月，最为快意。

赏月时当重视保暖，中秋时节的晚上，阴气偏盛，若久坐院中，最是伤阳。

天地阳气受满月吸引而上浮。阳浮则不敛，易致失眠、烦躁、不安稳、头晕、头胀诸症。故月圆之夜赏月时间不可过长，否则会让人阳气升浮，扰动虚火，进而心中不静，甚至失眠烦躁。建议静待室内，家人聚谈，最为合适。

赏月固然可以释怀，若因赏月而虚火上浮，可以酸味敛之。比如，可喝点酸梅汤、醋或乌梅白糖汤等，皆有助于敛阳。另外，亦可用当令的苹果或梨切片煮汤喝，亦有养阴敛阳之功。

注意，以上所说的月圆时节，包括农历十四、十五、十六这三天，而不仅仅是农历十五，也不仅仅指中秋节，全年逢月圆之时皆当如此养生。且越是满月当空，越要重视养生。若逢阴雨天气，反而会略好些，因为阴雨属阴，可缓解月圆之夜的阳气过旺。

五、春节谈养生

（一）春节文化的中医解读

春节，是中国最重要的传统节日之一，也是中国人生活中最隆重的节日。经过几千年的演变，春节已不仅仅是一个节日，而成为了一种文化、一种哲学。它蕴含着中国人对世界、对人生、对生活的思考。作为一名中医人，我用中医理念去分析并思考春节文化。

1. 春节与自强不息

我们知道，天地运行周而复始、生生不息。《黄帝内经》告诉我们："天覆地载，万物悉备，莫贵于人，人以天地之气生，四时之法成……"我们生活在天地之间，那些关于健康、顺意、长寿等的诉求，都与天地息息相关。因此，我们按照天地运行的周期从事生产活动，年复一年地辛苦劳作，也年复一年地期盼追求，这在春节习俗中得到了最为集中的体现。

春节是一个欢乐的节日，也是一个充满期待的节日。人们一年来付出了许多辛苦，终于迎来了丰收，家人可以团聚，尽情享受快乐。在古时，春节还含有神圣的意味，人们要祭祖祭神，以求得到祖先和神灵的护佑。

有学者认为，春节的文化精神，可以用《周易》中的一句话来概括，那就是"天行健，君子以自强不息"。从中医的角度来分析，自强不息源于阳气。生命即一团阳气，若阳气健旺，则生命有活力，就能更好地自强不息；若阳气不足，则生命的活力下降，那就心有余而力不足了，又如何奋斗呢？

由此说来，生命以阳为本。如何养阳？在于顺应天地四时的变化规律。"春夏养阳，秋冬养阴"，即春夏养阳气的升与浮，秋冬养阳气的敛与藏。若能顺应得好，将阳气养得好，那么生命的阳气圆运动就会变大变圆，生命也就更有活力；反之，生命活力就会下降。

2. 春节与快乐

春节是令人快乐的。不仅孩子们快乐，大人们也快乐。春节蕴含的文化内涵之一就是阖家欢乐。快乐的原因有以下几点。

（1）春节既是过去一年的收尾，也是新的一年的开端，是辞旧迎新的节日。新的一年将迎来新的梦想、新的事业、新的生活，如何不开心呢?

（2）每逢春节，无论是大雪纷纷，还是艳阳高照，远在他乡的人都会回到自己的家乡，与家人吃一顿团圆饭。北方的饺子、南方的年糕，都是温暖、团圆、家庭和美的象征。春节在冬日慰藉着我们每个人的心灵，让我们感受到温暖和快乐。

（3）我们常说："欢欢喜喜过大年。"一年来，我们都在努力奋斗，到了春节，看看家族是否人丁健旺、家道兴盛，看看家人这一年过得好不好，看看家中这一年收成如何……如果一切都令人满意，那就争取来年好上加好，喜上加喜；如果这一年过得不顺，那就把晦气和旧年一起送走，争取来年新启新发。千百年来，尽管各家各户的情况各有不同，但"欢欢喜喜过大年"的理念是不变的。

为了健康，我们应该保持快乐的心态，因为快乐是正能量，快乐合乎天地之道，快乐的心态能让人活得更有质量。遗憾的是，一方面，由于工作压力增大，紧张、焦虑、抑郁等负面情绪越来越多，我们离快乐越来越远；另一方面，我们缺乏先贤的智慧，在生活和工作中总是容易出现怨、恨、恼、怒、烦等负面情绪，不知道如何让自己快乐起来。而春节正是一个让自己快乐的好时机。传统的春节文化里，快乐是永恒的主题。我的建议是，借着过年的机会把自己调整得快乐起来，并且在一年之中努力地保持下去。不管外界环境如何变化，不管遇到何种不顺意的事情，我们只管快乐。

3. 春节与感恩

有学者认为，春节是古代先民在一年农事毕后为报答上天的恩赐而创造的节日。传统的春节习俗侧重于祭祀，确实是有历史记载的。我国从古至今都以农业为主，为了促进农业发展，祈祷有好的收成，古代先民常将祭神作为春节的主要活动，以求风调雨顺、五谷丰登。神灵是古代先民的精神寄托，春节祭神时，人们会感谢神灵赐予的土地、风雨、阳光和谷物丰收。祭神既是一种文化习俗，也是人们表达感恩的一种方式。

我认为，感恩是一种正能量，感恩时内心是清静平和的，有助于让五脏六腑的阴阳气血归于平衡。换句话说，感恩可以避免怨、恨、恼、怒、烦等负面情绪，可以让我们更享受生命，身体更健康，精神更平和。

有人问，如何才能从烦恼中走出来呢？我的建议是，试试去感恩。感恩自然，感恩祖国，感恩父母，感恩老师，感恩同事，感恩所有人，感恩每天吃的饭、喝的水，感恩自己用的一切物品，心生感恩，自然快乐。

（二）不可过量饮酒

临近春节，家人聚会，气氛热闹，免不了要喝点酒以助兴。酒性剽悍滑利，能流通气血，但过饮亦伤阳耗阴，易导致各种不适。饮酒伤肝。肝主疏泄，酒性湿热，少量饮酒会增强肝的疏泄功能，让人精神振奋，身体舒畅；但若过饮，湿热内滞，导致肝的疏泄功能减退，则会引起酒精中毒。现代医学认为，酗酒会导致肝内血管收缩、肝脏血流量减少，还会进一步加重肝内缺氧情况，最终会增加发生脂肪肝、酒精性肝病的机会。

一般认为，常人饮酒，以每天白酒不过 2 两、啤酒不过 2 瓶为度。有研究表明，每天喝进去的酒精大于 50 克就会引起酒精性肝损害，这个量折合成 50 度的白酒为 2 两，13 度的葡萄酒为半斤*，普通啤酒则为 2 瓶。但每

---

* 1 斤为 500 克。

个人肝的疏泄功能强弱不同，饮酒量自然也不同。能饮者饮 2 两白酒像喝水一样，根本无所不适；不能饮者，一口白酒也会醉倒。

怎么办？应尽量少喝，能喝 1 斤的，只喝 2 两，关键是开心。不能饮酒的，勉强抿一口也行，毕竟饮酒是为了助兴，不是为了伤肝。我观察到，凡是在酒桌上强迫人饮酒的，肯定不是真朋友，真正的朋友会劝你少喝点，以免醉了难受。

我自己也曾深刻地体会过喝醉的难受。己所不欲，勿施于人。在酒桌上我不会逼人饮酒，也不喜欢被人逼着饮酒。希望读者朋友们都健康，不要被酒精所伤。

如果过量饮酒了怎么办？以下有几个解酒的良方。

1. 葛根粉解酒

取葛根粉 30～50 克，先用少许凉开水调稀，再加入煮沸的热水，不停搅拌成半透明的糊状即可。

酒后马上喝点葛根粉，能解酒，亦能补益气血、调和肠胃，兼可醒脑。我经常试验，此法解酒效果极好。每每饮酒过量，头晕难受，记忆力减退，即喝葛根粉，喝完后十数分钟，即可神清气爽，正常看书思考。

当然，葛根粉不是万能的解酒方。还是建议尽量少喝酒为好。再者，若饮酒过度，葛根粉也只能缓解一下症状而已，千万不要依赖葛根粉而多饮暴饮。

2. 中药汤方解酒

陈皮 10 克，茯苓 10 克，姜半夏 10 克，大枣 10 克（切开），石菖蒲 10 克，枳壳 10 克，胆南星 10 克，木香 10 克，枳椇子 10 克，葛根 20 克，生山楂 15 克，生姜 3 片。水煎服。

关于此方，有一个故事。2009 年的大年初二中午，我与数位好友庆祝春节，大家兴致很高，互相劝酒，个个都多饮不少。一位朋友大醉，头昏沉，周身难受，到了半夜，要求喝点中药。我当时即为他提供上方，嘱咐他马上煎药。第二天他告知我，药液入口后数分钟，头晕等不适症状立即全部消失，颇为神奇。后来我常以此方为他人解酒，皆有效验。另一位朋友更把此方抄写两份置于钱包中，应酬饮酒后即嘱司机速速购药煎煮服之，每每取效。朋友自述，若酒前服此方，能达到酒量大增而不易醉的效果。

此方以化湿降浊立法，以导痰汤加味，药味平和，但能收取显效。

3. 葛花解酲汤解酒

另外，《普济方》里还提及葛花解酲汤一方。

葛花 15 克，白豆蔻 15 克，砂仁 15 克（打碎），木香 15 克，神曲 15 克，葛根 6 克，陈皮 6 克，白术 6 克，青皮 6 克，茯苓 6 克，泽泻 6 克，猪苓 5 克，党参 5 克，炙甘草 15 克，若腹泻者，加肉豆蔻 6 克（打碎）。上药共研细末，每剂 6 克，于睡前加热水调服。

原书注明：汗出立效，不损元气。此方能散酒积毒，主治宿食酒伤，胸膈满闷，口吐酸水，恶食呕逆；及年远日久，酒疸面眼俱黄，不思饮食。

葛花解酲汤我尚未在临床用过，但观其配方，颇适合于酒后解毒。唯葛花药房多不备，此方可去葛花，并把葛根加至 20 克，以之为君药。再者，古人的用法是研末作散剂冲服，今时按以上剂量做成煎剂温服，亦当有速效解酒之功。

4. 小柴胡颗粒解酒

中成药小柴胡颗粒对于解酒也有疗效。小柴胡汤主治少阳病，主证就是口苦、咽干、目眩等，与喝醉的状态相似。且服小柴胡汤后，其效果正如医圣张仲景所描述："上焦得通，津液得下，胃气因和，身濈然汗出而解。"这也完全符合解酒的需要。如果饮酒过多，完全可以尝试服用小柴胡颗粒，饮酒前也可喝上两包小柴胡颗粒以提高酒量，并避免肝受损。当然，饮酒后若能直接饮用小柴胡汤的煎剂，更能快速见效。

5. 梨解酒

近代名医丁甘仁先生在《药性辑要》中说到梨解酒最佳。我尝试过，饮酒后吃几个梨，确有不错的解酒醒神效果。而且，若饮酒后第二天仍神疲乏力，表现出干呕、咽干、头晕、恶心等不适，也可用梨来缓解症状。

（三）调节饮食

过年放假，阖家团聚，家家酒肉飘香，顿顿菜肴丰盛，且烹饪式样繁多。但一定要注意，口味过重的食物不可多吃，以免伤身。

有一则新闻称：爱吃肉每天 3 瓶可乐，25 岁小伙呕吐不止被宣告病危。说的是一名 25 岁的小伙子，临近过年时每天饭局不断，一段时间后突然呕吐不止，家人赶紧把他送到医院，检查结果让所有人大吃一惊——尿酮和葡萄糖都是 3 个加号，空腹血糖高达 25 摩尔 / 升，很可能是糖尿病酮症酸中毒。为什么如此年轻就会出现这种疾病呢？原来这名小伙子从小就不喜欢吃蔬菜，顿顿不离肉，饮食偏油腻，口味也很重；且他从上小学开始就有喝可乐的习惯，却很少喝白开水，起初每天 1 瓶可乐，到现在每天至少要喝 3 瓶，如今身高 1.75 米的他，体重达 90 千克。

从中医的角度来分析，脾主运化，主散精，而油腻伤脾，影响脾的运化和散精功能。尤其是素体肥胖之人，其脾已虚，更要尽量清淡饮食。再者，甘味入脾，甘可补脾，但过甘则伤脾，亦会影响脾的运化和散精功能。可乐等甜味饮料即属甘味，过饮最是伤脾。脾越伤则运化越无力，越需要甘味来补脾，导致恶性循环，体质变差，糖尿病即不可避免。

另外，饮食亦不可过咸，咸入肾而伤肾。不少人有这样的体会，若饭菜味道太淡则不想吃，一定要咸一点儿才觉得胃口大开。其实，这是咸味入肾，启发肾精外泄，从而增加食欲的表现。若长期过咸饮食，则会伤肾，导致肾精妄耗。过咸饮食最明显的后果是，容易导致腰膝酸软、牙龈萎缩、皮肤暗淡无华等，还容易导致高血压，因为肾虚而下元不足，虚火上浮，导致高风飘摇。

丰盛的佳肴的确会对人产生诱惑力，但若因此而暴饮暴食，则会因贪口福而伤身，甚至招致疾病。过年期间饮食须加节制，荤素相兼，特别是油炸食品和甜食应尽量少吃或不吃。

（四）早睡早起

《朱子家训》的第一句就说："黎明即起，洒扫庭除，要内外整洁。"古人很重视早起，认为这是一种积极的人生态度。

从中医的角度来分析，早起可以顺应天地规律，可以让人跟上太阳的节奏，自然就能得到天地的护佑，也就会更健康。

何谓早起？一般来说，天亮了，太阳要出来了，人就应该起床了。四时早起的时间会有所不同，比如《黄帝内经》中提到："冬三月，此谓闭藏。水冰地坼，无扰乎阳，早卧晚起，必待日光。"意思就是说，冬季是阴盛阳衰、阳气内藏的时候，应该安静自若，以养阳气之闭藏，此时太阳出来的时间延后，也就可以相应"晚起"。

古人所谓的晚睡，指的是晚上9～11点，这个时间属亥时，又称人定；而古人说的早睡，指的是晚上7～9点，这才是秋冬两季的最佳睡觉时间。秋冬两季天黑得早，古代也没有电，更没有电视、电脑、手机等物可供消遣，晚上7点多睡觉是件很自然的事。而现在，我们若能在晚上11点前睡觉，就算是很早了。

我的观点是，我们既要适应今时的生活节奏，又应尽量符合《黄帝内经》的要求。建议大家秋冬两季争取在晚上10点多即入睡，这样即基本符合早睡的条件。睡到早晨6点左右自然醒后即可起床，这样就很符合健康的作息习惯。当然，冬季白天短，太阳出来得晚，我们要等到太阳出来以后再起床活动。

大家都在为生计而奔忙，一年到头都无法好好休息，且一直处于高压状态，身心疲惫。难得过年有机会可以多休息一下，不少人喜欢睡个懒觉。然而，从中医的角度来分析，睡懒觉不如早睡有益于健康，为什么呢?

大多数人因过度劳累，身心疲惫，身体处于血气透支而亏损的状态，气血两虚。而通过长时间的睡眠，可适当补充气血。大家也都有这样的体会，周末大睡一次，感觉精神、体力、精力都有所恢复，这就是气血渐旺的表现。

但睡觉补气血的最佳时间是半夜子时和丑时，即晚上 11 点至凌晨 3 点这段时间。子时天地阴阳转换，从阴出阳;丑时肝经主时，主养血。在这个时间段里最好能处于深睡眠状态，这样便可使阳气归根，生命之火得以将养。因此，晚上 11 点前一定要躺下睡觉，只有这样才能真正调理好气血平衡，人才能更健康，更有活力。

小孩子都有睡懒觉的习惯，不是他们懒惰，而是身体的需要。放假期间应该让孩子好好睡觉，但不是晚睡晚起，而是早些睡觉，睡到自然醒，让孩子体内的气血旺盛起来，这样不但更有利于健康，还可以预防疾病，并且对孩子的生长发育也很重要。

其实，睡懒觉无益于健康。一则，人体健康源于阳气的温煦和推动，太阳升起来了，人还没有起床，就跟不上太阳的节奏，失去了太阳的帮助;二则，过晚起床属于久卧，久卧伤气。不少人睡久了会腰酸背痛，感觉很累，这就是伤气之象。

如果我们要做一个积极向上的人，那么早起就是必须的。早起后，我们可以散步、做早餐、读经典、写晨间日记、规划一天的生活……我相信，若能坚持早起，一定可以让自己的生活更有质量，让自己的身体更健康，让自己的生命更广阔，让自己的人生更精彩。

（五）其他正确的过年态度

1. 多休息，少劳累

忙碌了一年，过年时不妨多休息，少劳累。春节期间若操劳太多或玩乐无度，易使心跳加速、心脏负荷加重、血压升高，有可能诱发心绞痛、心肌梗死或脑中风。

从中医的角度来分析，劳累伤损气血，亦耗阳气。放假了就应该好好休息，让身与心都放松下来，不再为工作而忙碌，不需要再承受各种压力，通过休息来养精蓄锐，为来年的工作做准备。

2. 适当运动

进入大寒时节后，寒主闭藏。虽然说，小寒则小藏，大寒则大藏，但每天太阳依然会升起，我们依然有阳气的生长收藏，因此运动也是必须的。此时节的运动不能大汗淋漓，建议以散步、打太极、做瑜伽或练习八段锦等为主。使身体放松，微微汗出，即能达到营卫调和、阳气宣畅的效果。

最忌放假时因为打牌、打游戏而久坐，中医说"久坐伤肉"，而脾主肌肉，久坐即伤脾，脾伤则运化升清功能减退，且四肢气血运行不畅。

总之，过年当有正确的过年态度。总的原则是养正为本，而最忌伤正。如《黄帝内经》中所述的"以酒为浆，以妄为常，醉以入房，以欲竭其精，以耗散其真，不知持满，不时御神，务快其心，逆于生乐，起居无节"等，都会伤正，当引起重视。

第四章　五脏养生

人以元气为健康之本，医疗亦以元气为取效之本。无元气，则药物不能运行；无元气，则针灸不能驱使。由此说，养生，即养自身之元气；治病，即以自身之元气来祛除病邪。不管是治病还是养生，舍元气而难为。

我们的生命就是元气，与邪相对则称正气，与阴相对则称阳气。元气与阴邪不两立，元气健旺，则阴邪自退。

元气从何处来？一则，源于五脏六腑的平衡；二则，源于心神安和，君火明亮；三则，滋于肾家和脾家，为先天和后天之本。

如何让自己健康起来？不管是求医问药，还是自己养生，都要在五脏上下功夫，因为元气源于五脏。五脏平衡，阴阳调和，则元气健旺；五脏失衡，阴阳不调，则元气不足。

如何调节五脏呢？一方面，应重视养生，从饮食、起居、运动等方面进行调理，五味通五脏，睡觉安五脏，运动和五脏；另一方面，应重视调畅情绪和心理，保持乐观、积极、宽容、善良的心性，远离怨、恨、恼、怒、烦五毒，因为怨伤脾，恨伤心，恼伤肺，怒伤肝，烦伤肾。

生命以五脏为本，以五脏为形，且五脏内含重视之神。换句话说，五脏是形、气与神的结合体。要想健康，不但要养五脏之形，更要养五脏之气和五脏之神。《黄帝内经》中提到的"食饮有节，起居有常，不妄作劳"，是指养五脏之形；"气化则能出焉"，是指养五脏之气；"恬淡虚无""精神内守"，是指养五脏之神。若五脏精气藏而不泄，则人能健康；若五脏精气不藏而妄泄，则人会失去健康。

哪些行为会导致五脏精气妄泄呢？（1）房事过度，最耗肾精。（2）过度熬夜，耗损五脏之精，如有人连续7天不间断玩游戏而猝死。（3）过度运动，阳随汗脱，阴阳皆损，如有人跑马拉松时猝死。（4）五志过极，火气上攻，血瘀于脑窍而神明顿失。今时不少年轻人容易患上大病，多与五脏不藏精相关，当考虑以上四点原因。

一、养肝

春季应于肝，此时肝气疏泄旺盛，升发之力强，会使我们感觉精神振奋，充满活力。春季养生，需养肝气的升发，平时一切行为、饮食、生活习惯、运动等都要尽量顺应肝气的升发之性，若逆之则必然伤肝。以下试从几个方面分析如何养肝。

（一）养肝当养血

肝藏血，血为生命之本。养肝，第一条就是不熬夜，因为熬夜最伤肝血。丑时由肝所主，此时人体沉睡，肝血自生。若半夜瞎折腾，即会导致肝不生血。况且，熬夜也会伤肾。肾主藏精，按时入睡并有充足睡眠的人肾精旺盛，其精气神亦足；熬夜的人相火上浮，火不归根，则损伤肾精。肝肾同源，精血同源，伤精即伤血，伤肾即伤肝。我们虽然做不到日出而作、日落而息，但至少要保证入睡时间别晚于晚上11点。

有人因肝血不足而失眠；若肝血不能滋润面部则面色无华；不能养目则

眼睛干涩；不能荣筋则指甲色暗；不养冲任则月经量少。凡见此类症状，都可用大枣煎浓汤过滤取汁，加入适量蜂蜜，于火上调匀做成大枣膏并装瓶备用。每次服一汤勺，可养肝血，兼能美容、益经。

再者，《黄帝内经》提出"肝为罴极之本"，是指肝为人体中力量强大并耐受疲劳的根本。若身心劳累过度，必会伤肝。身体劳累过度，即伤筋，肝主筋。如马拉松、铁人三项等运动都会伤筋，伤筋即伤肝。劳动或运动过度的人，往往体瘦而筋急。体瘦，源于过度消耗气血；筋急，出自肝体之受损。人之肢体的运动，虽然是筋的作用，但却关系到肝血的盛衰，只有肝血充足，才能"淫气于筋"，使肢体的筋膜得到充足的濡养，才能保证筋和节柔。

（二）养肝当戒怒

生活在尘世之中，我们皆不可避免会出现怨、恨、恼、怒、烦、悲、恐、忧、愁等负面情绪，其中怒最伤身。愤怒是与人类生活关系极为密切的一种负面情绪，怒为肝之志，怒亦伤肝。

怒则气郁，气郁为五脏六腑之贼，为患极大，诸病因之丛生。肝气容易上冲，《黄帝内经》有言："怒则气上。"人一旦发怒，肝气上冲，攻于面，则面红；攻于头，则头晕、头痛、头胀；攻于眼，则眼红或眼黑；攻于咽，则咽痛；攻于胁肋，则胁肋疼痛；攻于心，则心区作痛；攻于肺，则咯血……我们都当有体会，当遇到一些不开心的事情而气愤不平或怒气勃发时，就会感觉血往上涌，头面发胀。这是因为发怒时破坏了正常舒畅的心理环境，肝失条达，肝气就会横逆，进而出现胁痛、胸闷、头晕、胃痛、纳差等不适症状。生活中所见，有人生气后突然昏迷倒地，正如《黄帝内经》中所言的"大怒则形气绝，而血菀于上，使人薄厥"。这里所说的薄厥，其实就是脑血管意外。亦有人发脾气后吃不下饭，甚至胃痛，这是肝木过旺，横克胃土，导致胃气不和的表现。可以说，肝气不能妄动，一旦妄动，对健康的损害甚大，可谓后患无穷。

据报道，美国某学者对 1300 名男性进行近 40 年的观察研究后发现：男性经常发怒会缩短寿命；一名经常盛怒的 35 岁男性要比一名总是心平气和的同龄男性有更大的猝死风险；突然盛怒的男性患心肌梗死的概率会增加 2～4 倍。戒怒吧，为了健康和长寿！

人生离不开诸事烦扰，完全不发怒很难，但若能减少不必要的或极具破坏性的愤怒情绪，对于健康则极有帮助。养肝畅肝为治病重要之法，尤其是性情乖张、易发脾气之人，戒怒即养生，即防病大法。应时刻安定自己的心神，保持心情舒畅。我自己的体会是，将欲动怒，不妨先深呼吸，静默10 秒钟，则怒气即可渐消。

（三）久视伤肝

目受血而能视，过度用眼最耗肝血。况且长期盯着手机屏幕或电脑屏幕，明亮的屏幕会刺激眼睛，导致肝血虚耗。再者，若肝血不足则很容易出现眼涩、眼痛等不适。据新闻报道，一名年轻人春节期间为抢红包长期盯着手机屏幕，结果 7 天后出现眼干、眼涩、流泪等不适，继而眼睛剧痛，不能睁开，不得已入院治疗。

平时要养目，最好是闭目静坐，少思少想，少看电子屏幕，或多看大自然中绿的叶、红的花。特别是眼睛干涩时，更要少视多闭目，闭目可以养肝血。平时可以按摩一些穴位，如睛明、四白、攒竹、瞳子髎、风池等穴，亦能养目。眼保健操甚能养眼，眼睛疲劳时不妨做一做，须知养目即养肝。

（四）肝在味为酸，酸补肝之体

肝体阴而用阳，按中医之理，肝德在散，辛补肝，酸泻肝。酸入肝，可以酸味养肝之体；辛入肝，可以辛味助肝之用。养肝，先要明白肝的体用关系。若邪气郁滞，导致肝气不疏，要用辛味助肝疏泄；反之，若肝之阴虚自病，则需酸味以补肝之体阴。

若肝气疏泄过度，要用酸味敛之。如"酸嘢"、酸菜等，对于收敛肝气颇有益处。"酸嘢"一般取材于时令果蔬，常见的有木瓜、芒果、余甘果、李子、藠头、辣椒、姜、竹笋、莲藕、梅子、毛桃、嫩白菜、包心菜、番石榴、黄瓜等，配以醋、白糖等腌制而成，吃起来酸甜香辣，脆爽可口，兼有生津止渴之功效，特别符合春季肝木过盛之人的养生需要。

若疏泄不及，就要吃点辛味或辣味的食物来促进一下疏泄，如葱、姜、蒜等，其味都属辛辣，都有舒畅肝气的作用。比如，炒菜时若醋放得太多，可用辣椒的辛味缓解醋的酸味，即为此理。

（五）吃蔬菜可以养肝

肝在色为青，春季多吃时令绿色蔬菜最能养肝。

春季是盛产野菜的季节，吃腻了大鱼大肉的人，在春季野菜当令的季节吃些野菜，可以起到很好的养肝作用。有古诗云："春在溪头荠菜花。"荠菜就属于野菜类，春季最可食用。野菜既是大自然的报春使者，更是春季给人类的赠礼。野菜除口味独特与受污染少等优势外，更可贵的是其应春时自然而发，得天地春生之气，食之最利于养肝。

食春韭亦能促进肝气升发。古人对此早有认识，《尚书·夏小正》中就有"正月囿有韭"的记载。《诗经》中也有"四之日其蚤，献羔祭韭"的描写，意思是用羊羔和韭菜一起祭祀祖先，可见古代先民对韭菜的钟爱与崇尚。南北朝时期的齐国，曾经有一位太子很认真地请教御前食医："菜食何味最佳？"食医脱口而出："春初早韭。"可见，春韭不仅是平民百姓的心爱之物，就连帝王之家也十分待见。

然而，肝喜温升，蔬菜多偏于凉性，最好能配合吃些韭菜、香菜、葱、姜、蒜等温性食材，既可温散寒邪，又能平衡诸菜之凉性。

有专家建议，每天应争取吃够 1 斤蔬菜，其中深色蔬菜，尤其是深色叶子蔬菜如菠菜、油菜、紫甘蓝等须占半斤以上，因为深绿叶菜含有较丰富的类胡萝卜素，有益于修复肝损伤。从中医的角度来分析，只要是绿色的蔬菜，皆有助于顺畅肝气，不必拘泥于深绿色还是浅绿色，也不必拘泥于其中含有何种成分。

再者，肝主阳气的升发，芽类都得生气而生机勃勃。因此，养肝亦可经常吃些芽类食物，比如豆芽（包括黄豆、豌豆、绿豆等）、大蒜芽、油菜芽、大葱头芽及大白菜芯等。但有些芽类有毒，千万不可吃，比如生姜芽、马铃薯芽等。

（六）药食同源，养肝有方

张仲景提供了一个养肝的药方，同时也是一个菜谱，能温肝补血，可用于治疗体虚畏冷、神疲哈欠或妇女产后血虚诸症。

当归 30 克，生姜 30 克（切开），羊肉 500 克，黄酒、调料适量。将羊肉洗净切块，加入当归、生姜、黄酒及调料，炖煮 1～2 小时，吃肉喝汤。

春季在米粥中适当加入一些食材，如菊花、玫瑰花、枸杞子、栗子、莲子、大枣、蜂蜜等，亦是养肝的不二之选。

（七）养肝当忌燥

春季多干燥，俗话说"春雨贵如油"，说的就是这个道理。从中医角度来看，肝旺于春，有将军之志，其性偏燥，故肝喜润喜柔。养肝，当忌燥。

受天地气机影响，春季木气升起，人的情绪容易烦躁，火浮于上，心情也不舒畅，易发脾气、动怒气。调查发现，春季人们易于烦躁，因小事而诱发的争吵较其他三季明显增多。怒则伤肝，肝火一动，气机乱窜，火扰神明，诸脏受病。俗话说"气大伤身"，就是如此。故努力保持好心情，即为养肝的法门。古贤云："狭路相逢宜回身，往来都是暂时人。"退一步海阔天空，于自己有益，于他人亦无不益。

（八）晨起养阳即养肝

早晨阳气升发，其时应之于木，由肝所主。故善养肝者，早晨要重视养阳气的升发，要用顺畅肝木的方法养生。肝木喜温而恶凉，因此可吃性温且加热的食物，切忌饮食寒凉之物。有人习惯每天早晨吃个苹果，有人每天晨起喝杯凉开水，却不知苹果与凉开水性皆凉，早晨阳气要温升，被凉一激，则升发乏力，久之必然会影响健康。

早晨喝点生姜红糖水，最能养阳。生姜加红糖煎汤，晨起趁热服，既可养肝血，又能升肝阳，虽然药只两味，且都是食物，但若能坚持服用，效果极佳。有些人早晨精神不振，或面色青白，或手足冰冷，或肚腹发冷，或稍受风寒则感冒，或体虚易病等，都适合于晨服姜糖水。晨服姜糖水可以使人顺应太阳的运动规律，使阳气升发起来，让一天的阳气圆运动又大又圆，当然会更健康。

（九）养肝忌口

1. 不建议食用动物肝脏

古人云：以肝治肝。故有人推荐食用动物的肝脏，如鸡肝、鹅肝、猪肝等。但我不建议吃肝。一则，孙思邈有言："杀生求生，去生更远。"若养肝而能不杀生，当然更好。二则，今时饲养牲畜多求早熟，饲料中含太多生长激素，这些激素尤其会蓄积在它们的肝中，多吃无益于我们的健康。三则，肝是动物用以解毒的器官，肝中含较多毒素，因此不建议食用。

2. 少吃油炸食物和加工食物

有研究发现，体质健康的人若每天吃油炸食品持续 1 个月，即可导致肝脏发生明显病变。油脂和饱和脂肪酸的堆积会导致脂肪肝，还会引发糖尿病、高脂血症、高血压、冠状动脉粥样硬化性心脏病、痛风、胆石症等疾病。从中医的角度来分析，油炸类食物不但油腻，而且碍滞中焦脾胃，更因高温油炸而易动火。过食油炸类食物，易致肝主疏泄和脾主运化功能减退，导致湿浊内滞，兼易致虚火上浮，出现长痘、口腔溃疡、咽痛等不适。

另外，凡深加工的食物也建议少吃。因为深加工食物多添加多种防腐剂、色素、不健康食用油等，这些东西含有大量人体较难分解的化学物质，这些物质进入身体后，会大大增加肝脏解毒负担，严重者会诱发肝脏损伤。从中医的角度来分析，我们吃的任何东西都当符合自然规律。要吃自然界中本来存在的食物，而不是人工合成的、提纯的、加入各种工业制剂的或转基因的食物。若吃肉，建议吃新鲜的肉，不要吃各种深加工保鲜的肉。非自然界原有的食物，既不养人，还会影响肝的疏泄功能，进而影响五脏六腑的气血平衡。

（十）养肝与抑郁防治

人为什么会抑郁？我在临床中观察到，有两种病机比较多见，一为肝气虚，二为肝阳虚。

1. 肝气虚而抑郁

中医重视人体之气，气旺则正旺，正气存内，邪不可干。若气虚则正虚，邪之所凑，其气必虚。一旦肝气虚，就可能出现抑郁症状。

临床中我观察到，有的抑郁症患者，往往左关脉沉软无力，这就是肝气不足的表现。除此之外，肝气虚还会表现为胁肋虚闷或坠胀、精神忧郁、胆怯、视物不清或眼前有幻影、四肢麻木或痿弱无力等。而且，肝气虚的人普遍精神和精力不足，易累，有时会出现莫名其妙的乏力，甚至表现为疲劳综合征，平时伴有自汗、性欲减退等症状。

对此，我的建议是，首先，进行心理疏导，这非常重要。中国传统文化强调："行有不得，皆反求诸己。"患了抑郁，当然要先正心、修心、养心，其中最关键的一点就是患者自己要有正信正念。因此，必要的心理疏导是一定要做的。我常用中国传统文化的理念来疏导患者的心理，我认为这比西方的心理学更彻底，效果更好。

其次，进行中医调理，特别是汤药与针灸相结合。汤药方面可考虑用逍遥散加减，其中一定要加生黄芪50～100克。生黄芪有非常好的补肝气之功。关于这一点，民国名医张锡纯曾言："凡遇肝气虚弱，不能条达，用一切补肝药皆不效，重用黄芪为主，少佐理气之品，服之覆杯即见效验。"我反复验证于临床，发现此用药方法非常有效，值得重视。

此外，建议用针灸。针灸能平衡阴阳，调和脏腑，疏通经络，畅和气血，扶正祛邪，安定神志。针灸治疗抑郁，不但能消除症状以治标，还可以改善体质以治本。我在临床中观察到，针灸治疗抑郁会取得非常惊人的疗效，有的患者刚刚针上，就觉得抑郁感瞬间消除，神清气爽；有的患者针灸后如大梦一场，随即精神清爽起来。我认为针灸治疗抑郁的疗效非常好，在调畅情绪、舒畅肝气时用上针灸，可以大大提高疗效。

2. 肝阳虚而抑郁

临床观察发现，不少抑郁症患者存在倦怠乏力、手足不温、肢体麻木、行动迟滞、口淡口苦、纳谷不馨、性欲减退等症状。这不但是肝气虚的表现，还包含着肝阳虚的病机。

《黄帝内经》明言："肝苦急，急食甘以缓之。""肝欲散，急食辛以散之，用辛补之，酸泻之。"如何补肝？酸补肝体，辛补肝用，甘缓其中。用白芍、酸枣仁、枸杞子、桑椹等酸味药补肝之阴血，以合肝欲酸之性，这是补肝体；

用桂枝、吴茱萸、细辛、附子、肉桂、干姜、小茴香等辛味药温补肝阳，以顺肝欲散之意，这是补肝用；用炙甘草、大枣、小麦、生地黄等甘味药缓肝柔肝，这也暗合肝体阴用阳、藏血而主疏泄之性。

补肝阳可以养肝血吗？当然可以。明代名医张景岳有言："善补阳者，必于阴中求阳。"以酸补肝体，以辛补肝用，阴阳双补，其中即喻有阴中求阳之意。我常用的药方是桂枝汤，其中以桂枝、生姜辛补肝用，温肝之阳；以白芍酸补肝体，养肝之阴；炙甘草、大枣甘缓其中，合辛甘化阳、酸甘化阴之意，使肝阴得充，肝阳得用。若肝阳虚较甚者，亦可加重桂枝用量，以温其阳。这类似于桂枝加桂汤，但目的不是降逆气，而在于温补肝阳以治抑郁。此方亦可加龙骨、牡蛎，能震慑收涩虚浮之阳，对肝阳虚且虚阳浮越、出现烦躁者尤为合适。

桂枝 15 克，白芍 10 克，生姜 3 片，炙甘草 20 克，生龙骨 30 克，生牡蛎 30 克，吴茱萸 6 克，小茴香 10 克，巴戟天 10 克，生黄芪 50 克，当归 10 克，姜半夏 10 克，茯苓 15 克，黄檗 3 克，水煎服，每日 1 剂。

近贤刘渡舟亦曾提出，肝阳不足则肝魂不振，疏泄不及，精神悒悒不乐，头痛目眩，胸胁满闷，懒言善太息，神疲气短，肢冷便溏，须采用桂枝加桂汤治疗，重用桂枝以疏肝木之逆，普温肝阳之虚。

另外，我在临床中常用乌梅丸治疗肝阳虚证。肝阳虚往往兼有郁火，形成虚性亢奋。治疗此类病证既不可过温其阳，亦不可过清其热，需寒热兼顾，温清并施。而乌梅丸正好是治疗肝阳虚、相火郁而化热、寒热错杂之方，此方攻补兼施、寒热并用，既可益厥阴之体，又能宣厥阴之用。我的临床体会是，此方治疗肝阳虚性抑郁焦虑颇有效果。

（十一）养筋以养肝

肝主筋，筋是肝的精气所聚。筋包括人身体上的韧带、肌腱等部分，筋张弛收缩，就可以让肌肉和关节产生运动。也就是说，人能运动全赖于筋，而筋又赖于肝之主。肝藏血，血养筋，养肝可以养筋。筋的营养来源于肝，若肝血充足，则筋得以滋养，筋健力强，四肢关节活动灵活，屈伸自如；若肝血不足，筋失所养，人的行动就会变得不灵便。反之，养筋亦可以养肝。若能使人身体各处的筋柔软，即有助于缓解肝之急。久行伤筋，故养肝需忌久行；筋为肝之余，故拉筋亦可养肝。

道宗有一句话："天筋藏于目，地筋藏于足。"养筋，首当养天筋和地筋。

1. 养天筋

天筋就是支配眼球运动的筋肉。我们转动眼球，其实就是天筋在发挥作用。压力大、天天对着电脑、频繁看手机之人，往往眼睛容易涩滞不适，或眼花、眼暗、眼睛无神，这些都是肝血不能上濡于眼窍，导致眼窍失养的表现。此时除了可用汤药养肝血，或针灸舒畅肝经，亦可用养天筋的方法来养眼。

如何养天筋？就是做眼球运动，上下左右大幅度地转动眼球。这样做的好处很多，既可缓解眼睛疲劳，又能明目，还能养肝，因为肝开窍于目，肝又主筋。一天里的任何时候都可以转动眼睛以养天筋，眼睛累的时候可以做，不累的时候也可以做。尤其是春季，肝木当令，肝血易亏，眼睛易于失养，最需要养天筋以养眼、养肝。养天筋时，既可闭眼做，也可睁眼做；睡前可做，早晨亦可做。我自己的体会是，当长期看电脑致眼睛涩滞不适时，做几下养天筋的动作，可瞬间缓解眼睛的不适。

2. 养地筋

地筋位于足底，十分好找。坐下来，将脚抬起，脚底朝向自己，大脚趾向上翘起，就会发现有一根硬筋从脚底凸显出来，这就是地筋。这根筋循行在肝经上，若能坚持按摩这根硬筋，就会有神奇的养肝功效。

不同的人，地筋的柔韧度是不同的。我在生活中发现，那些平时心情舒畅、没有压力的人，其地筋往往不紧也不硬，按上去缓而有力，也完全没有痛感。相反，那些压力大、心情抑郁或易紧张的人，其地筋往往紧而硬，按之则痛。地筋越硬、越没有韧性，说明人的身体越是处于紧张状态。脾气暴躁的人，地筋往往很硬，甚至按下去时感觉像琴弦一样，对于这类人，揉地筋的目的就是把地筋揉软，筋软则肝急亦能得到缓解。肝气不足、血不下行的人，按揉地筋时会感觉地筋柔软无力，对于这类人，适当揉地筋能让地筋强劲起来。有的人年轻时脾气暴躁，年老后肝气已衰，这时他的地筋很粗大，但揉起来毫无坚硬感，此时要坚持按揉地筋，以增强肝的功能。

揉地筋可以达到两个效果，一是养肝柔肝，补肝之虚；二是缓解压力，舒畅肝之气。除了按揉地筋，也可以按揉太冲。有的人肝气郁滞，不喜欢揉太冲，甚至不敢稍碰，因为稍按即痛甚。这时就可以揉地筋代替按太冲。当然，若能既按太冲又揉地筋，养肝的效果会更好。

（十二）养眼以养肝

肝开窍于目，眼睛明亮，意味着肝血旺盛，眼睛视物，则消耗肝血。越是过度用眼视物，越是消耗肝血。比如，天色暗了仍努力看书，盯着电脑屏幕或手机屏幕太久，都会大量消耗肝血，导致肝血不足。肝血一虚，眼睛就会出现不适症状，如眼涩、眼痛、眼累等；甚至视物功能也会减退，如产生近视或老花眼。这些都是肝血不足，不能濡养眼窍的表现。

那么，如何养眼呢？（1）保持良好的精神状态，自信快乐。这样不但能舒畅肝气，亦能让眼睛明亮。（2）远离怒、恐等不良情绪。生活中我们可以看到，那些容易发脾气或容易产生恐慌的人，眼睛往往容易出现不适或视物功能减退。（3）保证睡眠充足，不要熬夜。睡眠不足会使人疲惫不堪，并产生黑眼圈，这是肝血消耗的表现。（4）经常做眼球运动，即前文所说的养天筋。（5）常闭目，此行为既能养眼，使眼神明亮，又能养肝，使肝血不妄耗。（6）常吃绿色蔬菜，养眼亦养肝。

此外，建议用白菊花泡茶常服，可加点枸杞子。白菊花味甘，性寒，有散风热、平肝、明目之功；枸杞子有补肾生精、养肝明目之效。常用此二药代茶饮，即能很好地养护肝肾，养眼明目。

眼睛是心灵的窗户。眼睛明亮的人，不但肝血健旺，亦见精神旺盛，充满生机和活力。试看孩子们的眼睛，总是非常明亮，说明他们肝的功能好；而老年人的眼睛往往浑浊，说明他们肝的功能差。

综上所述，养肝方法甚多，我们应该如何辨别这些养肝方法的优劣呢？我的建议是，以《黄帝内经》为本，《黄帝内经》就是金标准。凡是符合《黄帝内经》理念的，就是符合天地之道的，就是正确的；凡是逆反《黄帝内经》理念的，就是不符合天地之道的，就不要去做。比如，《黄帝内经》有谓："东方生风，风生木，木生酸，酸生肝，肝生筋，筋生心，肝主目……在天为风，在地为木，在体为筋，在藏为肝，在色为苍，在音为角，在声为呼，在变动为握，在窍为目，在味为酸，在志为怒。怒伤肝，悲胜怒；风伤筋，燥胜风；酸伤筋，辛胜酸。"细细琢磨这段话，反复思悟，验之于生活与临床，即能从多个角度掌握养肝的正确方法。

二、养心

夏季应于心，进入夏季，当重视养心。一则，夏季五行属火，火气通于心；二则，夏季阳气最旺，心为人体阳中之太阳，心与夏季亦相通；三则，夏季出汗多，汗为心之液，汗多则伤心阴，耗心阳，容易让心受损；四则，进入夏季，人的心神最易受到扰动，从而出现心神不宁，引起心烦、失眠等不适。心主神明，为五脏六腑之大主，心不可伤，心伤则五脏六腑皆伤。因此，养心很重要。那么，如何养心呢？

（一）睡眠充足

睡觉最养心。心主神，心能有所思有所虑，但若过思过虑，则会伤心。伤心则精神疲惫，进而导致注意力不集中、记忆力减退、思维能力下降等。养心的方法很简单，一天中正午阳气最旺，在心经主时午睡最能养心血，若晚上再美美地睡上一觉，第二天就会神清气爽，心神明亮。

若熬夜或睡眠不足，就容易导致第二天精神疲惫，思维能力下降。况且少睡觉或熬夜还会增加肥胖及糖尿病的风险，而这些疾病也会影响心主血脉的功能。

（二）饮食清淡，建议素食

清淡饮食则身体轻松，反之，若经常食膏粱厚味，则会导致身体沉重，亦会影响心主神的功能。我们都有这样的体会，若吃得过于油腻，往往身体懒惰，不想动也不想思考，这是因为气血过多地流向脾胃，导致心主神功能减退。

心含君火，君火明亮，则心主神功能正常。素食不容易扰动相火，有益于让君火保持明亮，心神清静，人的思维力和记忆力都能变得敏捷起来。反之，经常大鱼大肉，容易扰动相火，让人欲望增多，不利于静心。我自己的体会是，吃素后的思维远比吃荤时更敏捷，思考问题也更有深度。

若感到有虚火上浮，建议喝点绿茶，绿茶性凉，有清心宁神之功；再者，绿茶中含有可降低胆固醇的抗氧化剂，有助于维持心主血脉的正常功能。

（三）适当运动

《黄帝内经·素问·四气调神大论篇》有云："夏三月……使华英成秀，使气得泄。"夏季欲得疏泄，泄则肤腠宣通。因此夏季应适当运动出汗，可宣通肤腠。且运动能升阳，阳气宣畅，则气化功能增强，使脂浊、瘀血等自然排出，从而调和阴阳，通调气血，最利于夏季养心。

若平时工作繁重，身体已经疲累，甚至反复熬夜，下班后千万不要去做剧烈运动，否则容易导致猝死。从中医的角度来分析，人体气血虚弱时，需缓缓调理，以休息为主，若突然做高强度运动，阳气暴升，容易导致阳脱。运动是为了健康，适时适量的运动才有益于健康。身体疲惫时，最好的养生方法是休息、吃饭、睡觉。

（四）夏季可适当食酸

酸味主收，可以收敛浮阳。夏季由心主时，若阳气过浮，当食酸以收之。再者，夏季阳气升浮于体表，稍动则会大汗淋漓，食酸可以防止过汗伤阳。酸味的食物很多，包括山楂、橙子、柠檬、乌梅、葡萄、菠萝、猕猴桃、醋及"酸嘢"等。

（五）不吸烟，少饮酒

烟中含有燥火，容易焦燥血液，而心主血脉，故说吸烟伤心。

酒可通阳，还能助兴，适当饮酒可以让气血流通，让人阳气升浮，有益于健康。特别是抑郁患者，清阳不升，通过饮酒适当兴奋一下阳气，大有好处。但过量饮酒却会耗阳，可导致心神受损。试看不少人酒后胡话连篇，甚至做出过激或丑恶的行为，皆是酒伤心神所致。

（六）释放压力，多做深呼吸

慢性压力会影响人的睡眠，也会影响人体内环境，不利于心血管系统的健康。因此，学会帮助自己释放压力很关键。

从中医的角度来分析，压力过大则肝郁，肝郁则气滞，气滞则血滞。心主血脉，故说压力大会影响心的功能。况且，心主神志，压力过大，容易伤损心神，甚至导致精神异常。有人因压力过大而抑郁，甚至罹患精神疾病，这都是压力伤损心神的表现。

面对压力，可尝试着做深呼吸，鼻吸口呼，有助于缓解压力。另外，多开展户外活动，呼吸新鲜空气、晒太阳、散步等，都能缓解压力。

（七）助人为乐，开心即养心

帮助别人，快乐的是自己。心在志为喜，帮助别人所获得的快乐最温和，最有益于养心。

平时多笑。俗话说："笑一笑，十年少；愁一愁，白了头。"笑通心，笑则心气和畅，当然有益于心功能的正常运行。

开心，顾名思义，就是打开心气，让心气不要郁结，不要愁闷。可以说，开心即养心。

（八）避免伤心

养心还需要远离伤心的行为。怨、恨、恼、怒、烦都是负面情绪，都会使人伤心；锻炼过度，大汗淋漓，伤阴伤阳，亦伤心血；看恐怖电影或性生活过度，伤肾亦伤心；不少青少年因手淫过度而学习能力下降，这是足少阴肾精虚导致手少阴心神虚的表现。

心喜恬淡而恶嘈杂，应保持清静心、恬淡心，避免心乱如麻，烦恼不安。世间不如意之事十有八九，得意处不过十之一二，关键在于我们如何看待。

养心主要在于自己努力，医疗没有办法帮我们养心。关于健康，不要事事依赖医疗，自己才是自己最好的医生。

（九）夏季不能贪凉

夏季由心当令，心当令就容易过度劳累，因此，养心要趁夏季。夏季应如何养心呢？一则，夏季心绪要平稳，不可过于激越，以免扰动心神，使心神不安；二则，夏季天地之阳处于"长"的状态，人的心阳也要旺盛起来，阳气向外宣发，顺应天地之节奏，使人达到天人合一的和谐状态，这才符合夏季的"养长之道"。因此，夏季不能过于贪凉。不少人怕热，恨不得整个夏季都待在有冷气的室内，或者喜欢喝冷饮、吃冰激凌，认为这样才舒服，却不知，这样做完全不符合四时规律。夏季气温炎热，人的阳气也要"炎热"起来，让汗透出来，让体内的阳气向上向外透发，这样才是顺应四时规律。若贸然贪凉，就可能导致卫气被遏，阳气不能向外透发，出现面色苍白、四肢冰冷、精神萎靡、食欲不振甚至感冒、发烧等症状。

三、养脾

脾为后天之本、气血生化之源，内伤脾胃，百病由生。养脾即调理后天之本，让人气血健旺。气血健旺，则百病不生。

长夏时节（即夏秋之交）由脾主时，此段时间气候炎热，多雨潮湿，脾受湿热困遏，运化不力，暑湿之邪郁积体内，不得宣化，容易造成湿热内滞。且脾主湿，湿热之邪，始虽外受，终归脾胃。湿热能蒸上、注下或旁达，为患甚多。湿热盘踞中焦，可上蒸扰窍、蒙神、熏肺；旁达肝胆、筋节、肌肉；下流膀胱、前后阴、女子胞等。因此，长夏最需养脾。

今时脾虚诸症多发，是因为错误的生活习惯，如长期饮食不节，嗜食辛辣、煎炒、油腻、生冷类食物，吸烟、过量饮酒或茶等，导致脾失健运；滥服寒凉药物，亦伤脾阳；现代社会生活的快节奏和高压力造成的内伤劳倦也会导致脾虚。脾虚则湿滞，湿滞则流连于五脏六腑，导致百病丛生。

国际糖尿病联盟 2017 年的统计数据显示，全球约有 4.25 亿成人患糖尿病，其中中国就有 1.14 亿人。中医认为，血糖升高的根本原因是脾不散精。因此，养脾才是治本之法。

小孩之所以肥胖，多是因为脾虚而气化不利，导致痰浊、水饮等积滞于皮下和脏腑之间。减肥不应仅仅是控制饮食，养脾才是减肥的治本之法。

有一些新型冠状病毒感染者痊愈后再进行核酸检测时会出现"复阳"情况。专家表示，这是因为有的患者始终无法产生抗体，所以才多次"复阳"。从中医的角度来分析，所谓的"复阳"，其实是正虚，主要是脾虚。因为新型冠状病毒的特点就是湿浊偏盛，湿生于脾，脾虚故而无法产生抗体。因此，养脾健脾是预防复阳的关键。

诺如病毒通常栖息于牡蛎等贝类中，主要通过牡蛎传播；其常在冬季暴发；感染者会出现呕吐、腹泻等症状。从中医的角度来分析，牡蛎性寒，易损脾阳；冬季寒冷亦伤阳气；呕吐、腹泻也是脾阳下陷的表现。综而观之，脾阳虚才是感染病毒的核心原因，而养脾阳才是治疗的关键。

中医有补土调土之法，凡大病重病，若反复治疗效果不显或无从下手的，不妨试试调理脾胃。若使脾土能升，胃土能降，往往可以柳暗花明，渐入佳境。此外，我临床用针灸治疗大病，往往重视足三里穴，这也是通过调理脾胃来治病的体现。

总之，养脾是养生的重要一环。尤其是大病重病患者，若要早日康复，一定要养脾。脾旺则气血自旺，气血旺则易于恢复健康。养脾建议采用中医的思路，疗效更高。

（一）汤药养脾

养脾的中药以人参、茯苓、白术等为主，常见的养脾药方有参苓白术散、四君子汤、六君子汤等。现代研究发现，此类方药都有增强人体细胞免疫功能、提升细胞吞噬能力、加强干扰素诱生等功能，对防病、抗衰、抗老均有临床应用价值。

（二）针灸养脾

针灸能平衡阴阳，调和脏腑，疏通经络，畅和气血，扶正祛邪，安定神志。针灸不但能治病，亦能防病，自然也能养脾。因为气为百病之首，针灸能调经气，使气归于平衡，于是寒则暖，火则熄，风则散，热则平，燥则润，湿则化，百病悉除。

现代研究发现，针灸通过调整交感神经和迷走神经张力，进而调整胃肠动力，调整胃酸分泌，保护胃肠黏膜。

针灸中常用的养脾穴位有太白（脾经原穴，针刺或艾灸太白最能调理脾气）、脾俞（脾之背俞穴，可直接调理脾经气血的平衡）、三阴交（脾经穴位，可通调脾经，防治脾经所过的各种病证）、阴陵泉（脾经合穴，性属水，最能健脾化湿）等。另外，脾与胃互为表里，可针灸足三里、中脘等穴，亦可安胃和脾；再者，肝易克脾，可取太冲、章门等穴，亦能养肝和脾。

（三）调畅情志养脾

脾主思，思伤脾，久久思虑，就容易伤损脾气，导致脾虚。比如，有些高三的学生会出现食欲减退、四肢瘦弱、体力不足等现象，这些都是久思伤脾的表现。

怒伤肝，肝郁则横克脾土，亦会伤脾。比如，有的人发脾气后会出现腹胀、腹痛甚至腹泻等症状，皆是气滞伤脾之象。

从中医的角度来分析，脾喜阳而恶阴，喜暖而恶寒。好心情能使心气和畅，心属火，火旺则能燠土，土得火则暖，脾阳自旺。生活中我们也能观察到，凡是经常保持好情绪的人，往往肠胃的消化能力强，从而起到调理脾胃的效果。此外，好心情能使肝气不郁，肝木不会横克脾土；相反，心情不好的人往往肝气易滞，滞则横逆，侵犯脾土，导致脾虚。

面对各种烦恼，建议不要着急，更不要发脾气。平时多内求，找自己的不足，看别人的长处，这样就会心平气和。人人都不可避免地会遭遇各种精神磨难，正确的方法是正心，心正则不为外境所困扰。我自己的体会是要经常感恩、反省、忏悔，这样容易使自己的心情平和，从而做到遇事不慌。

此外，当下人们普遍有各种来自工作和生活的压力，一天都在忙碌之中度过。忙碌不但消耗元气，亦损害脾气。脾属土，喜缓而恶急，忙碌导致肝郁，肝木郁则克脾土，进而导致脾虚。脾虚之人建议过慢生活，凡事不急不躁慢慢来，保持恬淡怡然的心情，最能养脾。

（四）饮食调理

脾主运化，饮食入胃，游溢精气，上输于脾，脾气散精，上归于肺。脾能运化饮食，饮食亦影响着脾的功能，因此，养脾要从日常饮食中做起。

建议平时定时定量吃饭，并少吃辣椒等辛辣食物，这有利于养脾。日常生活中可以多吃些有健脾功能的食物，常见的有红薯、小米、山药、大枣、姜等温补食材。不可过吃寒凉食物，如苦瓜、柿子、香蕉、西瓜等，以免损伤脾阳。生活中常用白扁豆、薏苡仁、山药等来煲汤养脾，兼可利湿防病。特别是在岭南一带，很重视煲汤，多用各种药食同源的药材，以补中益气、健脾开胃。这样的饮食习惯对于保健脾胃甚有好处，尤其是在炎夏，可以预防脾胃湿热。

脾最不喜欢冰激凌、冰啤酒等各种冷食，这些食物最耗脾阳，最让脾不愉快。即使是炎热的夏季，也尽量不要食用这些伤脾阳的食物。患病之人更要远离生冷食物，以免伤损脾阳，使正气内虚，以致病情缠绵难愈。

孙思邈指出，春季饮食应"省酸增甘，以养脾气"，即多食甘味食物，甘可养脾；少食酸味食物，酸可伤脾。然而，孙思邈所言针对的是健康人群的养生，今时我们普遍阳气升浮太过，容易造成阳根下拔，反而需要吃些酸味食物以收敛浮阳，尤其是在春季；此外，酸为木之味，木能疏土，亦能克土，故酸能运脾，过酸则伤脾。

中医医理认为，米饭中有五行之全气，可以滋养五脏，维持身体健康。吃饭时应充分发挥牙齿的作用，细嚼慢咽，从而减少脾与胃的消耗。当下人们生活与工作压力大，忙碌到甚至没有时间吃饭。我们不妨反问自己，有多久没有细嚼慢咽地吃饭了？脾喜缓而恶急，急躁在肝，损伤却在脾。养脾，建议细嚼慢咽。

为什么小孩子喜欢吃甜食？从中医的角度来分析，是因为小孩子多偏于脾虚。小孩子得木性，木气偏旺，木旺则克土，导致脾虚。我在生活中和临床中观察发现，肝脾失调的小孩子特别多见，表现为多动、纳差、脾气大、身体瘦弱、大便时干时稀等。让小孩子吃些甜食，一则入脾养脾，可缓解脾虚；二则甘能缓急，能让肝木之急归于平和。

（五）注意保暖

脾喜温暖，最怕受凉，人体长期受凉容易导致脾虚。平时除注意饮食勿过寒凉外，建议所处环境亦勿过寒凉。比如，即使在夏季也不要长期待在有冷气的室内，尤其要注意做好腹部的保暖工作。另外，还可经常晒背，晒背能温暖五脏六腑，调和营卫失衡，从而有益于养脾。

（六）好好睡觉

熬夜最伤脾。熬夜则肝气不能升发，不能升发则郁滞，郁滞则横逆犯脾。脾弱则表现为食欲不振、面色萎黄无华等。再者，熬夜伤损气血，令人第二天精神疲惫，四肢乏力，这些也是脾阳不升的表现。

因此，若要养脾，一定要早睡，尤其是患病之后，千万不可熬夜。

（七）小儿养脾

小儿如何养脾？（1）要养肝气，家长应多鼓励、多支持、多奖励孩子，使孩子心情和畅，没有压力，则肝不伤脾，脾气自旺。（2）要让孩子运动起来，不要久坐。动则生阳，且脾主四肢，四肢气血通畅，即能养脾。

四、养肺

（一）雷暴天气与呼吸系统疾病

《美国医学会杂志·内科学》（*JAMA Internal Medicine*）2020 年 8 月 10 日发布的一项研究证实，在雷暴天气前夕，哮喘和慢性阻塞性肺疾病（以下简称慢阻肺）等呼吸病急诊患者人数明显增加。

过去已有多项研究发现，雷暴来临前的几天内，患呼吸系统疾病的人发病率会上升。1983 年，一项来自英国的研究首次描述这一现象；1987 年和 2016 年澳大利亚也有两份关于天气与呼吸系统疾病的报告。其中，2016 年的报告显示，2016 年 11 月 22 日傍晚，一场雷暴席卷了澳大利亚墨尔本，同时诱发了群体性的哮喘。俄勒冈大学、哈佛医学院和伊利诺伊大学的研究人员收集了 1999 ~ 2012 年当地 65 岁以上呼吸系统疾病患者的急诊医疗数据，并将其与当地的大气条件进行比较发现，雷暴来临之前，慢阻肺、哮喘等呼吸系统疾病患者就诊人数呈现高峰。

为什么雷暴天气会诱发慢阻肺或哮喘？

1. 现代医学的观点

现代医学对于雷暴天气诱发慢阻肺或哮喘的原因有几种不同的观点。

（1）暴风把整颗花粉颗粒吹入逐渐形成中的暴雨云层，暴雨云中的水汽将花粉分裂成更细微的颗粒，然后这些细小颗粒随着寒冷干燥的气流回到地面，导致相关人群的呼吸系统疾病发作。

（2）雷雨天气的温度和湿度都非常适合真菌、霉菌等过敏原的繁殖，加上气压较低，空气中飘浮的过敏原浓度明显升高，进而容易诱发哮喘等呼吸系统疾病。

（3）花粉也许不是导致呼吸系统疾病的罪魁祸首，因为空气中花粉数量及二氧化氮、臭氧、二氧化硫和一氧化碳的水平在雷暴前后没有明显变化。反而可能是气压变化导致大风扬尘，大气中可吸入颗粒物增加等综合原因。雷暴天气前夕就诊的老年患者往往出现体温升高等症状，这很可能是肺部对过多的可吸入颗粒物产生的反应。

2. 中医的观点

雷暴天气的表现就是打雷、下雨，这是天地之间的异常气机变化。雷声隆隆，意味着去年秋季敛降于地面以下的暑气开始升发，地之水借阳气上升，在天聚为云。阴阳二气相激相磨，震动而为雷声。雷动有如青龙之象，浊阴下降，降则为雨。也就是说，打雷意味着天地气机的相互振荡，暂时处于不和谐的状态。

人生于天地之间，人的生命与健康也都与天地气机相关。《黄帝内经》明言："人生于地，悬命于天。天地合气，命之曰人。"当天地气机剧烈变化时，人的气机亦处于剧烈变化的状态。若一个人的正气素来不足，此时受天地气机影响，就可能产生过大的波动，造成人体的气机失衡，进而导致疾病的发生。

人有五脏，其中肺主气，主治节，是调节人体跟上天地的脏器。肺能主气，能主治节，则人体就能跟上天地气机变化的节奏，就能得天地之助；反之，若肺气不足，或肺主治节的功能减退，人就不容易跟上天地气机变化的节奏，就容易生病。慢阻肺与哮喘皆与肺相关，而且皆属于肺气不足之证。

由此说，凡素体肺气不足者，或肺主气及肺主治节的功能减退者，就容易在雷暴天气里受到影响而诱发肺系疾病，而慢阻肺或哮喘皆是此病因的外在表现。

（二）养肺当趁秋季

目前，随着全球气候变暖，雷暴天气变得越来越严重和频繁，老年人和呼吸系统疾病患者将受到更严重的影响。面对这种情况，从中医的角度来分析，我们应该内求，扶正才是治本之法。使肺气不虚，能主治节，则人体就能跟上天地气机变化的节奏，就不容易在雷暴天气里受到过大的影响。

秋季肺主时，养肺当趁秋季。秋季最容易发生一些与肺相关的病症，如咳嗽、哮喘、咽喉肿痛、皮肤干燥等。有人问，既然肺主秋令，逢令就应该气旺，气旺怎么还会容易生病呢？岂不知五脏当令之时，其气若能应时而旺，自然不会受邪；但若当令之脏气虚，则应时当旺而不旺，邪气乘之，反而容易受邪。因此，秋季应注重养肺。

1. 养肺忌悲

肺志在悲，入秋凄风冷雨，花木凋零，霜后万物萧条，叶落地荒，易使人产生悲伤情绪。此时养生当不以物喜，不以己悲，乐观开朗，宽容豁达，淡泊宁静，收神敛气，保持内心平和，从而减缓秋金肃杀之气对精神的影响，以合于自然容平之道。

2. 润燥以养肺

秋分之后，天气渐燥。人体感伤燥气，易伤津液，致口干舌燥、咽喉疼痛、胸闷咳嗽等诸症。苹果、梨、松仁、甘蔗等养阴清火润肺之物及百合、蜂蜜、白木耳、广柑、白果、大枣等清补柔润之品皆可适时多吃；也可吃些萝卜，生熟皆可，最有润肺清火、利咽祛燥之功，且属当令食物。

3. 食籽以养肺

多食果实及秋季收获的仁类、籽类食物。这些食物皆禀秋气而成，中蕴金气，有补肺、润肺、养肺之效。或常喝米粥，米色白入肺，且米粥久煮后上浮的一层米油，得米中金气，有兑卦之性，最有养肺生津之功。小米色黄，得土气，最养脾胃，培土生金。山西一带土气最旺，所产小米最优。

4. 登高以养肺

秋气高悬，登高最得金气。故适逢金秋，适当户外运动，或登高望远，或乡野览胜，看秋花红叶，赏晚景烟霞，肺气宣畅，则忧郁惆怅顿失。肺主气，司呼吸，亲近自然，呼吸新鲜空气，亦可助肺气宣降。但秋季运动不可如盛夏般汗出淋漓，当缓步徐行，微微汗出即可。

5. 艾灸养肺

秋季养肺，可适当配合艾灸。建议可灸膏肓俞，此穴最补虚劳，兼壮肺气，凡羸瘦虚损、梦中失精、上气喘咳、狂惑健忘、哮喘久嗽、肌萎气短诸症，都可灸之。此穴在第四胸椎脊突下旁开 3 寸 *，肩胛骨内侧，灸时患者需取坐位，双手抱胸，则其穴打开。可用麦粒灸，稍烫即移开，每天 1 次，每次灸 7 壮，连灸 7 天。

6. 呼吸养肺

肺主气，司呼吸，故呼吸关乎肺，调息能清肺、润肺、养肺。肺为五脏之华盖，声音由肺而出，皮肤赖肺以润泽，饮食中的浊气凭肺以降，大肠开合由肺所司。故欲治肺家百病，须先调息。或内伤于七情，或外感于六淫，

---

* 1 寸 ≈ 3.33 厘米。

心火上灼，风寒外闭，赖调息以宣肃肺气。息深则心神定，息平而肺气和，邪气无所留滞，自然健康。

7. 色白以养肺

按医理，色白通肺，以临床验之，山药色白，最补肺金，再如薤白、百合、白果、葛根、莲藕或藕粉等，虽然性偏温或偏凉，然皆是养肺妙品。民国名医彭子益认为，葛根性凉而升大肠金气，薤白性温而降肺金，二者合用，能将整个金气的升降活动起来，以治膀臂酸痛或二便不通，均有特效。

8. 节气变化时养肺

节气变化时要重视养肺，肺之味为辛，辛则宣发，因此，逢节气变化，可适当吃些大蒜、大葱、葱头、萝卜、薤白等，皆有助于调节肺之功能。

节气变化时，人体要能跟上天地的节奏，即可保持不病。若人体不能与天气阴阳同步，则易患病。人体这个"天人合一"的功能是由肺所主导的，因为肺主治节。

五、养肾

解剖学上的肾脏位于腰部，左右各一。但中医所说的肾，不完全是解剖意义上的肾脏，还包括脑、髓、生殖系统、造血系统、免疫系统的一些器官及功能。

肾为先天之本，内藏先天之精，既关乎寿命，又关乎健康，故肾不可不养。《黄帝内经》强调："肾者，主水，受五脏六腑之精而藏之。"肾主封藏，即指肾能封藏五脏六腑的精气。精气不妄泄，则正气不虚，自然健康。由此说，所谓补肾，就是让肾能发挥封藏五脏六腑精气的作用。老年人会肾虚，就是因为肾已不能藏精，五脏六腑内的精慢慢地漏掉了，自然就虚了，这是自然现象。但有的人年纪轻轻，肾就不能封藏精气了，导致五脏六腑精气外泄，这时就需要补肾。

何为五脏六腑精气外泄？例如，自汗是肺的精气外泄；遗精、小便频繁是肾的精气外泄；白带多、腹泻、小便有泡沫是脾的精气外泄；人工流产是主动伤损肾精；呕吐是胃的精气外泄；出血是肝的精气外泄⋯⋯这些都属于肾不封藏而致精气外泄。

一般来说，若出现腰膝酸软、神疲乏力、眩晕耳鸣、腰痛、记忆力减退等不适，可基本认定为肾虚症状。

肾虚有肾阴虚与肾阳虚之分。《黄帝内经》明言："阴在内，阳之守也；阳在外，阴之使也。"阴虚则热，阳虚则寒；阴虚则干，阳虚则胖；阴虚则津亏，阳虚则津多；肾阴虚多表现为干瘦、烦热、血少等，而肾阳虚多表现为虚胖、畏寒、尿频等。

具体来说，肾阴虚的主要症状是腰膝酸软、两腿无力、心烦易怒，还会兼有眩晕耳鸣、形体消瘦、失眠多梦、颧红潮热、盗汗、咽干等。男性则阳痿或阳强不倒、性欲亢进、遗精早泄等；女性则经少、闭经、崩漏、不孕、尿短赤黄等。

肾阳虚的主要症状是神疲乏力、精神不振、活力低下、易疲劳、畏寒怕冷、四肢发凉、身体发沉、腰膝酸痛、腰背冷痛、筋骨痿软、性功能减退，另有小便清长、余沥不尽、尿少或夜尿频多、听力下降或耳鸣、记忆力减退、嗜睡、多梦、自汗、虚喘气短、咳喘痰鸣、五更腹泻或便秘、身浮肿（腰以下尤甚）、下肢水肿、形体虚胖或羸瘦、面色青白无光或黧黑等诸症，易患腰痛、关节痛、骨质疏松、颈椎病、腰椎病等。男性则阳痿、早泄，易患前列腺炎，小腹牵引睾丸坠胀疼痛或阴囊收缩，遇寒则甚，遇热则缓，须发易脱落、早白；女性则宫冷不孕，白带清稀，月经推迟或行而不畅，经来小腹冷痛，月经量少、色暗、有块或痛经等。

（一）伤肾的行为

若需养肾，先要明白日常生活中哪些错误的行为习惯会伤损肾精。

1. 身心过劳，耗伤肾精

肾中所藏的精既来源于先天父母之精，亦源自后天脾胃运化之精。若身心劳倦，则先天与后天之精皆伤。

体力过度劳累，初则损阳，再则损精，如马拉松、铁人三项等运动都过度耗伤肾阳肾精。大多数时候我们健身是为了健康，然而，健身要适度，不可过度。一般来说，运动可生阳，天冷时动一动会暖和一些，但若过度运动，则不仅不会生阳，反而会耗阳，也就会越动越冷了。若反复持续大量运动，阳气伤损到一定程度，则会伤损肾精。

营于名利，心神劳累，亦伤肾精。肾主髓，脑为髓之海，若过于用脑劳心，则渐伤髓海，此亦属伤肾。追求名利，需量力而行。若过度追求名利，使心神疲乏，则虽得名利而肾精亦伤。何况，纵然有了名利，亦需健康的身体去享受这成功的喜悦。若健康不再，名利再多又有什么意义呢？

2. 相火妄动，扰动肾精

心起邪念，或思淫欲，即会导致相火妄动，扰动精宫，虽未见其伤，而肾精暗耗，最不利于健康。见他人之财富地位而心生羡慕，本是人之常情，亦是人生进取的动力，但若不能平常心对待而演化成嫉妒，亦属相火妄动。

年轻人需努力培养正念，安心神，止邪念，修养一身浩然正气，自然相火不妄动。另外，若相火妄动不能节制时，可吃些苦味的食物或中药，如苦瓜、咖啡、黄连、黄芩等。苦可坚肾阴，又可泻心火，既可清火，又能补肾。

3. 房事过度，暗耗肾精

房事需有节制，则既可爽神又可健康。若房劳过度，最伤肾精，甚至可短寿而亡。古人早有明训，醉不可入房，天气剧烈变化不可入房，四时节气变化之日不可入房。若贪图一时之享受而不知持养，则伤肾损精，后悔莫及。

特别是冬季，阳气敛藏于肾水之中。此时若房事过度，使敛藏的肾精外泄，年轻时或不觉其伤，反觉其爽，中年之后即迅速出现肾衰、精神不振、记忆力减退、头发早斑、腰膝酸软、手足冰冷等症状，皆属肾精伤损之症。

4. 久病及肾，由表入里

邪气侵袭，初则在表，多属三阳。若正气抵抗不足，则邪气会内陷，进入三阴层次；或若少阴阳气不足，邪气亦可能从太阳直入少阴。手少阴属心，足少阴属肾，邪入少阴，或入心，或入肾。入心则会心慌、怔忡；入肾则会腰软而尿见精浊。

再者，若正气充足，则初病尚轻，亦可速愈；若正气虚弱，病邪久久不退，渐而入肾，则症状加重，缠绵难愈。邪之入肾，则会伤损肾气，而肾中精气不足，则祛邪无力，导致病情难愈，如此形成恶性循环，久之必陷入不治。

（二）养肾补肾的方法

1. 养肾忌食咸

咸伤肾。过咸饮食会伤损肾精，导致精亏于下而虚火上浮，造成高血压、中风等症。

骨折后需忌盐，因肾主骨，骨既已折则不可再伤肾。推之，所有的骨病（包括骨结核、骨癌、骨质疏松等）患者，都需忌盐或少盐，这样治疗效果才好。

即使尚未见肾伤，平时饮食亦需少盐。现代研究认为每人每天食盐不可超过 5 克，这个量不好把握，但总需注意不吃过咸的食物。

有人问，若菜或汤太咸，则加些水再喝，是不是会好些？这样做其实没有意义，因为摄入的盐并没有减少。

久病重病患者最需忌咸，应以清淡饮食慢慢调理，并配合喝五谷粥。且凡属肾病，如各种急性或慢性肾炎、肾衰、肾功能减退等，都需忌盐至病愈。

若不能忌盐，轻则病情缠绵难愈，重则导致不可预计的恶果。现代研究认为，高血压、心脏病等患者皆不能吃得太咸，否则会加重心脏负担，其实这也是咸伤肾的体现。

中医认为，邪气入肾，其症状多表现为腹部胀大、下肢肿胀、身体沉重、嗜睡、骨痛等。若属肾阴虚，则表现为目眩、眩晕、耳鸣、健忘、腰膝酸软、潮热盗汗、颧红口干、头晕耳鸣、遗精、女子梦交等症状；若属肾阳虚，则表现为精神疲惫、腰膝酸软、形寒肢冷、小便清长、阳痿遗精、早泄精冷、女子宫寒不孕等症状。凡有此类症状，皆需注意少吃或不吃盐，以免过度伤肾，影响身体康复。

中医认为，甘胜咸，甘味可缓解咸味的泻肾效果。肾虚之人，不妨适当吃点味甘色黑之物，可利用甘胜咸的功效取得补肾效果。"黑五类"等养肾食物就多属味甘之物。

2. 养肾应避恐

恐会伤肾。恐则气下，人感到恐惧时，往往会出现下肢酸软、几乎站不起来甚至大小便失禁的症状，这是恐伤肾的表现。

肾不容易养好，需努力避免伤肾。因此，应尽量避免容易令自己产生恐惧的事情。比如，不要一个人走夜路，夜属阴，特别是在山林中夜行，若人体阳气不足，则易受夜之阴气侵袭而生病。若心中存有鬼怪，在夜里行走时自己吓唬自己，则更会伤肾伤精。夜里一个人经过坟地，最是养肾的大忌。有人恐高，若站在高处向下望则下肢发软，既然如此，则应尽量不要站在太高处往下看，以免因恐惧而伤肾。有人爱看恐怖片或听鬼故事，觉得非常刺激，但又把自己吓得不敢关灯睡觉，不敢自己待在屋子里，这种恐惧心理也会让肾精一直暗耗。有人喜欢吓唬别人，为了自己寻求刺激而伤损别人的肾精，这也十分不应该。人受惊吓，轻则心神不属而心慌心悸，重则胆破肾虚而昏迷、死亡。为什么"子不语怪力乱神"，我想是因为"怪力乱神"属于虚妄之事，既伤肾气，又无益于人生进取，何必要说呢？

如何战胜恐惧？中医认为：思胜恐。想明白了就不害怕了。

3. 唾液温肾

唾液由肾中精气所生，得肾气而最有助于温肾。

大家闲暇时可轻轻扣齿 72 下，再令舌头在口腔内左右各搅动 12 下，使口腔内慢慢产生唾液，然后分三小口慢慢咽下，以意念把唾液导入丹田之中。如此做法最可养生，且有助于消化。

乱吐唾液是坏习惯，既不卫生，又伤肾气。唾液不吐可以滋养肾气，吐之则伤肾。古人云："远唾远伤，近唾近伤，不唾不伤。"小时候无知，与小伙伴们比赛看谁吐唾液吐得远，现在想想，这可不是个好比赛，因为会伤肾，只是小儿肾气健旺，不觉其伤而已。再者，从中医角度来看，远唾损气，多唾损神。因唾液为肾之液，心主藏神，精能化气生神，故多唾、远唾会导致肾中阴精损耗，即会损气、损神。

当然，唾液与痰不同，若口中有痰，则需吐掉。

4. 黑色养肾

我国民间有"逢黑必补"的说法，认为黑色食物有抗衰老、保健、益寿、防病、治病、乌发、美容等独特功效，其实这都是黑色入肾的体现。养肾可多吃些黑色的食物，比如黑豆、黑芝麻、黑枣、黑米、黑木耳、紫菜、海参等食品。再如，中药里黑色的药材多有补肾敛肾之效，如熟地黄、桑椹、鹿角胶、制何首乌等。另外，现代研究发现黑巧克力能抗氧化，且认为巧克力越黑，可可脂含量越高，其抗氧化作用就越强，尤其以完全无糖的纯可可棒为最佳，这大概亦是有养肾之功的表现。由黑莓、蓝莓、覆盆子等做成的果汁饮品，色黑味甘，亦有不错的补肾效果。乌骨鸡骨色黑，入肾经，用乌骨鸡炖汤，最能补益肾精，古有成药乌鸡白凤丸，即有养肾调经之效。

5. 性黏中药可补肾

凡是黏滞之物都有胶固之意，取黏滞之象以补肾之漏，正是取类比象之理。胶类中药如鹿角胶、龟板胶、阿胶等，其色皆黑，其性皆黏，皆能补肾之漏。亦可服补肾膏方，其色黑可入肾，其性黏可补肾，所用诸药皆有培元固本之功，亦能补肾。建议有肾虚症状的朋友可趁立冬开始服补肾膏方；若平时无所不适，借冬季养肾时亦可服用。

我重点推荐中年人在冬季服补肾膏方，因为中年人最为劳累，上有老，下有小，工作压力最大，最容易出现肾虚。即使尚未有明显的肾虚症状，亦有必要提前预防。

补肾膏方亦适合不孕不育者服用，能补肾养精，温运胞宫，调理冲任二脉，有助孕助育之功，兼可调月经，美容颜，益气血，长精神。

产妇亦可以服补肾膏方。女子生产时耗精伤血，产后往往精神疲惫，气血虚弱，精力、体力、记忆力等皆呈减退趋势，这是肾精受损的表现。产后及时服补肾膏方有助于快速改善体质。产妇哺乳期仍可正常服补肾膏方，不必担心会影响婴儿的健康。因为若产妇肾虚血虚，其乳汁质量则会下降；而若产妇肾精充足，气血旺盛，则能提高乳汁质量，从而有益于婴儿的健康。

小儿木火偏旺，生机旺盛，往往不需要过多干预。但若小儿经常服用抗生素或其他寒凉药物，出现手脚冰冷、纳差、畏寒或精神精力不足等症状时，可服用补肾膏方。

大病久病患者，多属虚损，完全可以服用补肾膏方。若属实证，则不建议滥服补药。临床所见不少大病久病患者，往往正气易虚，可以借冬季补一下正气，自然可服补肾膏方。

孕妇不建议服补肾膏方。孕妇若有任何不适，建议首选针灸治疗，既有良效，又不伤正气，远胜过吃药。孕妇不建议滥用中药，更不建议用西药。

补肾膏方不建议多服。补药需要脾阳运化升清，然后才能发挥其温补的效果。若脾阳不足，或服药太多，脾阳未能完全运化，则多服亦无益于健康。建议每次一小勺，每日 2 次，温开水冲服即可。关键在于坚持服用一段时间，自己细心体会服后的感觉。

若服补肾膏方后出现腹泻，说明脾阳不振，或服用过多，建议停服或减少服用剂量。另外，服补肾膏方时需忌煎炸、烧烤、油腻、黏腻（指糯米做的食物及月饼等）、生冷（多数寒凉水果、冰激凌、刚从冰箱取出的食物等）、辛辣之物，以免影响脾胃的运化功能，从而影响药效。

6. 补肾用参

凡是参类的中药，都得天地之气。人禀天地之气而生，"天地合气，命之曰人"，参得天地之造化，亦应之于人。如丹参、白参、红参、黑参、党参等，皆是得天地之气的独特中药，皆能入肾。

7. 小便时补肾

我们也许都有这样的体会，小便结束后往往身体会哆嗦一下，头部打个激灵。从中医角度来解释，肾与膀胱互为表里，小便固然与膀胱相关，但关键在于肾的气化。小便时肾气随之下行，下行则上虚，身体通过打哆嗦来升提肾气。因此，善养生者当于小便时注意保养肾气。小便时需做到以下几点：（1）紧闭呼吸，不能说话，则肾气不随小便而外泄。（2）咬紧牙齿，特别是后槽牙，可保肾固齿（肾主骨、牙齿为骨之余）。（3）男性抬起脚跟，五趾抓地，则能疏利膀胱，兼可固肾。（4）小便后做几下忍小便的前阴肌肉收缩动作，可固摄肾气。

8. 吃坚果补肾

若从取类比象来看，坚果的果肉被壳紧紧包裹，就类似于肾的精气封藏而不漏。事实上，肾气不足或记忆力出现衰退的人，在冬季多吃些坚果，非常有益于补肾。

坚果类食物一般分两类：一是树坚果，包括杏仁、腰果、榛子、核桃、松仁、板栗、白果、开心果、夏威夷果等；二是种子，包括花生、葵花子、南瓜子、西瓜子等。这些坚果类食物都有补肾防漏之功。

9. 冬季养肾

按五行之理，冬季水旺，入通于肾，故冬季由肾主时，是养肾的好时节。特别是小雪节气至大寒的这段时间，阳气敛藏于肾水之中，养肾即养阳气之敛藏，使不妄动妄耗。在冬季人体阳气闭藏得越深，来年春季升发就越有力，整年的阳气圆运动也就越大越圆，人就越健康。

《黄帝内经》中说，冬季要养阴。何谓阴？阴即阳的闭藏状态。阳气闭藏于五脏之中，即为阴。入冬后我们要顺应自然规律，努力闭藏阳气，闭藏得越坚固、越深入越好。我之所以推荐入冬后服补肾膏方，就是因为补肾膏方有助于闭藏阳气，使我们的机体处于阴平阳秘的状态，自然就会更健康。

10. 藏精即补肾

肾主封藏，五脏六腑之精不能妄泄，泄则正虚，正虚则邪客，导致百病丛生；反之，藏精则为补肾。一则，《黄帝内经》有言："冬三月，此谓闭藏。"因此冬季藏精效果最好。二则，睡觉为阳气归根，归根即藏精，因此当避免熬夜，晚上 11 点前要入睡，使精气不耗而内藏。三则，辛辣食物虽然能刺激人的胃口，但久食亦会耗气伤精，兼能动火，故当少食。四则，要适当控制房事频率，自慰亦耗精，男女皆同。五则，避免剧烈运动或劳累过度，久劳亦耗精，如马拉松、冬泳、久劳而大汗淋漓等都是耗精的行为。六则，冬季寒气在外，人体阳气闭藏，可适当进补，吃些补肾的食物，能助藏精。

善保精者多高寿，过损精者必早衰；"藏于精者，春不病温"。

11. 其他养肾方法

久睡会消耗肾中精气，故养肾忌久睡。齿为骨之余，健齿可养肾。肾其华在发，故养发可养肾。肾在窍为耳及二阴，平时搓耳或按摩阴囊及睾丸周围，即有养肾之功。平时早晨起床后可先叩齿数十下，然后鸣天鼓，即用掌心捂住耳朵，再用手指敲后脑勺；还可常做踮脚动作，皆有助于养肾。此外，怡养心神可使心火不妄动，则肾精自安。肾主水而水性寒，寒则伤肾，故养肾需保暖防寒。细绎《黄帝内经》之旨，知肾和北方、寒、水、咸、骨、耳、黑、羽、战栗、呻吟、恐等相关。若能深以悟之，则养肾之法尽在其中矣。

第五章　饮食养生

　　养生的最高境界：法于自然，顺乎自然。要把养生融会贯通到日常生活之中，这是天人合一理论的具体体现。以饮食养生为例，不一定要吃山珍海味，也不必追求各种昂贵的保健品，好好吃饭即最好的养生。

　　饮食养生，重在调节五味。五味各入五脏，调节五味即调节五脏。作为中医人，不但要通中药五味，还要熟悉饮食五味，而且饮食五味更重要，原因在于：一则，饮食五味是《黄帝内经》所重视的。二则，既然能用饮食来调理身体，何必用中药呢？三则，饮食平和不伤正气，适合所有患者。四则，饮食调理既有效又方便，而且广为人们所接受，将成为未来治疗疾病的一个趋势。

　　饮食养生有几个原则：少食反季节食物及非本地食物；不食深加工食品；不食转基因食品；不食添加各种食品添加剂的食品；不食过辣、过咸、过烫的食品；不食烧烤肉类；不食喷洒过量农药或催熟剂等药剂的蔬菜水果。

一、人是否要补充营养

（一）养生不可滥补营养

我们一般都认为，营养对身体非常重要。人体每天需要七大营养素，即蛋白质、脂类、碳水化合物、维生素、矿物质、纤维素和水。除了正常吃饭，人每天还需要吃一些营养品，这样才能更健康。然而，2019 年 8 月的一项来自美国西弗吉尼亚大学等机构的综述研究完全推翻了以上观点。这项研究认为，维生素 A、维生素 B、维生素 C、维生素 D、维生素 E、维生素 B_6 及钙、叶酸、铁等对降低全因死亡率和心血管疾病风险均没有什么效果，而且同时补充钙和维生素 D 还可能增加中风的风险。按照该研究主要作者、医学博士萨菲·卡恩的观点，那些希望通过吃补品改善心血管状态的人只不过是在浪费自己的钱而已。

今时不少人重视饮食养生，但重视的不是调节饮食，而是补充营养，这就违反了中医理论。饮食入口，由脾胃来运化，化生气血，以濡养五脏六腑和四肢百骸。人不能吃太多，吃多伤脾，导致清阳不升，人就会没有精神。从中医的角度来分析，过度关注营养，不如调节饮食，使脾胃健旺，气化生血充足，人就会更健康。滥补营养，一方面会导致人体阴阳气血平衡失调；另一方面会消耗阳气，导致阳气变弱。

（二）补充营养不如加强气化

西医讲营养，认为营养是人体的组成部分，想要健康，就要补充营养成分。因此营养学家总是分析食物的成分，并且建议多吃富含营养的食物。

而中医讲气化。所谓气化，即人体阳气的运动变化。若气化功能正常，则阳能化气，阴霾不滞，自然健康；若气化功能失常，则阴浊停滞，会引发疾病。

营养是讲物质的，是形而下层面的；而气化是讲功能的，是形而上层面的。营养重视成分，认为健康源于成分的充足和平衡；而气化重视阳气，认为健康源于阳气健旺。二者研究的层面不同，理念不同，对生命与健康的理解也不同。

不少人营养充足却仍然生病，如患高血压、高血脂、糖尿病、中风、肿瘤等，这是为什么？从中医的角度来分析，这是因为人体阳气不足，气化功能减退了。中医认为，人能活着，是因为有阳气，阳气有气化功能。营养虽然是人体的组成部分，但单纯地补充营养并不能让其被人体所利用，若人体的阳气不足，气化功能减弱，那么吃再多有营养的食物，营养成分也根本无法进入五脏六腑和四肢百骸。只有经过阳气气化，这些营养物质才可能被人体所吸收。因此，补充营养不如扶阳养阳，加强气化功能。气化功能健旺，营养自然充足，人也自然健康。

养阳的方法甚多。比如，食用温性的食物可以养阳；运动可以通阳宣阳，亦能养阳；艾灸借灸火之力，最能养阳温阳通阳；中医有养阳的药方，如四逆汤、理中汤、桂枝甘草汤等，亦有许多养阳的中药，如干姜、附子、吴茱萸、桂枝、小茴香等。除此之外，人以德为本，修德即养天地之间的生机，这亦是养阳；再如，语善、思善、行善亦是养阳。

（三）好好吃饭是养生关键

人体如何能够健康呢？好好吃饭是关键。饭菜里有人体需要的各种营养，只要人体阳气健旺，气化功能正常，就能正常吸收营养物质，人体自然健康。试看那些长寿老人，吃得往往很简单，只是粗茶淡饭，却能得享高寿而且身体健康，这说明，健康与长寿不是靠吃一些特殊营养品实现的。

试问，为什么粗茶淡饭的营养成分不如膏粱厚味，但吃粗茶淡饭反而能让人更健康呢？这是因为粗茶淡饭能让中焦脾胃健旺。想获得健康，不是必须吃有营养的食物，而是应该养好脾胃。建议清淡饮食，喝点粥，吃点粗粮，少吃大鱼大肉，少吃肥甘厚腻，这样肯定会健康起来。此外，吃饭时不建议盯着手机，亦不要思考工作中的各种问题，同时勿过饱。

二、正确认识蛋白质摄入

有专家建议，在新型冠状病毒疫情期间要多吃富含蛋白质的鸡蛋、牛奶等食物。这是因为从营养学上来说，蛋白质构成了病毒的抗体，所以多吃含蛋白质的食物可以增强人体的抵抗力。可是这样做真的有意义吗？以下简单分析。

一则，牛奶、鸡蛋等食物里的蛋白质要想变成抗体，非经过气化不可。

二则，牛奶、鸡蛋等均为性偏寒的食物，寒则伤阳。尤其是在早晨吃这些寒性食物，更是违反天地规律。早晨阳气升发，是温升而不是凉升。若长期在早晨吃寒凉食物，会遏制人体的升发之力，导致肝血不能温升，人会精神萎靡，进而伤损脾阳，使人面色苍白，四肢乏力。虽然吃了高蛋白食物，结果却更不健康了。

三则，牛奶增湿。新型冠状病毒的特性是湿邪，想预防新型冠状病毒感染，就要健脾祛湿。而喝牛奶既伤脾阳又增湿浊，若想通过喝牛奶来提高抵抗力，根本就是南辕北辙。

那么，我们到底要不要喝牛奶？我的观点是，若素体脾阳不振或属于湿盛体质，建议不要喝牛奶。若属于阳旺、阴虚或气血不足，可以适当喝点牛奶，有滋阴之功。另外，婴幼儿和老年人也可以喝些牛奶。

三、早餐吃什么

早晨应该吃什么？我的建议是多吃五谷杂粮，吃红薯、马铃薯、山药等带土气的食物，或喝米粥。不建议喝牛奶，更不建议吃大鱼大肉。

（1）早晨阳气要温升，要吃带五行全气的食物。五谷得木之生气、夏之长气、长夏之化气、秋之收气、冬之藏气，吃这类食物，可以促进人与天地五行间的沟通，能让人更健康。

（2）早餐时间多在早上7～9点，这是胃经当令之时。胃属土，吃些含土气的食物如红薯、马铃薯、山药等，最有助于养胃。还可喝米粥或吃米粉。可用大米、小米或五谷杂粮等做成粥，这样的粥最能和胃养胃。

（3）早晨由肝当令。肝血温升，我们当吃些能养肝血的食物，如可喝姜糖水，生姜辛温升阳，红糖甘温养血，一辛一甘，一阳一阴，一动一静，最有助于温升肝血。

四、米粥养生

中国人喝米粥已经有几千年的历史，早在《周书》中，就有"黄帝始烹谷为粥"的文字记载。用米粥治疗疾病，早已为人们所接纳，喝米粥已成为一种药食结合的养生方法。

医圣张仲景对粥给予了足够的重视，特别强调"糜粥自治"和"糜粥自养"等理念。《伤寒杂病论》一书中，用到的米粥之方近30首之多。无论是治疗外感热病还是内伤杂病，张仲景都会用到米粥，主要功能是和中养胃。张仲景做米粥用的主要是粳米。粳米是大米的一种，由粳型非糯性的稻谷加工而成，呈椭圆形颗粒状，较圆胖，半透明，表面光亮，腹白度较小，是我国现在食用最多的大米品种，也是平常人们口中的大米。粳米味甘，为五谷之长。古人常用粳米入药。王孟英《随息居饮食谱》谓粳米味甘，性平，"宜煮粥食"，"粥饮为世间第一补人之物。贫人患虚证，以浓米饮代参汤；病人、产妇粥养最宜"，强调粳米做粥最为养人。清代医家柯琴也说："甘草、粳米调和于中宫，且能土中泻火，稼穑作甘，寒剂得之缓其寒，苦剂得之平其苦，使二味为佐，庶大寒大苦之品，无伤损脾胃之虑也。"《伤寒杂病论》中提及的白虎汤、白虎加人参汤、竹叶石膏汤与桃花汤，都是以粳米为粥，在方中作为辅佐药物，取其补益中气、和中养胃、滋补胃津、使石膏等大寒之品不致伤胃的功用。

若问什么是天下第一补药？估计很多人会认为是人参、鹿茸、紫河车等。的确，人参大补元气，鹿茸擅长补阳，紫河车补益精血，都是大补之药。然而我却认为，米粥才是天下第一补药。与人参、鹿茸、紫河车这些补药相比，米粥不显山露水，但米粥更平和，更是人人适宜，不但适合于大病患者，亦适合于小病患者或健康人群。

（一）补脾益胃

从中医的角度来分析，粳米入脾、胃二经，其入药总以补脾益胃为主。张仲景常以粳米入药，根据病证之不同而加入不同方中。

一则，对脾胃阳气亏虚者，可以粳米加入温阳益气之方中，以发挥其温补脾胃阳气之功效。如中焦阳虚寒凝，出现"腹中寒气，雷鸣切痛，胸胁逆满，呕吐"等症状时，用附子粳米汤或粳米配合制附片，可温中补虚。

二则，少阴阳虚，脾肾固涩无力，症见"下利、便脓血""腹痛"时，可用桃花汤，其方用粳米协助干姜温中益气散寒，从而增强脾胃运化功能。

张仲景以上两方的煎药方法均有讲究，要求"煮米熟汤成"，然后去滓温服。我临床用粳米入药时，也多按张仲景之法，嘱咐患者煮到米熟即可。

（二）温脾益胃

米粥能温脾益胃。如张仲景治中焦虚冷，泻泄频作，当用理中丸，服药后，"如食顷，饮热粥一升许"。再如脾阳衰微，阴寒内滞而"心胸中大寒痛，呕不能饮食"，属于大建中汤证，服大建中汤后，可饮粥 2 升。又如阳气方虚，大肠滑脱不禁，用诃黎勒散，当与米粥"顿服"。在平时生活中，若感中焦虚寒，可常服米粥，或服汤药后再服米粥，均有温脾益胃之功。

（三）养胃生津

当外感热病，或外寒入于阳明经化热，或夏日感受暑热之邪，每易灼伤阳明胃津，导致气津两伤时，张仲景在清解阳明里热的基础上，喜用粳米来养胃生津。如夏日中暑，气津俱伤，症见"汗出，恶寒，身热而渴"，即用白虎加人参汤，其中就有粳米。

清代名医柯韵伯说："粳米稼穑作甘，气味温和，察容平之德，为后天养命之资。得此为佐，阴寒之物则无伤脾胃之虑也。煮汤入胃，输脾归肺，水精四布，大烦大渴可除。"极赞粳米之作用。

（四）保护中气

脾胃为后天之本，气血生化之源。任何治疗，都不能伤损中焦，否则气血生化不足，病即难愈。

张仲景在必须应用苦寒攻伐之品时，常用粳米、甘草、大枣等药，以制其猛烈之性，预防猛药败胃，此为"防患于未然"。如水饮停滞于胸胁，属于悬饮，非攻逐不可，但攻逐可能伤损中气，故方中用大枣 10 枚扶脾护胃，服汤后出现"得快下利后"，必须用"糜粥自养"，以之顾护中气。再如治疗高烧，我常将生石膏与粳米合用，生石膏清退阳明郁火，粳米保持中气，防止生石膏寒凉伤正。

由此推之，使用任何攻逐之法都可于攻逐后温服米粥，有养正之效。再者，西医放（化）疗的攻逐之力甚猛，若不得不做，亦当用米粥调养中气。

（五）养阴助汗

汗法能祛邪，是治病很重要的一个方法。当风寒外感，营卫不和，出现恶风、汗出等症状时，若不发汗则风寒不除，而发汗又更伤津液。为不使因发汗而损阴津，张仲景用桂枝汤解肌祛风、调和营卫，同时谆谆告诫，药后当"啜热稀粥一升余，以助药力"。米粥养胃生津，汗自有源，如此既可鼓风寒之邪外达，而汗出又不伤津，实属两全之计。柯韵伯认为，此方"精义又在啜热稀粥。盖谷气内充，则外邪不复入，余邪不复留，方之妙用又如此，发汗不至于亡阳，用之止汗不至于贻患"，极赞米粥之功。

米粥，平平淡淡，普普通通，却能治疗许多大病，帮助人们恢复健康。且米粥好喝，味道远胜于药。另外，米粥中常可加入一些中药一起食用，如山药、枸杞子、核桃肉、黑芝麻、黄芪、芡实、莲子、百合、大枣、生姜等，可改善米粥的味道，更可增强米粥的治疗功效。其中许多真意，作为中医人，需在临床中多多体会。

（六）不同粥类的具体功效

1. 按病症服粥

感冒时，可用生姜、葱白、淡豆豉及大米做成粥，有发汗解表之功。

发热时，用生石膏与大米做成粥，可迅速退热。

肝性黄疸时，可用茵陈蒿加大米做成粥，有退黄疸之功。

急性肠炎、痢疾时，可用新鲜马齿苋与大米做成粥，能消毒止泻。

头发早白或头发脱落过多，可服黑芝麻粥。

脸上黄褐斑增多，可服浮萍粥。

面部长痤疮，可用枇杷叶与大米做成粥服用。

想减肥，可服荷叶大米粥。

玉米粥可以预防心血管病。

产妇补虚，可常喝小米粥。

2. 按体质服粥

阳虚体质者往往体胖、肢冷、畏寒，可常服附子粥、羊肉粥、鹿肾粥、胡桃粥、雄鸡粥等，皆有温阳补虚之效。

阴虚体质者往往体瘦、内热，可选用燕窝粥、百合沙参粥、麦冬粥、白木耳粥、玉竹粥等，皆能养阴。

气虚体质者往往体倦乏力、面色无华，可选用人参粥、参苓粥、白术猪肚粥、黄芪粥、参芪白莲粥等，能补益气血。

小儿脾胃功能虚弱者往往纳差、发育慢、四肢瘦弱，可常服健运脾胃的山药粥、茯苓粥、山楂粥、党参陈皮粥、槟榔粥等。

3. 按季节服粥

人禀四时之气生，四时气机变化，人的气机亦跟着变化。若能选择服用合适的米粥，有助于帮助人跟上四时的节奏，从而保持健康。

春季气候由寒转温，木气当令而升发，服葛根粉粥、黄芪粥、人参升麻粥、葱白粥，可以升发阳气。

夏季气候炎热，火气当令而长旺，选用荷叶粥、绿豆粥、芦根薏米粥、冬瓜绿豆粥，既可养阴，又可清解暑热，预防中暑。

经过夏季的消耗后，入秋后可以适当进补。如何进行秋补呢？建议喝小米粥。小米色黄，入脾经，最能养脾。脾属土，肺属金，土旺则能生金。小米粥健脾养胃，兼能解渴助眠，滋阴补血，润燥益气，通畅大便，补益五脏。且小米粥清淡易消化，适合所有人食用。小米粥与其他食材搭配服用，更可增加功效。如加蜂蜜调和,可加强润肠通便之功;放入大枣、桂圆,可补养心血,有助安眠;加入银耳、百合,可润燥除烦;加入燕麦,则适合血脂偏高者。此外,银耳粥、百合粥、雪梨粥、甘蔗粥、沙参粥等也可预防秋燥。

冬季气候寒冷,水气当令而闭藏,服羊肉粥、肉苁蓉粥、核桃仁粥、八宝粥等,能养胃补虚,温运肾阳。

4.几种可口的米粥

粥的种类很多,几乎所有食材都可加入粥中。我崇尚素食,以下列出几种可口的素米粥,做法非常简单,欢迎读者尝试。

(1)薏米粥:薏米60克,配合适量大米,淘净,加水煮成粥,调白糖适量。一顿食用,每日1次,连食1个月。可治疗风湿性关节炎、痛风、四肢屈伸不利、水肿及皮肤扁平疣、粉刺等。

(2)黑芝麻粥:黑芝麻30克,大米随食量而定,淘净,加水适量煮成粥。经常佐餐食用,可补肝肾,润五脏。可治疗老年体衰眩晕、消瘦、便燥、须发早白及产妇奶水不足等症。

(3)核桃仁粥:核桃仁50克,捣碎,大米随食量而定,淘净,加水适量煮成粥。佐餐食用,健脑补肾。可治疗神经衰弱、失眠、健忘、小便余沥不净、小便白浊等症。若以核桃仁为主,加入花生、红豆、薏米、黄小米、糯玉米、黑米、碎玉米、小麦、绿豆、莲子等,做成八宝粥,最能养人。

(4)马齿苋粥:新鲜马齿苋250克(或干马齿苋50克),洗净,切碎,加水适量,煎煮半小时,捞去药渣,再加入淘净大米适量,继续煮成粥。每日食用2次,可治疗肠炎和痢疾腹痛、腹泻等症。夏日可将新鲜马齿苋用开水烫熟后做成凉菜吃,甚能解暑,亦可防治腹泻。我一同事曾采新鲜马齿苋拌入饲料中喂给患急性腹泻的耕牛吃,耕牛食用一两次后即痊愈。

(5)枸杞叶粥:新鲜枸杞叶250克,洗净,加淘净的大米适量,煮粥温服。经常食用,可治虚劳低热、体虚盗汗等症。我母亲多年前有更年期潮热,每天摘老家门前所长的枸杞叶做粥服用,数次而愈。

（6）八宝粥：芡实、山药、莲子肉、薏米、白扁豆、党参、白术各6克，加水适量，煎煮40分钟，捞出党参和白术药渣，再加入淘净大米150克，继续煮成粥。分餐调糖食用，连吃数日，可治疗体虚乏力、虚肿、泄泻等症。

（7）百合粥：百合60克，大米250克，淘净，加水适量，用武火煮沸，再用文火久煮，待百合与米煮成粥时，加入白糖拌匀即成。每日2次，连吃数日，可润肺止咳，清心安神。可治疗久咳、虚烦、惊悸、神志恍惚等症。

（8）酸枣仁粥：酸枣仁60克，炒熟，加水适量，武火煮沸，再用文火煮半小时，去渣，加入淘净大米400克及水适量，文火煎煮，至米粒散开、烂熟即成。一日内分餐食用，可养阴、补心、安神。适合治疗心脾两虚的心烦不眠等症。

（9）生地粥：生地黄30克，加水适量煎煮1小时，捞去药渣，再加入淘净大米适量，继续煮成粥。一日内分餐食用，可治疗午后低热、咳嗽、咯血等症。

五、素食养生

（一）素食的好处

孙思邈说："杀生求生，去生更远。"作为一名中医人，我建议大家多吃素，少吃肉或不吃肉。一方面，生命不但有形更有神，甚至神的部分更重要，因此养生不但要养形，更要养神；另一方面，吃素能让人更健康，更有精神，更能延年益寿，而不会导致营养不良。吃素后，人不但能身体健康，而且心里安宁，相火不扰，君火明亮，物欲减少，感觉很舒服。反之，吃肉过多会让人心火妄动，物欲增加，心失其和，则五脏六腑亦失去平衡。素食的好处很多，以下试从中医的角度来分析。

1. 素食能益寿延年

有研究证明，素食者比非素食者寿命更长。从中医的角度来分析，素食多得五行之全气，而肉食则得五行之杂气，因此，常吃素食，得五行之全气，会让人更健康，亦更长寿。

有人说："肉、蛋、牛奶是想实现健康所不可或缺的东西。"然而，日本著名医学家森下敬一在其著作《饮食等于生命》中提出，这些动物性食物会造成人体肠内环境的恶化，使人体内产生各种各样的有毒细菌，导致动物性蛋白质的腐败及肠内毒素的增多。相反，以谷物、蔬菜为中心的素食，能够生产出大量的清洁血液，有极为出色的改善体质的功效。

2. 素食可减轻体重

相较于肉食者，素食者往往体重较轻，现代研究认为，这是因为素食者吸收的动物脂肪较少，可有效地减少不必要的赘肉。

从中医的角度来分析，人之所以吃素后会体重下降，是因为素食让机体排出因长期吃肉所堆积的痰浊、水饮等毒素。若吃素后出现体重下降、神疲乏力、精力不足等现象，可先降低吃素的频率，慢慢适应，以平衡脏腑气血，使机体有所缓冲，注意休息，过一阵子精力自然就恢复了。

3. 素食能降低胆固醇含量

现代研究发现，人体血液中的胆固醇含量若太高，会造成血管阻塞，成为高血压、心脏病、中风等疾病的主因。而素食者血液中的胆固醇含量永远比肉食者的要低。

从中医的角度来分析，胆固醇可理解为痰浊水饮。相对于肉食而言，素食不会耗损人的脾胃，脾胃健旺则运化有力，饮食水谷代谢后可顺利排出，而不会滞留于体内，形成痰浊水饮。因此素食者往往身体轻松，灵活有力，大便通畅，且不会大腹便便。

4. 素食可减小患癌症概率

有研究指出，肉食与结肠癌有相当密切的关系，而与肉食者相比较，素食者患癌症的概率要小很多。

从中医的角度来分析，素食不易扰动相火。相火上扰，即成欲火，欲火一动，五脏皆摇，摇则精气泻，泻则虚，虚则损，损则病。《黄帝内经》云："恬淡虚无，真气从之。"即对欲望要有所控制，才能元气充盛，而吃素就是最好的减欲方法。素食不含动物的七情蕴毒，可以静神怡情、维持善根、淡泊心志、净意乐静，有助于养心。心和则五脏六腑皆和，自然不容易患癌症。

森下敬一在《饮食等于生命》中也强调："对于癌症来说，首先要强调：癌症并不可怕。癌症实际上是一种慢性病，也是一种全身性疾病。只要饮食条件得到改善，是容易自然痊愈的。例如，将肉食转换成素食，将白米和过食转换成糙米和少食，只要进行这种简单的食疗方法，就可以见到显著的自愈倾向。""治癌对策的要义：正确的饮食生活。主要是将过去的饮食习惯改变成以糙米、蔬菜为中心的饮食生活。"

5. 素食可以美容

吃肉过多，会使血液中的酸度增高，同时使尿素和乳酸的含量增高，这些物质随汗液分泌出来，会使光滑柔嫩的肌肤长出皱纹，并使皮肤失去弹性、变得松弛，从而使人过早衰老。而长期吃素者，其血液偏微碱性，血液中的乳酸等物质的含量会大大降低，也就减少了对皮肤的伤害。因此，素食是极为有效的美容护肤品。

从中医的角度来分析，素食则脾旺，脾属土，土旺生金，金气亦旺。肺属金，肺主皮毛，肺气健旺，则皮毛自然健康。

6. 素食可增长智慧

素食可以让人神智清爽，脑力敏捷。从中医的角度来分析，智慧源于心中所含的君火，君火明亮，则智慧自高。素食不会扰动相火，火不上扰，则心中君火可安，心神可定。

（二）吃素的几个要求

1. 正确选择素食

素食要吃全，不能只吃粳米或蔬菜，否则容易得食物的偏气而生病。如蔬菜多性偏凉，久吃易伤损脾阳。再如白糖、白米、白面、精制盐、化学调味料等精白食物，均属于经过加工而成的非自然白的食品，这些东西偏性重，长期食用不利于人体健康。建议日常饮食以杂粮为主，如糙米、糙麦、小米、薏苡仁等，因为它们保留了胚芽和糠皮部分，播撒后能长芽，具有生命活力，最得五行之全气。同时，以蔬菜（叶菜、根菜、豆类等）、海藻（海带、紫菜等）、水果等为副食。

就烹饪方法而言，素食不仅可以凉拌，还可以蒸、炒、煮、炸、炖、煎等。有些人吃素后反而出现不健康的状态，有两种可能，一是吃得过于寒凉。寒凉则伤脾，容易造成脾阳不运，气化功能下降。二是吃得过于油腻。有的人担心素食不好吃，因此会多放些油，导致素食过于油腻，而油腻会碍滞脾胃，造成脾胃的运化功能下降，也会造成气血不足，五脏六腑和四肢百骸失于气血的濡养。

2. 以乐观的心态吃素

吃素应是自己的选择，而不是别人强迫的，因此，选择素食应是开心的，而绝不是勉强的。若因吃素而心中不满或心生怨恨，那不如不要选择素食。另外，吃素要循序渐进，对于无肉不欢的人来说，可偶尔素食或逐渐减少肉食，不必勉强自己。再者，吃素不是挨饿，照样需要吃饱。

3. 素食者应注意扶阳

素食有益于健康，但青菜、水果等多偏于寒凉，久食容易伤阳。生活中所见，不少吃纯素的人面色偏青或发白，四肢怕冷，平时亦畏寒，感觉体质很弱。那么，如何吃素才能避免阳气被伤呢？

（1）吃一些性温的食物，如葱、姜、蒜、香菜、韭菜、南瓜、高粱、糯米、杏仁、核桃仁、酒及各种调料等。另外，生姜红糖水亦可养血温升。水果中只有桃子、樱桃、荔枝、芒果、龙眼、大枣、榴莲等少数几种是温性的，其他水果多偏寒凉，因此不建议以水果为主食，更不建议早晨吃水果。若不能吃五辛类的食物，我建议多吃姜，素食者的阳虚多为脾阳虚，而姜禀天地之间的纯阳之性，最能温运中焦脾阳。

（2）吃一些辛温的天然香料。天然香料多具有强烈的香气或刺激性的味道，可增加食物风味，提高食欲，利于消化。这些天然香料不仅可作调料，还有温中散寒之功，平时做菜时根据自己喜爱的味道将它们配入菜肴中，既可缓解蔬菜的寒凉，又能使菜的味道更美，让人胃口更好。以下列举数例。

①姜黄：味辛辣，有轻微橙子味及特殊香气，可以为菜肴增加金黄色。

②白豆蔻：香气十足，可去异味、增香，做卤菜必备。

③白芷：味苦，气香，可去异味、增香。

④草豆蔻：可增香、去腥去膻。

⑤草果：味苦，可增香。

⑥陈皮：可消火、祛湿、开胃、去腥。

⑦大红袍花椒：可增香、增加麻辣口感。

⑧孜然：味辛，性温，烧烤常用佐料。

⑨白胡椒：可驱寒、下气、去腥去膻、增加辣味。

⑩丁香：有麻舌感，香气浓，可增香、去腥、增味。

⑪广木香：味辛、苦，可增香。

⑫桂丁：味辛、甘，芳香强烈。

⑬桂皮：味辛、甘，性大热，可增香。

⑭红豆蔻：味辛，可去腥。

⑮千里香：味微辛、苦而麻辣。

⑯花椒：可增香、增加麻辣口感。

⑰肉豆蔻：香气浓烈，卤料中必备。

⑱山黄皮：可增香、增加甜味。

⑲山奈：味辛、甘，香气足，可开胃消食。

⑳香叶：香气较浓，可增香。

㉑八角：味甘甜，内含挥发油，有强烈而特殊的香气，是卤料的必需品。

㉒小茴香：可增香、去腥。

㉓紫苏：味辛，气香。

㉔甘松：香气浓厚。

（3）艾灸。艾灸能温阳，还能"壮固根蒂，保护形躯，熏蒸本原，祛除百病，蠲五脏之痛患，保一身之康宁"，最适合阳虚之人。素食者建议配合艾灸，最有益于健康。

（4）运动。一则，运动通阳，阳气健旺，则气化功能增强，周身气血通畅，神清气爽。坚持运动的人往往充满活力，精神健旺，精力充足。二则，运动可出汗，出汗有助于排出体内郁积的寒邪。运动后所出的汗能排出筋骨肌肉之间的郁邪，而平时天热出汗则只能排出皮肤表层的邪气。三则，脾主四肢肌肉，运动可健运中焦，促进气血生化，气血健旺，亦可体现出旺盛的生命活力。四则，运动能让人保持上进、积极、快乐的心态，这对我们的生活和工作都有益处。

（5）心存善念，行善助人。善即阳气，是一团天地之间的和气，是正能量。善能温暖他人，亦能温暖自己。人之初，性本善。善是人的本心。善可安心和心，心安则脏腑皆安，心和则脏腑皆和。行善既可养生，亦能治病。行善之人，心胸开阔且自得其乐，身正而不惧影斜。这样就会使脏腑和谐，营卫平衡，周身气机皆能正常升降出入，自然病邪难侵。我们在吃素的同时，还需要心善、思善、语善、行善，方是正道。

如何才能做到善呢？前贤有谓："亲善人，读善书，讲善端，熏陶渐染，惟善是资；存善念，言善言，行善行，动静食息，惟善是依。始也勉强，久则自然。"这样的教诲值得我们一生遵从。

（6）多晒太阳。晒太阳可以让周身阳气通畅，有益于健康。如今，生活在城市里的绝大部分人，晒太阳的时间是远远不达标的，由此导致的问题是，平时阳气不足，精力差，四肢凉，易忧郁不安。阳气健旺的人，精神足，四肢暖，充满朝气和活力。多晒太阳还可以预防和治疗抑郁，让我们心情和畅。太阳提供给我们的不仅有热量，还有光明。从中医角度来看，热量相当于相火，而光明则是君火。相火能温运阳气，宣通气血；君火则能使阴霾消散，心神和畅，自然就不会抑郁。

六、谨防"寒上加寒"

人人都要吃饭，了解一些食物的四气五味属性，掌握一些生活中的医学知识，有时可以帮助我们避免生病。

我父亲家的楼上住着一位80岁的老人，素体健康。某天其女儿带来海蛤，老人很开心，煮熟后吃完；女儿又搬出一个大西瓜，老人又吃了一大块西瓜。之后老人便出现了腹泻，被急送到医院，用了抗生素，但无法控制病情。住院数天后转到北京某医院继续治疗。数月后老人腹泻止住回家，我父亲见其面黄肌瘦，精神和体力均大不如前，不久后即去世了。老人从腹泻至去世，前后不过半年时间。父亲感慨万千，感叹老人不懂中医，海蛤是寒性的，西瓜也是寒性的，这二者怎么能同时吃呢？"寒上加寒"，最伤人阳气，尤其是对老年人而言。

（一）"寒上加寒"的食物

中医认为，寒则伤阳。"寒上加寒"，则伤阳最剧。以食物为例，海鲜多数是寒性的，啤酒是凉性的，若经冰冻即成大寒，边吃海鲜边喝啤酒，就是寒上加寒，最伤脾阳。脾阳一损，阳气下陷，即成腹泻。再如，鸡蛋是凉性的，苦瓜是寒性的，用苦瓜炒鸡蛋即为寒上加寒，千万不可多吃，以免伤损脾阳。又如，生鱼片是寒性的，水果亦多偏于寒凉，吃完生鱼片再吃水果，亦是寒上加寒。还如，柿子是寒性的，其味甚甘，若与啤酒同服，亦会伤阳。

（二）用温热之法治疗寒性腹泻

温热性的食物可以治疗寒性腹泻，如生姜、大蒜、大葱、苏叶、芥末等，尤其是大蒜，最能止泻。我在生活中多次体会到，当饮食不当导致腹泻时，赶紧生吃几瓣大蒜，即可迅速取效，其疗效之佳，远胜过大多数药物。我出生在威海，当地海鲜比较多，当地人都会边吃海鲜边吃大蒜，此举可借大蒜之辛热解海鲜之寒凉。而当地人极少在吃海鲜时喝啤酒，反而会饮高度白酒，因为白酒辛热，这样吃海鲜不容易出现腹泻。

日本人吃生鱼片的同时会吃芥末，芥末味辛，性热，可解生鱼片之寒。我们平时吃螃蟹时常配紫苏叶，紫苏叶味辛，性温，能解螃蟹之寒，可预防吃螃蟹所导致的腹泻。

中医认为，遇到寒性腹泻，要用温热之法。性温热的中药甚多，如白术、苍术、干姜、附子、肉豆蔻、藿香等。也可以用灸，可灸太白穴，为脾经原穴；也可灸肚脐，能温运脾阳。

（三）治疗其他寒凉疾病的食物

中医是生活中的医学。道在低处，道就在生活之中。生活中即有无穷无尽的中医理念，厨房即类似于药房，其中的食物多是治病的良药。

比如，感冒了可服神仙粥——"一把糯米煮成汤，七根葱白七片姜，熬熟兑入半杯醋，伤风感冒保安康"。如此简单的药方，却是治疗风寒感冒的良药。

再如，因受寒而胃痛，用生姜加红糖煎水服，借生姜之辛温温胃散寒，借红糖之甘温缓解疼痛，药简而效宏。

七、推荐常吃大蒜和洋葱

我是山东人，我的生活离不开大蒜与洋葱。不仅是因为好吃，更是因为其有益于健康。

（一）大蒜

大蒜既可做菜，又能防病治病。古罗马人曾用大蒜治疗伤风和麻疹。二战期间，由于药品缺乏，英国曾用数千吨大蒜治疗士兵的创伤。现代研究发现，大蒜的作用极多，包括强力杀菌、防治肿瘤和癌症、排毒清肠、预防肠胃疾病、降低血糖、预防糖尿病、防治心脑血管疾病、预防感冒、抗疲劳、抗衰老、保护肝功能、旺盛精力、治疗阳痿、抗过敏、预防女性霉菌性阴道炎、改善糖代谢等。

要说能够预防癌症的食物，大蒜绝对可以排在第一位。因为大蒜中富含大蒜素，大蒜素是天然的抗生素，能抑制多种细菌如幽门螺杆菌，而幽门螺杆菌的感染则与胃癌相关。国内的一项研究发现，在某些爱吃大蒜的地方，胃癌的发病率会更低。大蒜还含有大蒜辣素等，对乳腺癌、卵巢癌等有抑制和预防作用。此外，大蒜含硒，可抑制癌细胞的生长；含锗，能诱发产生干扰素，阻止癌细胞扩散。美国俄亥俄州大学癌症中心的厄尔·哈里森教授介绍说："我们通过尿检发现，一个人吃大蒜吃得越多，体内潜在的致癌物质含量就越少。"从中医的角度来分析，所谓癌症，即气化不足而导致的阴浊、痰饮积聚。抗癌就是要通阳化浊。大蒜辛温，最擅通阳化浊。大蒜生者辛热，熟者甘温，能通五脏，达诸窍，去寒湿，辟阴邪，消痈肿，化癥积，下气暖中。

冬季是最适合吃大蒜的时节。大蒜辛温，有通阳化浊之功，最适合寒湿体质。寒冷的冬季吃点大蒜，可以提升抗寒能力。常吃大蒜还可预防痢疾、感冒等。

若不小心受寒感冒，可用此偏方：大蒜头 1 个（捣烂），葱白 3 根（折断），生姜 5 片，白糖一小勺，加水同煎至香气冒出，趁热服，使周身微微汗出，感冒即可速愈。

此方不但可用于冬春季节预防感冒，还可用于夏秋时节防治肠道不适，而且颇适合小儿。

现代研究发现，吃大蒜可降低血糖，有效促进人体内部胰岛素的分泌，提高人体葡萄糖耐量。常吃大蒜的人患糖尿病的概率更低。从中医的角度来分析，大蒜辛温，辛则能散，温则能通。血糖升高的根本原因是饮食过于有营养，过度消耗脾气，导致脾的运化功能减退。大蒜通阳散浊，正契合其病机。

体力劳动者及运动员可多食大蒜，因为大蒜可以补充体力，提升耐力。古希腊运动员就常吃大蒜以增强体质。

生大蒜辛辣，若不喜生食亦可煮食，但忌空腹服，以免刺激胃肠黏膜，引起胃痛。

大蒜不仅可吃，还可用作隔蒜灸，能治各种疮疡痈疽。

（二）洋葱

洋葱色白，味辛辣，性温，有温通阳气、解表、化气之功。临床中我常用两个洋葱切碎入煎以代附子，效果甚佳；亦可代替薤白。洋葱熟吃温而不辛，生吃则既辛且温。

吃洋葱可解表和胃。受寒感冒后没有胃口，吃什么开胃？感冒是外邪侵袭，正邪交争，要吃些辛温宣散且入气分的食物，洋葱和大蒜皆适宜。洋葱味辛略辣，温中焦，升脾阳，能促进运化；大蒜辛辣，开胃之力甚强，兼可解腻降油。二者皆既可生吃亦可煮熟再吃。

洋葱可预防心血管疾病。现代研究发现，洋葱能调节血脂、降血压和预防血栓形成。哈佛医学院研究发现，每天生吃半个洋葱或喝等量的洋葱汁，有助于预防动脉粥样硬化，而洋葱煮得越熟则越不具效果。

研究发现，常吃洋葱可降低血糖；洋葱所含挥发油中有可降低胆固醇的物质；洋葱所含葱辣素是天然抗生素，可防治感冒；洋葱所具有的含硫化合物能杀死多种细菌；等等。

有研究认为，洋葱能防癌，常吃洋葱者患胃癌的概率会减少 25%，因胃癌致死概率减少 30%。洋葱中富含槲皮素，其能够抑制癌基因的表达，从而将癌细胞扼杀在摇篮之中。从中医角度来看，洋葱辛温，辛能宣阳排浊，温能通阳解表，常吃生洋葱，自然有助于祛除体内的阴浊痰饮。

与大蒜一样，生洋葱会刺激胃黏膜，建议不要空腹食用。

八、过量食盐损害健康

咸味为五味之首。盐味咸，则盐便成了我们日常生活中必不可少的珍物。正如俗语所说："开门七件事：柴、米、油、盐、酱、醋、茶。"盐渗透于我们的饮食之中，菜做得好不好吃，关键看盐的掌握，民间亦有"好厨一把盐"之说。

盐这么重要，是不是多多益善呢？答案正好相反。为了健康，饮食中应该少盐为好。世界卫生组织推荐成年人每天食盐摄入量不超过 5 克，摄入量过高则会产生健康风险。

（一）高盐饮食的危害

食盐的主要成分是氯化钠（NaCl），而氯化钠中的钠离子主要调节人体内水分与渗透压，增强神经肌肉兴奋性，维持酸碱平衡和血压正常功能。

高盐饮食的危害体现在以下几个方面：一则，食盐摄入过多可使血压升高，也会增加患心脏病和中风的风险。研究者发现，少吃盐对心血管疾病的益处主要是通过降低血压这一机制实现的。盐的摄入量少，人的收缩压、舒张压就会降低，从而降低患中风和冠心病的风险。二则，高盐还会导致多种健康问题，如肥胖、哮喘、骨质疏松、糖尿病、肾结石甚至胃癌等。世界卫生组织估计，如果全球盐消费量减少至建议水平，每年可以防止250万例死亡。三则，年龄越小，高盐饮食的危害越大。高盐饮食会导致儿童患心血管疾病、上呼吸道感染、锌缺乏症的风险增加。

（二）中医角度分析高盐伤身

从中医的角度来分析，高盐是如何伤害我们的健康的呢？

盐味咸，性寒，入肾经。少盐能养肾。肾为水脏，咸为水化，同气相求，故可滋肾水。因肾中蕴育元阴元阳，盐滋养肾水，水旺则生肝血，进而降心火、化脾气、安肺金。

摄盐过度则伤肾，进而伤损五脏。因咸味涌泄，损伤肾精，可导致肾水泛滥。且肾为先天之本，与心、肝、脾、肺相关联，过食咸盐，易伤及肾水，从而引动肝火，抑制心气，损伤脾阳，耗损肺气。

《黄帝内经》明确说："咸味涌泄为阴。"指出咸味在阴阳中属阴。人要健康就要阴阳平衡。高盐导致阴盛，阴盛则阳衰，气化功能减退，则痰浊、水饮、瘀血等容易积滞为患。

《黄帝内经》还提出"盐胜血"理论，认为高盐饮食能伤血脉，进而伤损五脏。因为盐味咸，滞脉泄津；盐性寒，凝血伤脉；盐入肾，精伤血少涩脉；盐入肾，脾伤气虚滞脉；盐入肾，肺伤气虚滞脉；盐入肾，肝伤气滞阻脉；盐入肾，心伤气虚血瘀。

（三）如何减少盐摄入量

通过以上分析，我们知道盐与心、肝、脾、肺、肾五脏皆有相关，尤其与肾的关系最为密切。为了调和五脏，让我们更健康，就需要控制日常盐摄入量，具体做法如下。

（1）尽量选择新鲜的食材，少买或不买加工腌制的食品，因为这类食品的含盐量都极高。

（2）多吃些带土气的食物，即土里长的食物，如马铃薯、红薯、山药等。土可制水，防止水旺伤肾。

（3）多用食物本身的味道来代替咸味，比如香菇、虾米、紫菜等食物，其本身即带有鲜香味。还可以用酸味或甜味来代替咸味。

（4）少买或不买含盐量高的食品，在同类食品中选择含盐量低的产品。

（5）减少在外就餐次数，尽量不要吃快餐，而选择在家烹饪。餐馆菜品通常比家庭自制的菜品口味更重，用油用盐更多。

（6）必须在外就餐时，可以主动提出低盐、少油的要求，尽量不要选择腌制的菜肴或熟食。建议多选择绿色蔬菜，通常用盐量会少些。

九、过量食糖损害健康——兼论甘味的利与弊

（一）过量食糖对健康的危害

我们知道，糖味甘。人人都喜欢甘甜，因为甘甜让人感觉舒服。却不知，过食甘甜对健康有害。已经有大量的研究发现，过量食糖对健康的危害甚大，具体表现在以下几个方面。

（1）过量食糖会导致心血管疾病。一项美国的研究显示，要想远离心血管疾病，最好远离含糖饮料。与很少或从不喝含糖饮料的女士相比，每天喝 1 杯及以上含糖饮料的女士，会增加近 20% 的心血管疾病风险。研究还发现，每天喝 1 杯任何类型的含糖饮料会增加 26% 的血管重建风险及 21% 的脑卒中风险。这里的含糖饮料包括能量饮料、加糖瓶装水及加糖果汁饮料（非 100% 纯果汁）。另外，不同种类的含糖饮料带来的心血管疾病风险也有差异。研究显示，每天喝 1 杯及以上加糖果汁会增加 42% 的心血管疾病风险；而每天喝苏打水，则会增加 23% 的心血管疾病风险。通常 1 罐 350 毫升的汽水中就有 34 克的糖。美国心脏协会建议，女士每日糖摄入量应不超过 25 克，男士应不超过 38 克。

（2）过量食糖不仅会引起肥胖症、糖尿病、龋齿等，还会影响神经活动和智力。过量食糖后，会出现精神烦躁的现象，表现为精力不集中、情绪不稳定、爱哭闹、好发脾气等甜食综合征。分析其机理，糖在体内转化为比分子更小的葡萄糖进行氧化。葡萄糖的氧化反应需要含有维生素 B_1 的酶来催化。如果长期摄入过量的糖，机体就会加速糖的氧化，消耗大量的维生素 B_1，使其供不应求，最终影响葡萄糖的氧化，产生较多氧化不全的中间产物如乳酸等。这类物质在脑组织中蓄积，就会影响中枢神经系统的活动。

（3）儿童过量食糖会影响视力。有研究发现，过量食糖除会引起儿童

情绪改变外，还会殃及视力。儿童体内的血糖升高后，使得有关渗透压降低，可累及眼球内的房水代谢，引起晶状体病变，进而可造成弱视或近视。

（4）过量食糖会导致血脂升高。一个人长期过量食糖，即使他一直注重食用低脂肪、低胆固醇和高纤维素的食物，血液胆固醇含量升高仍是不可避免的。有研究证实，动脉粥样硬化、冠心病均与过量食糖有关。一个人在膳食中若天天食糖超过 110 克，发生心肌梗死的概率要比天天吃糖少于 60 克的人高 5 倍以上。

（5）过量食糖会导致乳腺癌。据对 20 个国家的糖消耗量与乳腺癌发病率关系的调查，发现耗糖量多的国家中，妇女患乳腺癌者亦多。现代医学认为，女性的乳房组织能高度吸收利用胰岛素。长期摄入高糖饮食，可使血液中胰岛素始终处于较高水平，而早期乳腺癌细胞的生长恰恰需要大量胰岛素，此时胰岛素就对乳腺癌的发生发展起到推波助澜的作用。

（6）过量食糖会导致人体衰老。过量食糖的人会出现适应能力差、皮肤易皱、头发变黄或发白等症状。糖属于酸性食物，长期过量食糖会加速细胞老化。体质健康的人体内环境呈弱碱性，高糖饮食会使机体的酸碱度发生中性偏移或弱性改变，从而促使细胞衰老。而且大量吃糖会过多消耗体内的碱性含钙物质，影响骨骼的代谢和发育。

（二）甘味的含义

酸、苦、甘、辛、咸为五味，甘味为五味之一。从中医的角度来分析，甘不仅指真实的滋味，更是药物功能的高度概括。甘味的含义有以下四点。

一则，指甜味，比如，糖味是甘的，蜜味是甘的。这是甘味最基本的含义。

二则，百谷其味皆甘。我们每个人都有体会，细细咀嚼米饭、馒头时，嘴中往往能尝出甘味。正如《春秋左传正义》所言："甘味生于百谷。"意思是百谷中皆有甘味，庄稼粮食即为甘。《尚书·洪范》曰："稼穑作甘。"

甘乃土之正味，人类赖以生存的食物由土而生，且含在口中的食物往往是甜的。这个含义是甘味的引申义。

三则，凡是美味的、味道好的，我们都统称甘美。《说文解字》曰："甘，美也。"《说文解字注》曰："甘为五味之一，而五味之可口皆曰甘。"

四则，中医把淡味附于甘味上，因此甘也有甘淡之意。

（三）甘味的作用

从中医的角度来分析，甘味有甘缓、甘补、甘和之说，即甘有补益、缓急止痛、调和药性、和中的作用。

（1）甘缓。《黄帝内经》言："肝苦急，急食甘以缓之。""脾欲缓，急食甘以缓之。"提示甘味药有缓急的作用。又言："肝色青，宜食甘。"提示肝色青乃气机逆乱（肝气苦急），故宜食甘以缓之。

甘缓主要体现在两个方面，一是缓解筋肉之急。筋肉之急，包括筋脉拘急和脏腑挛急。临床常用芍药甘草汤治疗肚腹挛急绞痛，亦可治下肢痉挛之痛。方中芍药与甘草配合，即为酸甘养阴、甘能缓急止痛的例子。二是缓解药力之急。甘味能缓和药物的烈性或毒性，减缓主药效速，延长药物作用时间。比如，大陷胸丸中用白蜜，意在缓解药性的峻烈。又如，凉膈散中甘草、白蜜合用，意在缓和芒硝、大黄峻泻之力。

（2）甘补。甘味药多具有补益作用，能补益人体气血阴阳之不足。如黄芪、人参皆味甘，能补气；当归、阿胶皆味甘，能补血；百合、麦冬皆味甘，能补阴；肉苁蓉、虫草皆味甘，能补阳⋯⋯由此论之，诸方中凡是以甘药为君的，往往属于补益方。比如，人参配茯苓等组成四君子汤，即补气补中；熟地黄配山药等组成六味地黄丸，即补阴补肾。

甘味能补益，当然也就可以治疗虚损性疾病。《黄帝内经》曰"阴阳俱不足，补阳则阴竭，泻阴则阳脱⋯⋯可将以甘药"，即指甘味可以补阴阳不足，提示甘味药可通过其补益作用治疗虚损病证。我的临床体会是，凡是需要进补的，往往施以甘味，均疗效确切。不管是阴阳气血，都可以甘补之。

（3）甘和。甘味有调和、平和之意，指甘味能调和药性，使之归于平和。诸方中用甘草者，多因此理。

（四）甘与脾

一则，糖味甘入脾，能养脾运脾。土生甘，脾属土。凡甘味者皆入脾。《黄帝内经》明言："甘生脾，脾生肉……""夫五味入胃，各归所喜……甘先入脾。"甘生脾是指甘味之品能够养脾之阴，化生脾的清轻之气。甘与脾同气相求，甘先入脾，甘可补脾，亦可生脾。由此说，生活中适当吃点甘味的食物，能养脾运脾，有助于脾主运化、主四肢、主肌肉。

二则，过甘伤脾。过甘容易壅滞脾气，一方面，会使脾气久郁而化热，这种脾热，最早表现为灼伤胃阴出现"三多一少"（多食、多饮、多尿、体重减轻）的症状；另一方面，脾气壅滞则脾不能散精，导致糖原积滞于血管，容易导致五脏六腑和四肢百骸得不到濡养，久之即成糖尿病。

三则，甘为病。《黄帝内经》有云："有病口甘者……此五气之溢也，名曰脾瘅……此肥美之所发也，此人必数食甘美而多肥也。"临床中认为口甜为脾热证之一，由于多食肥甘厚味，肥则助阳生热，甘则性缓留滞，碍脾不运，水谷精微留滞于脾而不得转输，脾热之气上泛则口甜。因此，口甜可作为特殊症状用以诊断脾热证。对于养生而言，若出现口中甜腻的症状，应减少甘味摄入。另外，亦可用佩兰、罗勒等中药来化湿醒脾。

（五）甘味不可过食

《黄帝内经》明确强调，五味皆不可过极。以甘味为例，若"味过于甘，心气喘满，色黑，肾气不衡""甘走肉，多食之，令人悗心"。明代名医张景岳注："（味）过于甘则滞缓上焦，故心气喘满。甘从土化，土胜则水病，故黑色见于外，而肾气不衡于内。"是说过食甘味则土气壅滞，脾土过亢则上侮心气致心气喘满，同时又克肾水，伤及肾气。前文谈到过量食糖会导致心血管疾病，其原因即在于此。

《黄帝内经》还说："多食甘，则骨痛而发落。"过食甘味，土气过亢则克水伤肾，肾水受制则骨痛发落。因此《黄帝内经》明确说："肾病禁甘。"这与过量食糖容易导致衰老相关，因为肾为先天之本，主生长。肾伤则易衰。

总之，过食甘味既会伤及本脏，导致中焦脾土滞缓，亦会导致上焦心气过实，下焦肾水被克。也就是说，过甘最容易伤损脾、心、肾三脏。脾损则运化、散精失司，易致痰浊积滞，郁则化热，或成血脂升高，或升癌块；心损则君火失明，心神失司，精神受损；肾损则或司小便功能减退，导致多尿，或司生长功能减退，导致衰老。

当然，糖并非一无是处。糖可缓急止痛，糖可养脾，糖可补虚。比如，每天早晨喝些生姜红糖水，最能养肝血，升清阳；再如，腹痛时吃一口糖，往往可以缓解疼痛；大病体弱，不妨喝点糖水，有养脾补虚之功。清代名医黄元御认为，糖"功专扶土，力可建中，入太阴而补脾精，走阳明而化胃气，生津润辛金之燥，养血滋乙木之风，善缓里急，最止腹痛"。其功亦甚伟，不可忽视。

十、奶茶影响健康

奶茶是一种日常饮品，但不宜过饮，否则会有伤身风险。

有新闻说广西有一位 21 岁的小伙子，平时不爱运动，但非常喜欢喝奶茶，体重一度高达 130 千克。有段时间天气炎热，小伙子喝奶茶的频率也从原来的一天一杯变成一天五六杯，甚至用奶茶来代替一日三餐，直到某天突然晕倒，被送到医院紧急抢救。经过检查，医生发现小伙子身体各项数据已经全面超标，存在高血糖高渗昏迷合并酮症酸中毒、休克、呼吸窘迫、横纹肌溶解、多器官功能障碍以及严重的低钾血症等，尤其是血糖这一项的数据，已经高到爆表，检测卡都测不出来了。医护人员随即给他实施了降糖、补液、升压等处理。他的主治医生后来接受采访说："小伙子昏迷了7天之后终于苏醒了，我们对他进行了葡萄糖耐量试验，明确了他是没有糖尿病的，也就是说他的情况很有可能是喝奶茶引起的。他现在也对奶茶深恶痛绝，跟我们保证说以后再也不喝奶茶了。"看了新闻，我大吃一惊。奶茶不是挺流行的吗？怎么成了损害健康的"毒药"了？

（一）过甘伤脾

奶茶到底是什么？它是一种将茶和奶（或奶精、冲泡奶粉）混合而成的饮料，加以调和后饮用，兼具奶和茶的双重营养。为什么过量饮用奶茶会损害健康呢？据我了解，时下流行的多是港式奶茶，由红茶混合浓鲜奶加糖制成，其含糖量特别高。过多摄入糖分，会导致人体健康受损。有研究表明，一杯750毫升的奶茶里面，可能含有99克的糖，已经远远超出《中国居民膳食指南》建议的每天50克以下的糖摄入量。

从中医的角度来分析，糖味甘，甘味入脾，过甘则伤脾。脾主运化，主升清，主散精，为气血生化之源。过度食糖，导致脾的功能减退，大量糖分滞于血液之中，不能散精于五脏六腑与四肢百骸，就会导致血糖升高。而且，甘味抑脾会导致脾运化功能减退，痰浊水饮积滞，进而导致肥胖；土克水，过食甘味，容易伤肾，肾主骨，主封藏，其华在发，其色黑，肾伤则骨关节疼痛、肤色变黑、头发脱落，五脏六腑之精泄而不能藏，则生大病。

现代医学认为，若摄入的糖分超标，不仅容易影响嘌呤代谢，使尿酸升高，出现痛风，还会刺激大量胰岛素分泌，增加患糖尿病的风险。因此建议，各个年龄段的人群都应少喝含糖饮料，多运动锻炼，饮食多样化，才能有一个健康的身体。

那么可不可以喝不加糖的奶茶呢？市面上不是有无糖奶茶吗？《南方都市报》曾将市面上 14 款号称无糖的奶茶送去检测，结果显示这 14 款奶茶竟然都含糖，含糖量最低的也有 4.45 克。

（二）牛奶性凉，易损脾阳

奶茶中有奶，有茶，有糖。以上讨论了糖不可多吃。以下讨论能否喝牛奶。

从中医的角度出发，我是不赞成多喝牛奶的。我认为，生命是一团阳气，阳气越旺，生命越健康，生机越旺盛。而牛奶性偏寒凉，有伤阳之弊端。曾有这样一则报道：一幼儿每天喝 6 瓶牛奶，突然没胃口、嗜睡、脸色苍白，医生全面检查后认为，其过量饮用牛奶，阻碍了铁的吸收，进而导致贫血。从中医的角度来分析，牛奶性凉，最易伤损脾阳。脾阳一虚，则清阳不升，气血不足。中国人素体多偏脾阳虚，尤当忌食生冷，以免影响脾阳健运，导致各种不适，进而造成阳虚体质。

有人说，每天早晨吃水果喝牛奶，可以保证一天的营养。从中医的角度来分析，这种做法非常不健康。水果大多性寒，牛奶也性凉。按天地规律，早晨得木气，阳气温升，应吃温性的食物，如生姜红糖水，才有助于阳气温升。若早晨吃寒凉的食物，即使其含多种营养成分，亦无益于健康，因为逆反了自然规律。

感冒时也不能喝牛奶。发表在 *Laryngoscope* 上的一项研究指出：牛奶中含有的 A1 型 β－酪蛋白可以激活调控黏液生成的蛋白质的表达，使鼻子和喉咙的黏液分泌增加，从而加重感冒症状。中医认为，牛奶性偏寒，寒则伤阳。外感风寒而感冒，要温阳祛邪，可以喝姜糖水或服各种辛温解表类的药物，而不能滥服寒凉之物，以免伤阳，导致寒邪深入。

有专家称，人每天要喝 1 杯牛奶，因为牛奶的营养几乎是全方位的，钙、脂肪、蛋白质等均较为丰富，且牛奶与我们的骨骼健康息息相关，是补钙的优选食品。可是，我们真的缺钙吗？有必要人人补钙吗？为健康计，与其宣传牛奶，不如宣传正确的生活方式，包括起居、运动、情绪等，这些远比牛奶更有益于健康。

当然，我并非完全排斥牛奶，我认为以下两种情况的人适合饮用牛奶：一是婴儿，因婴儿生长旺盛，牛奶能滋养肝木；二是虚劳内热之人，牛奶能滋阴除热。除此之外，若过饮牛奶，易伤损脾阳，导致腹泻、过敏性鼻炎等。饮用牛奶时建议加几片生姜一起煮沸，这样可以缓解其寒性。

（三）关于茶

1. 茶的利

茶是最佳的解暑饮品。三伏天如何解暑？应喝热茶，绿茶、红茶、花茶、黑茶等都可。李时珍《本草纲目》记载："茶苦而寒，阴中之阴，沉也，降也，最能降火。火为百病，火降则上清矣。"因此，寒性体质者不宜多饮绿茶。但清解上焦浮火，绿茶甚妙。我临床治疗少阳相火上浮诸病，喜在药方中加一小撮绿茶，既可调和药味，又能清火。藤茶出自罗霄山脉，为野生茶，其味微苦而甘，性略凉，功擅清热毒，利咽喉，降痰浊，我常用之配入汤药，可降转氨酶，治疗高血压、高血脂、高血糖，以及防治心脑血管疾病，疗效甚佳。平时我亦喜单用藤茶泡水代茶饮招待亲友，饮之回甘生津，可缓解咽干、咽燥、咽痛等不适，最适于每天言语过多之人。取普洱茶与神曲各适量，加水煮，代茶饮用，亦能消积食、清肠胃、利痰浊，适合于痰湿偏重之人。

饮茶不但是一种中国传统文化，更是一种养生方式。热重之人，可喝点绿茶；偏于虚寒的人，可喝黑茶，如普洱茶、六堡茶等。平时解渴也可喝茶，《中国居民膳食指南》中提到："提倡饮用白开水和茶水。"闲暇时泡一杯茶，随手取一本书品读，静静地度过半天，日子无限美好。

2. 茶的弊

从中医的角度来看，茶虽属饮品，但毕竟颇具偏性，健康的人不建议嗜茶。宋代唐慎微认为："大都饮茶少则醒神思，过多则致疾病。"李时珍亦自述："早年气盛，每饮新茗必至数碗，轻汗发而肌骨清，颇觉痛快。中年胃气稍损，饮之即觉为害。"南宋诗人杨万里因饮茶过度而患气疾，又因有龙团好茶而禁不住再饮，终因饮茶过量而患中寒之病，身体十分消瘦且酸痛难忍。其词序文曰："老夫茗饮小过，遂得气疾，终夕越吟。"词中亦有"旧赐龙团新作祟，频啜得中寒。瘦骨如柴痛又酸"之语。

3. 其他茶类饮品

糙米茶是一道以糙米、水等为主要原料制作的茶饮。把糙米炒香，用开水冲泡或用冷水煮沸，煮出来的米茶米味与茶香融为一体，有米的特色，也有茶的浓郁，具有调味增食、解渴降温、瘦身减糖的功效。从中医的角度来分析，米为五谷之一，炒香则入脾，饮之最能和胃养脾，适合夏季消暑，胖者减肥，虚者养中。糖尿病患者可常年饮用糙米茶，因其没有使血糖升高的风险。

盛夏天气湿热，可常喝打油茶。此茶以老叶红茶为主料，用油炒至微焦而香，并加大蒜同煮，其茶味苦而涩，涩中带辣，可祛湿热、清肠胃、利湿浊，最利于盛夏服用。

再介绍两种用绿茶制作的消暑饮料：（1）金银花10克，绿茶3克，开水冲泡；（2）鲜薄荷叶10克，绿茶3克，白糖10克，开水冲泡。

十一、饮酒与健康

我在奥地利的因斯布鲁克从事中医临床工作时发现，当地不少人相信，睡前喝 1 杯干红葡萄酒有益于健康，不但能安眠，还可预防心血管疾病。这种观点有没有依据呢？

（一）正面的依据

有研究发现，葡萄酒中的白藜芦醇有很强的抗氧化作用，能降低血脂，抑制低密度脂蛋白胆固醇，软化血管，增强心血管功能，美容，还可以延缓衰老。而且红酒酒精度相对来说较低，普通大众都可以接受。有的人晚上睡不好觉，就会喝点葡萄酒来帮助自己入睡。

流行病学资料已提供强有力的证据：少量或中等量饮酒可降低全因死亡率，减少心血管疾病危险。每日摄入 12.5 ～ 25 克酒精者因冠心病死亡的概率最低。世界卫生组织也曾发布报告，称适度饮酒与降低心血管疾病死亡率之间的联系无可置疑，每天饮 1 ～ 2 小杯红酒能显著降低患心脏疾病的风险。

我在奥地利接诊过很多八九十岁的老年患者，他们之中不少人有每天喝 1 杯葡萄酒的习惯，尤其是睡前喝。这么看来，似乎睡前喝杯葡萄酒，真的有益于健康。

（二）反面的依据

虽然有不少研究表明白藜芦醇对心血管健康有好处，但这需要白藜芦醇浓度达到一定的剂量，而红酒当中白藜芦醇的含量非常有限，靠喝红酒并不能达到实验研究中的效果。

人们在喝酒之后，确实会比以往更容易入睡，但在睡觉的过程中，酒精还会对我们的身体产生其他影响。一则，酒精会让我们的睡眠障碍加重。睡眠障碍就是在睡觉的过程中出现多种不适现象，比如深度睡眠时间变短、爱做梦、盗汗、呼吸困难、打鼾等。在这种情况下，即便你的睡眠时间是充足的，睡眠质量也会大幅度下降，对身体并没有好处。二则，不管是身体有疾病的人群还是健康的人群，长期在睡前饮酒，都会间接对人体的生物钟造成伤害，还可能会形成酒精依赖，久而久之就变成一种不良习惯，无形中损伤你的身体。三则，酒精和心血管疾病、癌症等多种疾病都有直接关联，摄入酒精不仅不能降血脂、软化血管，还会提高患心血管疾病的风险。

（三）中医的理解

中医认为，酒为粮食的精华，既是饮品，也是中药。"医"的繁体字的本义就是用酒治疗伤口，进而引申为治疗一切疾病。文献中也很早就有用酒治病的记载，如《礼记·曲礼上》有云："有疾则饮酒食肉。"

《黄帝内经》里反复谈到酒，"酒气盛而剽悍""饮酒者，卫气先行皮肤，先充络脉，络脉先盛，故卫气已平，营气乃满，而经脉大盛""酒者，熟谷之液也。其气悍以清""酒者，水谷之精，熟谷之液也，其气剽悍"……从《黄帝内经》的论述中可以看出，酒者，其性阳热，其行迅疾。这也是中医用酒养生治病，取其补益、温经散寒及行气活血作用的内在依据。

《汉书》有云："酒，百药之长。"因为酒可舒筋活血，暖胃肠，御风寒，还可消除疲劳，促进新陈代谢。从防病、治病的角度来看，适量饮酒是有益健康的。

但《黄帝内经》也明确强调了饮酒过度的危害。一则，"酒气酿生阳热之邪，如酒热熏灼，腠理疏松，汗出，更可外感风邪"；二则，"酒性悍疾，易使气机逆乱"；三则，酒醉入房，耗伤精、气、血。诸种病因，更以酒醉复加房劳为多。

关于饮酒与健康的话题，提供以上三种观点，希望与读者共同讨论。

十二、关于喝水

水是生命之源，没有水就没有生命。因此人一定要喝水。然而每天要喝多少水，什么时候喝水，专家们众说纷纭。

有视频宣称，中老年人每天必须在早上起床后、中午睡醒后、晚上睡觉前和起夜后喝水，因为"有保护肠胃、心脏和血管的作用"。这种说法完全没有依据。人在这四个时间点喝水，既不会有什么功效，也不会有什么危害，因此完全没必要强迫自己这样喝水。

从中医角度来说，关于喝水有以下几点要求。

（1）一定要喝温开水。因为凉开水伤阳，容易导致腹泻腹痛。温水应为煮沸后放至温度适宜的水，而不是由凉水煮至温而未沸的水。

（2）饮水要适度。水进入胃肠，需要阳气去运化，然后饮入的水才能变成人体的组成部分，这个过程，中医称之为气化。若阳虚之人气化不利，又过多饮水，水湿不能被完全运化，就容易变成痰浊水饮，积滞于身体各处，导致各种疾病。中医常说"百病皆由痰作祟"，这个痰即由水湿变化而来。

（3）喝水的量完全可以根据自己的感觉来调整。大渴则大饮，小渴则小饮，不渴则不饮。运动出汗，或夏季汗出淋漓，当然要多喝点水；冬季寒凉，几乎无汗，那就不必勉强自己喝水。有人喜欢喝水，喝水则舒服，那就多喝；有人不喜欢喝水，喝水则胃胀，那就少喝。

（4）饮水不必讲究具体的时间，想喝就喝，不想喝则不勉强。不论什么时候喝水，只要人体阳气健旺，水都可以被气化成机体的组成部分。一般来说，最好的饮水时间是口渴的时候，此时喝水既舒服，又能补充水分。

（5）虽然各种果汁、咖啡、酒等饮料中也含水，但喝这些都不算是真正意义上的喝水，喝水最应该喝的是温开水。

十三、哪些食物能润燥

燥是秋季的主气，燥气伤肺，容易出现皮肤干涩、鼻燥、唇干、咽痛、干咳等不适。故秋分后当注意养阴润肺，以缓其燥。若不想服汤药，可以吃哪些食物来缓解秋燥呢？以下列出 10 余种能润肺化燥的食物，供读者选用。

（1）梨。梨多汁而甘甜，味道可口，最能润燥。且色白入肺，为秋令缓解肺燥的最佳食物。梨最适宜治疗肺热咳嗽、小儿风热、咽干喉痛、大便燥结等症，还有降低血压、清热镇静的作用。高血压患者中如有头晕目眩、心悸耳鸣者，经常吃梨可减轻症状。梨可生吃，也可切片煮水服用。梨性寒凉，脾胃虚寒、消化不良及产后血虚的人不可多食。脾阳虚者建议煮食更好。

（2）甘蔗。甘蔗味甘而凉，亦因多汁而有润燥养阴之功。生吃略伤脾阳，切片煮食甚好。

（3）莲藕。莲藕深居水底，出于污泥，得水之性而能润肺，得土之性而能补肺，其性凉亦入肺，且中空亦可比类于肺。莲藕生时性寒，熟时性温，生藕能清热生津止渴，熟藕能健脾开胃益血，故有"暑天宜生藕，秋凉宜熟藕，生食宜鲜嫩，熟食宜壮老"的说法。此物煮食，最是润肺养生的佳品，兼有止血之功。

（4）银耳。银耳有"菌中之冠"的美称，既有补脾开胃的功效，又有益气清肠的作用，还可以滋阴润肺。其色白而入肺，其味甘而补肺，其性凉而养肺。煮粥服食，是养肺润肺的美味食品。

（5）石榴。石榴味酸而甘，酸甘可化阴、敛肺，适合于秋燥之时。且酸石榴对防治腹泻很有效。

（6）莲子。莲子味甘涩，性平，有补中益气、养神清心之功效。既能祛除余暑，又能滋补强身，为滋养元气之品，也是秋季适时的养肺润肺补品。

（7）山药。山药味甘，性平，色白入肺，有健脾、补肺、固肾、益精的功效。山药的特点是补而不滞且不热不燥，不论男女老幼、有病无病、体健体弱，都适合食用。

（8）萝卜。萝卜味辛、甘，性凉，有降气、祛痰、消食、行滞、止血的作用。萝卜既是一种蔬菜也是一种水果，生吃熟食皆适宜。俗话说："入秋萝卜胜似良药。"秋后的萝卜，既是当令食品，味道甚好，又有利于健康。

（9）花生。花生味甘，性平，入脾、肺二经，有润肺、祛痰、和胃、止血、滋养调气、清咽止疟的功效。花生能治疗营养不良、食少体弱、燥咳少痰、咯血、皮肤紫斑、产妇乳少及大便燥结等病症。新鲜花生最好连壳煮着吃，但不宜油炒或煎炸，以免增其燥性，反而不利于润肺。

（10）板栗。板栗为秋分后的当令食物。其味甘，性温，有健脾养胃、活血止血、补肾强骨之功，补肾则金水互生，健脾则土能生金。

（11）百合。百合味甘、微苦，性平，有润肺、补肺、清心安神、消除疲劳、润燥止咳的作用，既是保健食品，又是滋补佳蔬。百合与大米做粥，能润肺止咳。

（12）大枣。大枣味甘，性温，有补脾和胃、益气生津、滋阴润燥、益肺补虚之效，属于清补食品，若与银耳、百合、山药等共同做粥服食，润肺化燥效果更佳。

（13）蜂蜜。蜂蜜有润肠、润肺的功效。肺与大肠相表里，许多与呼吸道相关的病症会导致肠胃问题，而蜂蜜既可滋润呼吸道，又能帮助排便，被视为秋季最佳养生食材。不过蜂蜜过甜，甜可生痰，因此痰多的患者不宜多食，感冒或热咳者也不宜食用。

（14）杏仁。杏仁有润肺、清积食、散滞的功效，对干咳无痰、肺虚久咳等症有一定的缓解作用。杏仁分为甜杏仁与苦杏仁，苦杏仁的润肺效果更胜一筹。

（15）柿子。柿子不仅清甜可口，而且具有药用价值，无论是鲜柿、柿饼、柿霜等都能入药。根据《本草纲目》记载，柿子味甘，性寒，可以消热去烦、生津止渴、润肺化痰、治疗热咳。柿子含有大量的鞣酸，不建议空腹食用。又因其性寒凉，故脾阳虚者不宜过量食用。

（16）南瓜。南瓜有不可忽视的食疗作用。据《滇南本草》载，南瓜味甘无毒，性温，入脾、胃二经，能润肺益气，化痰排脓，驱虫解毒，治咳止喘，疗肺痈便秘，并有利尿、美容等作用。

（17）豆腐。豆腐可口，可以做成各种美食，还有清热润燥之效。《医林纂要》云："（豆腐）清肺热，止咳，消痰。"凡咳嗽属风热或肺热者尤宜。

（18）大米粥。大米粥味甘，性平，有润肺养胃之功。秋季燥气当令时，可常喝大米粥，最能缓解秋燥，且其药力平和，人人可服。

（19）羊奶。与牛奶不同，羊奶性偏温，故喝羊奶不伤脾阳，也不会导致腹泻。且羊奶味甘，具有养血补虚、益气润燥的作用，适于患糖尿病、久病体虚、虚劳羸瘦者饮用。建议煮沸后温服。健康人群亦可温服，甚能养肺润燥。

此外，秋分之后，燥气偏甚，建议少吃或不吃煎炸、烧烤、辛辣之物及火锅等，以免更增其燥。可适当吃些新鲜蔬菜、水果，有润肺化燥之功。建议平时常饮温开水，特别是运动出汗后或口燥咽干时，亦可缓解秋燥。

养生当顺应天时，立秋后以收敛为主。酸主收，适当食酸可以帮助敛阳归根。

第六章　运动养生

　　想要预防疾病，养生非常重要。除按中医理念养生外，我推荐运动，这一途径最能宣畅阳气，阳旺则阴霾自散。为了健康，运动是必须的，尤其是久坐之人，一定要运动起来。况且，运动还能让人心情和畅，心气平和，五脏六腑皆归于平衡。

　　运动养生需注意以下几点：（1）运动要有规律，要持之以恒，不能"三天打鱼，两天晒网"；（2）应秉持主动运动的态度，运动有积极性，自然心情舒畅；（3）应适当运动，可"小劳"，但不可过度运动，孙思邈就强调"莫大疲及强所不能堪耳"；（4）应在白天运动，白天阳气升浮，人气亦升浮，夜晚阳气闭藏，此时运动就是扰阳了。

　　运动养生应以微微汗出为度，此时阴阳平衡，营卫和调，最有益于健康。但有些年轻人运动后大汗淋漓，反而觉得舒畅，这也是适于阴阳五行的表现。就人的一生来说，年轻时木气疏泄，阳气以升发为主，此时可以多做运动，属适度范围内，可有益于健康；年老后金气主事，阳气收敛，此时则不可再过度运动，应微汗即可。

一、关于运动方式的思考

（一）夏季应如何运动

夏季是一年之中运动的好时节。一年之中唯有夏季阳气最旺，也最适合运动。运动可以宣通阳气，阳气宣通，则汗液外泄，正好可以把一年中积累的浊毒排出体外。

清代学者李渔认为：夏应藏，闭门谢客。从中医的角度来分析，此时阴长阳消，当顺应天地之势而为，多静少动，勿过耗阳气。有人问，这是不是说夏季要减少运动呢？那岂不是与《黄帝内经》所倡导的"春夏养阳"相冲突了？其实，这是完全不冲突的。小暑时节，天地之间炎热至极，应之于人，则阳气外浮，外热则必然内寒。中焦脾胃属内，内寒即为中焦阳虚。中焦阳虚则应该养阳。如何养阳？开门迎客肯定不合适，应该待在家里，让心静下来，心静则阴生。闭门谢客是心静，而运动是身动，二者完全不冲突。正如一天的中午，并不是运动的好时间，应该静下心来睡个午觉，让阳气得以休息，而且午休有助于一阴始生，让阳气由盛极而自然衰减下来，这正是顺应自然规律的行为。而到下午五六点时，中午的阳气已衰，但太阳尚未落山，正适合运动。此时运动，不但可以宣通阳气，让人更健康，还可以缓解一天劳累工作的疲惫，可谓一举两得。

（二）找到适合自己的运动方式

运动的方式很多，到底哪种运动方式适合自己呢？我的建议是，你不妨把自己能接触到的每个运动项目都尝试一下，认真地做两三次，然后体会一下，做这项运动时你感觉快乐吗？你愿意继续做下去吗？你的身体喜欢它吗？一般来说，若是找到了真正喜欢的运动方式，你会感觉很快乐，会愿意继续做下去，而且你的身体也会喜欢它。比如，跑步是我喜欢的运动，跑步时我感觉很快乐，而且每天我都在想着继续跑下去，我的身体也因为跑步而舒服起来，跑步让我的身与心皆舒畅。

现代医学发现，在我们的身体里有一种特殊而神秘的物质——5-羟色胺，它是一种能使我们心情愉快的物质，可以让我们的大脑产生满意感、满足感。当5-羟色胺水平高时，我们会感觉很好；若5-羟色胺水平下降，我们会感觉糟糕、沮丧、情绪低落。而运动会提高5-羟色胺水平，让人开心。

因此，一旦你找到了适合自己的让5-羟色胺水平提高的运动方式，那就好好地做下去，你会有一种美妙的感觉，你的人生、事业、生活、家庭等，都会变得不一样了。

我们普通人为什么运动？自然是为了让自己健康，而不是为了争取名次。为了健康的运动与为了名次的运动是完全不一样的。前者让人快乐，让人健康，运动后神清气爽，精力与精神皆旺盛；后者则可能过度运动，导致身心疲惫，甚至带来运动损伤。

（三）坚持运动多久能看到效果

有人问，要坚持运动多久才能看到效果？我的建议是坚持100天。每周可运动两三次，每次至少1小时。坚持100天，则可以做30多次运动，足以产生效果。连续运动100天，也可让身体养成一个良好的习惯。就身体的反应来看，连续有规律地运动100天后，身体会慢慢适应运动的状态，然后五脏六腑皆会跟着运动起来，这就会带来健康和快乐。

若坚持运动了100天，仍没有看到效果，我分析可能存在以下三个原因：一则，你没有认真去运动，运动时心不在焉或草草了事；二则，你选择的是你心里不喜欢或身体不喜欢的运动方式；三则，你每次运动的时间太短。

二、"闻鸡起舞"是否有益于健康

祖逖和刘琨闻鸡起舞，体现了一种奋发向上的精神。但从运动时间上来看，"闻鸡起舞"并无益于健康。

俗话说："一日之计在于晨。"中国人长期以来都有晨练的习惯，甚至天还没亮，就早起跑步、跳舞、做操。关于早晨锻炼是否符合养生规律，一直存在着争论。从中医的角度来分析，清晨并不是最适宜锻炼的时间，尤其是在冬季。

（一）外界环境因素

一则，植物会在夜间吸入氧气，呼出二氧化碳。因此，树木多的地方，早晨可能聚集较多二氧化碳。

二则，夜间容易形成逆温层，致使清晨空气不佳。在秋、冬、春三季，近地面逆温层会使得空气污染物在早晨 6 点左右最不易扩散。

三则，早晨的寒冷刺激可诱发血管痉挛，还容易在原有病变基础上引发血管栓塞或梗死。

（二）人体内在环境因素

一则，人睡了一夜没有饮水，清晨血液很黏稠，增大了血管堵塞的危险性。

二则，人起床后交感神经兴奋性增强，心率加快，心脏本身需要更多的血液。

三则，上午 9～10 时是人一天中血压最高的时刻，因而早晨是脑出血、脑梗死的多发时间，医学上称之为"魔鬼时间"。另有临床资料表明，心肌梗死的多发时间为上午 6～9 时，上午发病人数是傍晚的 3 倍。

此外，英国《运动医学》杂志发表文章称，运动员晨练后，免疫功能减退。主要原因是人体激素水平升高抑制了免疫功能，同时唾液流率明显减慢，更易感染病毒。

（三）中医角度分析运动时间

1. 运动当在白天

一天分阴阳，白天为阳，夜晚为阴。白天是升发的，主动，像春夏季一样。夜晚是敛藏的，主静，如秋冬季一般。《黄帝内经》说"春夏养阳，秋冬养阴"。因此，白天适宜运动出汗，这样顺自然之性，可以养自然之身；而晚上却应养阴，要静坐，要安宁。夜晚运动不但不养阳，还会伤阳。《黄帝内经》有云："阳气者，一日而主外，平旦人气升，日中而阳气隆，日西而阳气已虚，气门乃闭，是故暮而收拒，无扰筋骨，无见雾露，反此三时，形乃困薄。"

由于很多人白天要工作，只有晚饭后才有些时间，因此常把运动安排在晚上，却不知晚上天地阳气处于敛藏状态，人的阳气亦处于敛藏状态，若去运动，就是把阳气再发出来，去充养筋肉血脉，这样就违反自然规律。顺之则生，逆之则病。越是晚上运动，脏腑越是亏虚，人也就会越来越没精神，提不起劲。尤其是老年人，本身脏腑精神就不足，哪能经得起晚上如此折腾。因此，晚上与其出去锻炼，还不如待在家里。

如何区分白天和夜晚呢？很简单——以能否看到太阳来区分。太阳出来了，就是白天，太阳落山了，就是夜晚。太阳出来，我们也开始一天的工作学习和运动；太阳休息，我们也要休息。古人说"必待日光"，就是这个意思。

2. 早晨运动还是下午运动

四时阳气有其升降规律，"春生，夏长，秋收，冬藏，是气之常也，人亦应之。以一日分为四时，朝则为春，日中为夏，日入为秋，夜半为冬"。也就是说，不管在什么季节，早晨的阳气运动特征都是升发疏泄的，因此早晨可以运动。

但在秋冬季节，特别是寒冬，我不提倡早晨运动。冬季运动，其运动强度应低于夏季的，运动时间也应短于夏季的。毕竟运动主升发阳气，若冬季运动至大汗淋漓，阳气过度升发，反而影响了冬季阳气的闭藏。如果一定要运动，我更推荐午后运动。一则，早晨天气寒冷，人容易受寒。冬季养生，我们要积极避寒，而不要主动感寒。午后天气渐温，人的阳气亦能温暖四肢百骸，此时运动更好。二则，冬季阳气是闭藏的，即使是白天，其升发的阳气也不如夏季旺盛。顺应阳气在冬季以闭藏为主的特性，午后可适当运动一下，可以让阳气圆运动更大更圆。

至于春夏时节，特别是夏季，天气炎热，白天变长，早晨和下午运动都有可取之处。早晨运动比较凉爽，更有助于升发阳气，使一天的阳气圆运动变大；下午运动出出汗，可以排泄一天的郁火，使身体清爽舒畅。

若要早晨运动，一定要在太阳升起之后，此时天地之间阳气升发，运动有助于人的阳气跟上天地的节奏。但要注意避免日中的暴晒，尤其是炎夏时节。下午运动，则要在太阳西落之前，此时天地之间阳气收敛，适当运动可以释放工作压力，还可以增强体魄，健旺阳气。

（四）运动注意事项

一则，以上所说的运动，要求是能出汗的，强度为中等的。晚饭后散步不包含在内。

二则，即使在白天也不是什么情况下都可以运动，一定要避开大风、大雨、极寒、酷暑、雷电、雾霾等不良天气。

三则，以上所说的运动事宜适合于所有人群。但若是具有心脑血管疾病风险因素的中老年人想运动，请先与主治医生沟通，不可自己贸然进行剧烈运动。

四则，选择何种运动方式，做多大强度的运动，运动频率如何，都要因人而异。有的人能天天跑 10 千米，有的人却不能。建议想运动的人咨询专业人士，根据自己的体质与阴阳盛衰情况，选择合适的运动与强度。

三、久坐损害健康

生活中有许多情景需要我们久坐，如上课、考试、看书、玩游戏、做实验、写作、看电影或电视、长途开车等。人坐着的时候能让其他物体支持身体的重量，从而减轻身体的负担。然而不宜久坐，因为久坐有损健康。《黄帝内经》云："久坐伤肉。"其实久坐还会伤脾、伤筋、伤脊、伤骨、伤神、伤心。久坐对人体的健康损害甚大，须引起高度重视。

（一）久坐的危害

大量相关研究证实，久坐会对身体多个系统产生损害。比如，久坐会导致血液循环减慢，心脏工作量减少，久而久之会使心脏机能衰退，引起心肌萎缩、动脉硬化、高血压、冠心病等心血管疾病。久坐会引起颈椎僵硬，影响颈动脉对头部的供血，还会破坏腰椎正常的生理弯曲，出现弓背或骨质增生等。久坐会使得整个躯体重量全部压在腰骶部，压力分布不均，会引起腰、腹、背部肌肉下垂或疼痛。久坐在桌前，因桌下的空间过窄，双腿难以伸直，会令下肢的血液流通不畅，容易造成双脚麻痹。美国一项长达 24 年的跟踪研究表明，长期久坐的人患静脉血栓的风险比普通人高出 1.7 倍。久坐还会导致糖尿病和结肠癌。

世界卫生组织早已将久坐列为十大致死致病元凶之一。美国哥伦比亚大学的一项研究证明，单次坐 60 分钟以上，死亡风险便提高 2 倍。还有研究发现，久坐 1 小时会减少 22 分钟的寿命，相当于吸 2 支烟所缩短的生命长度。

因此建议每坐 1 小时就站起来活动 2 分钟，可降低 33% 的死亡风险。

（二）中医分析久坐

从中医的角度来看，久坐伤肉，而脾主肌肉，因此久坐必然伤脾。

一则，脾属土，为后天之本、气血生化之源。脾伤则气血化生不足，容易导致各种虚损，且各种大病和慢性病会跟着发作起来。

二则，脾主肌肉，脾伤则会出现下肢肌肉痿弱无力，甚至下肢浮肿、倦怠、乏力，进而导致下肢血瘀，诱发疼痛。

三则，脾主升清，脾伤则清阳不升，浊阴不降，身体会逐渐陷入亚健康状态。

四则，久坐为静，静则生阴，而运动生阳。久坐容易导致人体阴阳失调，此为万病之根。

五则，久坐不利于胃气降浊，容易导致食欲不振、消化不良、脘腹饱胀等症。

六则，久坐伤脊。督脉行于脊内，若督阳不能宣通，则会导致腰曲消失、颈曲紊乱，进而出现颈肩腰腿痛。颈肩腰背持续保持固定姿势，会导致与脊柱相联系的左右侧肌肉筋腱出现痉挛及劳损，表现为颈肩腰背部位的僵硬、酸胀、疼痛。儿童阳气升发，骨质发育尚未定型，若坐姿不当，督脉阳气不畅，易诱发驼背、脊柱侧弯及骨质增生。

七则，久坐则清阳不升，易致气滞血瘀，影响气血循环，使脑失所养，伤神损脑，或产生精神萎靡、体倦神疲。若突然站起，还会出现头晕眼花等不适，或导致心肌梗死和中风，甚至还会造成下肢血栓，危害生命。

八则，久坐更兼思虑过度，会耗血伤阴，损伤精神，出现记忆力减退、注意力不集中等不适。一方面用脑紧张，心气上浮；另一方面下肢气血运行不畅，血亏于下。久之或肌腠疏松、易感外邪，或筋骨脆弱、动辄气喘，或脾胃受损、乏力虚浮，甚至风动高巅。

为了身体健康，一定不能久坐，应经常站起来，多走动。坚持规律运动，最有益于健康，因为动能生阳，阳气宣通，则百脉和畅，气血通调。

四、走路与健康

走路对于绝大多数腿脚健全的人而言不是难事。若能好好走路、正确走路、坚持走路，则对健康大有裨益。

（一）走路有益于健康

有研究显示，如果一周内累计健步走 7 小时，可以将冠心病、心脏病的发病率降低 30%，将胰腺癌患癌风险降低 50%。如果不幸患癌，经常行走的人癌症恶化概率也比不运动的人低 57%。每天健步走 1 小时，可以对 2 型糖尿病有 50% 的预防率，使患乳腺癌的风险降低 12%。对于 60 岁以上的老年人，一周内有 3 次、每次 45 分钟以上的健步走运动，有助于维持较好的认知功能，避免阿尔茨海默病。每天走路 20 分钟，能帮助人们远离癌症、心脏病和中风等导致的过早死亡。

走路属于轻度运动。若要提高运动强度，建议快走，更有益于出汗。从中医的角度来分析，运动后出汗，是营卫调和的表现。营为血，卫为气；营为阴，卫为阳。营卫调和，意味着阴阳平衡。人若能处于阴平阳秘的状态，就能健康起来。

走路可以锻炼五脏。脾主四肢、主肌肉，肝主筋，肾主骨，肺主气并司呼吸，心主血脉，走路能激发五脏生理功能，让五脏气血和畅。

（二）走路的环境选择

走路最好选择在公园、体育场等远离马路、清静又干净的地方。理想路面应该是草地、土地或塑胶跑道，避免在水泥地、柏油路等硬地面上走。当然在实际生活中可能会受到各种因素的限制，但如果有土地、操场、运动场就不要选择柏油路。从中医的角度来分析，足部有足三阴经和足三阳经，走路会直接刺激这些经脉，有助于气血通畅。但若路面太硬，会对足部的经络产生有害刺激，不利于健康。因此，稍微松软的路面最适合于走路，特别是快走。

（三）走路的运动量

有研究发现，一次性走够 6000 步才能真正有利于改善健康状况。一天之中，上下楼走几步，房间里走几步，上厕所走几步，加起来可能也有几千步。但最有益于健康的走路并非走走停停，而是一路健走，一气呵成，走30 ～ 40 分钟。从中医的角度来分析，运动要达到一定的强度，才能让周身阳气宣畅，阳加于阴，使汗排出。若走路后完全无汗，其健身效果则会大打折扣。而要出汗，就要坚持走够半小时以上，不要走走停停，不要休息，使周身汗出津津，才能达到营卫和调的效果。在这个过程中，若有可能，走得越快越好。

具体走多快才合适？我的理解是，只要能感觉到自己在努力向前就好。每个人的标准不同，同样的速度对于一个人是快走，对于另一个人可能是在散步。关键是要走到出汗，这是任何运动产生健身效果的金标准。

若体质略差，无法快走，那走慢点也不要紧，关键是要走到出汗。出汗的好处很多，一则，出汗则阳气足够宣畅，脏腑气血健旺；二则，出汗才能排邪；三则，出汗才能内外和调，并增强气化功能。

（四）正确的走路方式

（1）走前要热身，走后要拉伸，以预防肌肉损伤。热身可以兴奋阳气，让气血和畅；拉伸可以调和肝脾，使肝主筋与脾主肌肉的功能和谐。

（2）快步走30分钟后，会有微微的喘息或气短，这是正常现象，不必担心。若出现心悸心慌，则当减慢行走的速度，但不必完全停下来。快走到呼吸急迫，气喘吁吁，最能锻炼肺主气的功能，且能增强身体素质，预防感冒。

（3）快步走时，上肢要摆动起来，一方面可增加有氧运动量，更好地体现有氧运动效果；另一方面有利于锻炼上肢与胸部肌肉。脾主四肢，主肌肉，走路时下肢跨步，上肢也随之摆动，可以加强脾的功能，能让脾主运化的功能健旺，可以开胃，同时降低血糖、血脂及血压。

（4）步幅稍大些，每一步比平时走路多向前迈10厘米左右。刚开始要循序渐进，不要迈得太大，要让人体逐渐适应这样迈步的幅度，避免伤到膝盖和小腿。走路保持均衡的幅度与速度，有助于身体平衡，且能让肝、脾、肾三脏得到适度刺激，肌肉、筋骨都不容易受伤。

（5）行走时可用全脚掌着地，挺起胸，上身挺直，根据自己的承受能力调整迈步的频率。一定要遵守循序渐进的原则，绝不可过快过猛。行走的强度以30分钟后汗液微出为标准。出汗不但是走路的标准，亦是所有运动的标准，既不必大汗淋漓，也不能完全不出汗。出汗才算达到阴阳平衡的效果，出汗过多则伤损阴津和阳气，不出汗则阳气没有完全宣透。

（6）饭后不要马上快走。进食后马上快走，会给胃增加许多紧张因素，反而容易造成身体损伤。最好是饭后半小时至1小时后再开始快走。

（7）不可盲目追求走路速度和走路步数。有人认为，走路时速度越快，强度越大，锻炼效果就越好。其实，若盲目快走反而容易造成身体损伤。比较常见的有膝关节、踝关节、髋关节及腰部的疼痛和损伤。从中医的角度来分析，运动需要五脏协调来完成，猝然快走，五脏功能不能支持，就会导致五脏平衡失调。伤肝则筋痛，伤脾则肉痛，伤肾则骨痛，伤心则悸动，伤肺则喘息不止。

（8）走路不可贪多，每天6000步左右就非常合适。有人为了抢占运动步数排行榜榜首，每天走路步数高达数万步。却不知，运动应适度，盲目追求步数，反而伤身。《黄帝内经》有云："久行伤骨。"肾主骨，伤骨即伤肾。走路如此，其他运动也是如此，当量力而行，以运动后精神旺盛、精力充沛且胃口大开为度。若运动后精神萎靡，精力下降，胃纳变差，即为运动过度。

在阳光明媚的日子里，约上三两好友，或在公园，或在野外，尽情地快走，既能呼吸到新鲜空气，又能缓解工作后的疲乏，还有益于健康，何乐而不为呢？特别是对于平常缺少运动的人来说，要想预防生病，不妨先从快走开始。为了健康，我们每个人都应运动起来。我们要热爱运动，通过运动来塑造更健康的自己！

五、跑步与中医理念

有观点认为，跑步是西式运动，不适合中国人。中国人应该选择一些中式运动，如八段锦、太极拳、散步等。我认为并非如此，人人都可以跑步，不分东西方，也不分人种。进一步说，中医理念也推荐跑步。

我出生于1971年，按《黄帝内经》的理念，我如今正处于男子"六八，阳气衰竭于上，面焦，发鬓斑白；七八，肝气衰，筋不能动"的生理状态。我认为，越是此时越要坚持运动，特别是跑步，因为跑步可以让阳气不会过早衰竭，从而避免面色憔悴，并且让筋更灵活、更柔软。

多年跑步给我的体会是，越跑越有生命活力，越跑越有生活激情。跑步让我的体质逐渐增强，至今仍能维持着三四十岁时的体力。我平时每周跑步两三次，每次 10 千米，且都是傍晚太阳未落山前跑，按每千米 5 分 30 秒至 6 分的配速慢慢跑。这个配速让我的心率可以保持在每分钟 140 次左右，既不会觉得特别累，也能出出汗，还可以享受跑步的乐趣。我现在跑 10 千米可以跑进 45 分钟。

对于初跑者，我的建议是不妨从慢跑开始，每周 3 次，每次 30 分钟。不必追求速度，以自己感觉舒服为度。跑着跑着，速度自然会越来越快，体能也会越来越好。坚持 3 个月以后，我们的身体必然会有意想不到的变化。

跑步是一种能让人愉悦的运动方式。我习惯在小区旁边的公园里绕着湖跑步，公园的湖边有一排落羽杉，我年复一年地从它们身边跑过，年复一年地观察着它们的四季变化，感觉一切都是美好的。

我们生活在一个快节奏的社会里，人们往往被各种"完美"的健康计划所累，却忽略了持之以恒的重要性。我用自己的跑步经历告诉大家，真正的改变不在于宏大的目标，而在于微小而坚定的习惯。以跑步为例，只要坚持下去，就必然会有极大的收获。因此，每次跑步时最好能坚持到产生愉悦感再休息，这样既有助于让自己长期坚持下去，也能更享受跑步。若体会不到跑步的愉悦感，而完全依赖意志来坚持，就容易半途而废。

我认为，人人都要有健康意识，人人都要重视"治未病"。而跑步是真正的"治未病"，也是一种爱自己的表现。

六、跑步伤膝吗

有人跑步后膝盖痛，因此认为跑步会伤损膝盖。事实上，跑步真的伤膝吗？

（一）现代医学的观点

跑步时膝盖会承受 7 倍于体重的压力，而走路仅产生相当于 3 倍体重的压力。然而，因为跑步的步幅比走路的大，脚与地面接触时间更短，所以在相同距离下，跑步和走路时实际作用到膝盖的压力其实是差不多的。而且，跑步会促进膝盖的血液流动和细胞再生，跑步时产生的压力会促进软骨、肌肉、肌腱和韧带发育，起到保护膝盖而不是损伤膝盖的作用。美国贝勒大学医学院的研究者曾通过 X 光扫描 2683 名研究对象的膝关节，发现经常跑步的人膝盖患关节炎的概率为 22.8%，不跑步的人膝盖患关节炎的概率为 29.8%。

有人问：为啥很多人月跑 100 千米都没事，而我跑 10 千米就伤膝？事实上，不正确的跑步方式和习惯，才是损伤膝盖的罪魁祸首。

（二）中医的观点

《黄帝内经》认为："久行伤筋，久立伤骨。"这是从劳损的角度来谈运动损伤。肝主筋，肾主骨，若运动过度，内则损伤肝肾，外则损伤筋骨。

对膝盖而言，"膝者筋之府，屈伸不能，行则偻附，筋将惫矣。"膝之所以受损，或因过劳而伤筋，或因风寒湿邪侵袭，导致气血不畅，筋骨失养。因此，损伤膝盖的不外乎两种原因，一是运动过度，肝肾内损；一是感受外邪，痹阻经络。

若跑步强度不大，或跑步时不受风寒侵袭，则膝痛何来？认为跑步伤膝，或许是平时不喜欢跑步的人的一个借口吧。

（三）正确的跑步方式

（1）不必太快。运动越费力，强度越大，对关节的压力就越大。因此，要想既运动又不伤关节，就要选择适当的运动强度。具体以跑步时自感轻松或稍费力为度。如果跑步时能较从容地和别人聊天或接电话，而不是上气不接下气，即为适合且安全的运动强度，对关节冲击不大。

（2）不必跑太久。运动时间和距离都不宜过长，时间一般在半小时至40分钟为宜。运动后觉得有点累是正常的，但累并快乐着。且跑步后感觉神清气爽，精神振奋，精力与体力皆好转。但若跑完不想吃饭，甚至休息后感觉疲惫不能缓解，那就是运动过度了，下次跑步时要减量。

（3）抬腿可以低点。跑步时脚底离地的高度不要太高，在跑姿正确的基础上，脚底离地越近，对关节的冲击越小。相反，若高抬腿大步跑，就容易伤损膝关节。

（4）不必天天跑。为了健康，没必要天天跑步，每周三四次就够了。这样更利于劳逸结合，有助于保护膝关节。

（5）重视跑步前后的热身与整理活动。为了保护好关节，运动前的热身一定要充分，千万不能抬腿就跑。热身时的拉伸要适度，过度可能造成损伤。跑完应做好整理运动，让身体慢慢冷静下来，再配合拉伸，拉伸时间要长一点，要让各个关节充分伸展，但要以不痛为原则。

（6）剧烈天气变化时不要跑步。大雨、大风、大雪、极寒、大雾等天气时不要跑步，此时天地气机变化剧烈，户外跑步实在无益于健康。最好静坐于室内，静以生阴，静以养阳气归根，更有益于健康。另外，风寒湿邪偏重的天气里跑步，也容易感触邪气，邪气进入关节，痹滞不通，容易造成各种关节不适。

若能在跑步前后有明确的保护膝关节的意识，并掌握正确的跑步方法和合适的跑步强度，就一定不会伤膝。

（四）跑步对青少年的益处

父母都希望自己的孩子身体更健康，思维更敏捷，学习成绩更好，身体发育更全面，意志更坚定……有没有一种方法，可以同时实现以上所有的愿望呢？还真有，这个方法就是跑步。

1. 跑步是最适合青少年的运动之一

跑步，这里主要指长距离的慢跑，是最适合青少年的运动之一。以下分析跑步对于青少年的好处。

（1）跑步可以振奋精神。已经有大量研究证实，跑步可以有效增强青少年的心肺功能，促进心血管系统和呼吸系统发育，增加胸廓弹性，改善肺活量，提升持久学习能力和疲劳恢复能力，让青少年可以承受较为繁重的学习任务。跑步还可以协调神经的兴奋和抑制过程，缓解长时间学习所带来的大脑疲劳，同时也让青少年学习时更为专注。我自己也有体会，每当工作了一天，身心俱疲时，去跑跑步，出一身汗，顿时感觉身心轻松，大脑的疲惫感豁然消失。

青少年以学习为重，上学时大脑需要持续思考，若长期得不到休息，就会出现一些不适，表现为头痛、头晕、头脑沉重、困倦、乏力、精神差、记忆力减退、注意力不集中、思维能力下降等，甚至出现厌学情绪。从中医的角度来分析，这是清阳不升，脑窍失养的表现。青少年属木性，兼具火性。木火皆偏于阳，偏于动。而跑步可以宣畅阳气，使清阳上升，气血调和，脑窍得养，心神和畅。生活中我们可以观察到，那些坚持跑步的孩子们，往往学习更轻松，性格更开朗。

再者，跑步时会出汗。何谓汗？阳加于阴谓之汗。跑步出汗，其实是阳气作用于阴津的过程。这个过程可以促进阴阳平衡，使营卫归于和谐，让人体更健康。

另外，跑步属动，动则激发人体的阳气。阳在外，阴之使也。阳动于外，阴使于内，有助于阴阳调和。青少年往往木火偏旺，容易产生虚火上浮，跑步能让青少年的体质归于阴阳调和，不仅可以更健康，还可以预防长痘、失眠、烦躁等木火升浮的症状。

（2）跑步可以促进长高。跑步以下肢运动为主，跑步所产生的对骨的应力作用可以促进软骨生长及骨的钙化，对于青少年骨骼发育至关重要。大量研究发现，运动可以促进青少年长高。只有在青少年阶段尽可能达到骨密度峰值，才能有效预防成年以后骨量丢失所引发的骨质疏松问题。

从中医的角度来分析，脾主四肢、主肌肉，肝主筋，肾主骨。长高，与脾、肝、肾都有关系。跑步可运脾，脾又为气血生化之源，故跑步能让生气更健旺，气血濡养五脏六腑和四肢百骸，人就会更健康，更有活力。跑步可养肝，通过刺激筋腱来激发肝的活力。肝主藏血，肝旺则血旺。且肝主疏泄，主调畅情绪，经常跑步的人，往往精神好，气力足，情绪好。跑步还可养肾。长高与肾关系密切，而跑步能刺激骨的发育。坚持跑步的青少年，普遍长得较高，而且体质壮实，肌肉不会松软无力。

（3）跑步可以防治脊柱异常。研究证明，跑步通过变换身体姿势，可以预防青少年因为久坐和姿势不良所导致的驼背、脊柱侧弯等骨骼特别是脊柱发育异常问题。跑步还是青少年发生轻度脊柱发育异常时的矫正手段之一。

从中医的角度来分析，跑步升发阳气。人体以督脉为阳脉之海，主督一身之阳。跑步可以激发督脉的阳气。而督脉在后背沿脊柱中间运行。因此，积极跑步可以促进督脉的阳气宣畅，能让督脉阳气不滞，让一身阳气调和。

再者，凡是骨骼特别是脊柱发育异常，都是阳气不畅所致。一处阳气不畅，则一处出现问题。治疗的关键是让阳气宣畅，而跑步即为促进全身阳气宣畅的最佳方法之一。

（4）跑步可以磨炼意志。如今的青少年普遍受到家长的溺爱，往往缺乏定力和意志力。而跑步可以给予青少年独一无二的体验，这对于他们塑造健康的人格非常重要，并且可以锻炼他们的意志品质。

从中医的角度来分析，跑步作为一项长时间的持续运动，不但会让人出汗，还会激发肾气，让肾能更好地主骨、主生长和发育。汗为心之液，出汗即能养心，让心主神志的功能和畅；肾主志，锻炼肾气，即能增强肾主志的功能。

我从小就喜欢跑步，我的体会是，跑步时非常辛苦，但我不会轻易放弃，辛苦也坚持着。坚持久了，意志自然就坚定了。在学习时就更有进取精神，也能更积极地去努力，读书更认真，更拼搏，最终考了硕士，考了博士，考了博士后。这一路下来，我自己的感受是，跑步为我提供了在学业上能有所成就的动力。

（5）跑步可以启迪智慧。瑞典有一项关于青少年跑步的持续 23 年的大型研究，该研究追踪了 120 万名男孩的体能数据、智商、考试成绩之间的关系。结果发现，如果青少年的有氧能力提升后，他们的智商也会相应得到提高。美国内珀维尔学院的体育教师劳勒发现，美国青少年的体质正在变差，肥胖儿童数量激增，于是他把体育课的重点从传授体育技能转变为提高运动强度、锻炼心肺功能。渐渐地，学生们的阅读和理解能力提升了近 7%，在 1999 年的国际数学与科学教育成就趋势调查研究（TIMSS）测试中，内珀维尔学院学生的科学测试项目获得了第一名。2005 年，内珀维尔学院毕业班的美国大学入学考试（ACT）成绩超过全伊利诺伊州平均成绩近 5 分。革新的体育课与学习成绩之间的高度相关引起了哈佛大学医学院约翰·瑞迪教授的重视，他将内珀维尔学院的故事写入他的著作《运动改造大脑》。在书中，瑞迪教授提出了一个非常惊人的论断：运动是优化大脑功能最强大的工具，这与我们通常认为的"头脑简单四肢发达"背道而驰，实际上这句俗语正是对于运动最大的污蔑。这个论断在教育界产生了更重要的影响，它表明如果想要提高学生的学习成绩和心理健康水平，最好的办法是增加而不是减少体育锻炼时间。

七、马拉松并非适合所有人

今时不少人喜欢跑马拉松，甚至去全国各地参加马拉松比赛。在我看来，跑步应该首先是为了健康，而马拉松并非适合所有人参与。首先，这是一项极限运动，对心脏的要求非常高；其次，这需要长期的刻苦训练，需要极大跑量的积累，每个月大约要有 120 千米以上的跑量。如果不考虑自身情况就去参加马拉松，容易出现各种健康问题甚至死亡。而且，我在生活中观察到，有的人坚持跑马拉松，结果越跑竟然越显老了。从中医的角度来分析，这是伤了气血的表现。跑马拉松会持续出汗，阳加于阴谓之汗。汗出得越多，意味着阴津和阳气消耗得越多，人体没有足够的气血去濡养面部肌肤，就会导致面容显老。

我的建议是，人人都可以进行跑步运动，可以尝试 10 米，也可以尝试 100 米，进而尝试 1 千米或 3 千米。但这并不意味着人人都需要去挑战马拉松。我们喜欢跑步，那就跑起来，但要明确，跑步是为了健康和快乐，而不是为了追求某种极限。无论我们跑的是 3 千米还是 10 千米，只要享受其中，就已经足够了。若实在想体验一下长距离跑步，不妨选择半马，相对来说更容易，也不容易进入极限状态。

我认为，跑步能让我们充满旺盛的精气神，进而增强免疫力，因为跑步能激发五脏六腑的生理功能，让人体处于阳气宣畅的状态，从而加强气化，促进积滞于五脏六腑之间的痰浊、水饮等代谢产物的排出。但马拉松会使阳气宣畅过度，反而更容易造成阳虚，表现为跑完马拉松后更容易感冒，且会感觉到持久的体力疲惫及精神不足。显然，这是阳气不足、生命活力下降的表现。

我并不反对跑马拉松，我认为体质极好且跑步能力极强的人是完全可以去挑战马拉松的，甚至应该不断创造更好的成绩。但即使如此，还是要关注健康，千万别因跑马拉松而伤害了健康。

八、运动需要追求"更快、更高、更强"吗

"更快、更高、更强——更团结"是奥林匹克的口号，也是奥林匹克的座右铭之一。我们普通人可能不会有机会参加奥林匹克运动会，但我们也需要运动，也希望通过运动获得健康。那么我们是否需要追求达到像运动员那样"更快、更高、更强"的运动水平呢？

在大多数人的印象中，运动员的身体素质普遍强于普通人，不容易生病，即使生病，也会比普通人更快恢复。然而面对新型冠状病毒，运动员似乎并没有多少优势。据路透社报道，世界球员协会执行主任布伦丹·施瓦布在采访时指出，职业运动员可能更容易感染新型冠状病毒，且更有可能出现严重症状。施瓦布说："我们已经看到一些研究表明，运动员可能更容易出现新型冠状病毒严重症状。该病毒可能会深入肺部，不仅会对肺部造成严重损害，还会影响其他器官。"

为什么身体强健的运动员反而更容易感染新型冠状病毒？有研究发现，人在剧烈运动后，身体会产生某些激素，包括皮质醇和肾上腺素，会升高血压和胆固醇水平，抑制免疫系统，导致免疫力暂时性下降。这种效应会使耐力型运动员在极限运动（马拉松、铁人三项训练）后易被病毒感染程度增加。也就是说，运动员往往运动过度，容易出现过度训练综合征，导致免疫力下降，从而更容易被病毒侵袭。

从中医的角度来分析，过度运动的弊端甚大。一则，过度运动会导致阳气妄耗。阳者，卫外而为固也。阳气的卫外功能减退，就容易感染外邪。二则，过度运动亦耗阴津，会导致阴阳平衡失调，或处于低层次的阴阳平衡，这种状态让人容易患病。我们观察到，一部分运动员退役后会迅速发胖或伤病

缠身，这就是阳气不足或阳气不畅、气化功能减退的表现。

九、运动的益处

人人都知道，生命在于运动，运动有益于健康。那么运动具体有哪些益处呢？

（一）运动能预防感冒

美国著名心脏病学专家理查德·N.弗格罗斯介绍，适度、持续的锻炼可以保护我们免受感冒的侵袭。一些早期研究还发现，人们一旦开始有规律地跑步锻炼，他们患感冒的概率就会降低。适度的运动与积极的免疫系统反应和巨噬细胞（攻击细菌的细胞）的暂时增加有关。因此，规律、持续的运动可以给免疫系统的健康运行带来巨大好处。

但物极必反，过度运动反而会导致免疫力下降，即过度训练综合征。值得注意的是，如果已经生病，则更不能过度锻炼。因为人体免疫系统已经为对抗感染而不堪重负，额外的压力可能导致其恢复变慢。一般来说，有轻微感冒症状且没有发烧的人，轻度或中度的运动可以让身体状况得到改善并提高免疫力，但剧烈运动只会让症状更糟，使病情延长。

（二）运动能让人充满活力

运动除了能让人在生理上更健康，还能调畅人的心理。有研究发现，运动可以增加人体内内啡肽和脑啡肽的含量，让人产生某种奇特的快感。

从中医的角度来分析，运动兴奋阳气，使清阳上升，脑窍得养，自然精神健旺，精力充沛。生活中我们可以观察到，那些坚持规律运动的人往往都明显更为精力充沛、精神健旺。

（三）运动能降血糖

有研究发现，运动可以降低糖尿病患者的血糖，减少他们对于胰岛素或其他药物的依赖。而且，运动能调节糖原与脂肪的互相转化。若体内的糖原不足，运动可以促使肝脏分解体内储存的或血液中的脂肪产生糖分。

从中医的角度来分析，运动可促进脾阳的气化，加强脾主散精，使糖原能四布而濡养五脏六腑和四肢百骸。

（四）运动能降血压

生活中我们可以观察到，那些因工作紧张、焦虑而产生高血压的人，在规律性地跑步一段时间后，都会恢复正常，甚至并不需要吃药。

现代研究认为，运动可以减少动脉系统血液循环受到的阻力，使肌肉组织的毛细血管保持畅通，让血压保持正常水平。而且，运动能够增加肌肉组织毛细血管的数量，有助于防止高血压。

从中医的角度来分析，运动宣畅阳气，其实是恢复了阳气的气化功能，使清者能升，浊者能降。高血压的核心病机是郁滞不通，运动后气化功能增强，则体内所有的郁滞之处都会慢慢恢复通畅，血压自然归于正常。

（五）运动能减肥

众所周知，运动能减肥。因为运动可以提高燃烧脂肪的酶的活性，满足肌肉活动所需要的能量。有研究发现，快走 1 小时可使燃烧脂肪的酶进入活跃状态，并将其连续保持 12 小时以上。早晨和下午散步，可以使燃烧脂肪的酶在 24 小时内保持活性，并借此清除动脉系统产生的胆固醇沉积物，消耗身体储存的多余脂肪。因此在生活中我们可以观察到，那些坚持运动的人，往往体形是苗条而健康的，而绝不会是臃肿的。

从中医的角度来分析，运动可以宣畅阳气。阳气宣畅，气化功能增强，就可以排出体内瘀滞的痰饮、浊毒、水湿等代谢产物，自然可以减肥。况且运动能平衡阴阳，阴阳平衡，则正气健旺，阴霾自散。

运动的益处还有很多，比如，运动可以预防癌症，抗抑郁，防治红斑狼疮和肌肉萎缩等自身免疫性疾病，防治血脂升高，防治骨质疏松，防治哮喘和过敏反应，提升性能力……希望每位读者都能选择一两项自己喜欢的运动，坚持下去，必有收获。

第七章　起居养生

　　阳气为生命的根本，生命是一团阳气，要想生命力旺盛，就要养好这团阳气。人生在世，凭此一团阳气而能有所作为。因此，阳不能妄耗，需保阳扶阳养阳。阳气随人的起居而有周期变化：起床则升浮，睡觉则敛藏。为了保证白天阳气旺盛，晚上我们必须睡觉，让阳气归根，归根是为了阳气能更好地升浮，至早晨一觉醒来，人体阳气随太阳而升发，又能充满朝气与活力。可以说，睡眠是养阳的最好方法，夜则入眠，晨则起床，使起居合乎天地规律。

　　清代李渔在《闲情偶寄》中说："养生之诀，当以善睡居先。睡能还精，睡能养气，睡能健脾益胃，睡能坚骨壮筋。是睡，非睡也，药也；非疗一疾之药，及治百病，救万民，无试不验之神药也。"细悟此话，然后好好去睡觉。若能睡好觉，身体也就健康了，心也就平和了。我的临床体会是，欲治大病，先让患者睡好觉。

一、睡眠障碍

　　睡眠十分重要。有研究指出，睡眠不足或睡眠障碍，每年可导致全球直接损失51亿美元，间接损失314亿美元。

（一）什么是睡眠障碍

凡是在睡眠中出现各种异常行为以及睡眠量不正常，都属于睡眠障碍。睡眠障碍不仅仅指失眠，还包括早醒、嗜睡、梦游、易惊醒等。

（二）睡眠障碍的危害

睡觉是阳气大归根，是完成人体阳气圆运动的重要组成部分。睡得越沉越深，则阳气闭藏得越好，阳气圆运动就越大越圆，人也就越健康。若出现睡眠障碍，就会影响人体的阳气圆运动，进而出现各种危害。

（1）睡眠障碍会导致精神不振，气色不佳。睡眠养五脏，睡不好则伤五脏。脾伤则气血弱，面色差，体力差；心伤则不能主神而精神差；肝伤则不能生血，易发怒，易焦虑，脾气变大；肺伤则不能治节，容易因季节或气候变化而生病；肾伤则精弱，气化功能减退，出现黑眼圈，兼见精力差，甚至性功能减退。

（2）睡眠障碍会导致注意力不集中、情绪易失控、记忆力衰退等。睡眠不好会伤心伤肝，而心主神，肝主怒，从而影响情绪。睡眠不好亦会伤损肾精，而肾主髓，脑为髓之海，伤肾则伤髓，进而影响脑筋活力，导致记忆力、判断力、注意力、思维力等全都出现下降。

（3）睡眠障碍会导致高血压、糖尿病、冠心病等代谢综合征和心血管并发症。睡眠不好则五脏受损，五脏失去平衡则元气变弱，元气亏虚则虚火上浮，导致高血压；睡眠不好伤脾，脾失健运，影响散精功能，则饮食运化出来的水谷精微不能输布于五脏六腑与四肢百骸，积滞于血脉，导致血糖升高；心主血脉，睡眠不好伤心，心损则血脉受损，进而出现各种心血管疾病。

（4）睡眠障碍会导致癌症。其实睡眠障碍在癌症患者中很常见，但目前在癌症的诊疗实践中很少重视或处理睡眠问题。睡眠时间不足或过长均容易导致癌症的发生。有研究发现，与睡眠时间 7 ～ 7.5 小时者相比，睡眠时间小于 5 小时的女性患结直肠癌的风险升高 36%；睡眠时间小于 6.5 小时的男性患肺癌风险升高 112%。值得注意的是，过长的睡眠同样会提升致癌风险。女性睡眠时间大于 9 小时，致癌风险升高 47%；男性睡眠时间大于 8 小时，致癌风险升高 88%，若吸烟，这一风险还会额外增加。从中医的角度来分析，睡眠不好伤损五脏，五脏阴阳气血偏弱，则人体正气变虚。正虚为癌症发作之本。脾虚则运化失司，生湿生痰；心虚则血脉不畅，易生瘀血；肺虚则不能主气，宣肃失司，导致气滞，气滞会加重痰瘀积滞；肝虚则疏泄功能减退，痰浊水饮不能排出，亦会积滞于体内，变成病理因素；肾虚则气化不利，不能温煦、推动、濡养，阴浊容易积滞。五脏皆损，则正虚而邪恋，久而化为肿瘤。

二、失眠

有资料显示，全球有近 20 亿人有失眠的经历。几乎每个人都曾在某些时刻感到难以入睡，明明身体很累，却翻来覆去睡不着，或在凌晨三四点醒来，有时好不容易终于有点睡意，结果天亮了，闹钟响了，最后不得不挣扎着起床。

（一）什么是失眠

有的人认为，"不能一沾枕头就睡着""无法每天睡够 8 小时""偶尔一次睡不着"就是失眠。其实，只要没有影响到正常生活和工作，都不算是真正意义上的失眠。有的人一旦睡不着就十分着急，甚至焦虑不安，反而导致更睡不着，以至于形成恶性循环。其实这也不属于失眠，而是自己心态不平和所致。放松心态，这种睡不着的困难自然就消失了。在医学上，真正的失眠主要包括以下表现：（1）长期晚上睡不着。（2）睡得浅，容易醒。

（3）醒得早，觉得没有睡够。（4）睡醒了，但感觉没有恢复精力和体力。

（二）为什么会失眠

失眠的原因很多，往往与焦虑、抑郁、睡眠呼吸暂停、工作压力大、慢性疾病等相关。从中医的角度来分析，失眠的病机是阳不入阴。其因素是多方面的，但都与心神相关。因为心主神，凡是肝火扰心或痰热扰心，都会导致失眠。另外，若心脾两虚、心肾不交、心胆气虚，也可能导致心神不安而失眠。

此外，每逢季节交替，也会有不少人出现睡眠问题。从中医的角度来分析，季节交替正是天地之间阴阳气机变化剧烈的时节，若人的正气偏虚，就可能跟不上天地的节奏，那么就可能出现健康问题。事实上，这些因季节交替而失眠的人，都是正气不足之人。

失眠从根本上来说是阳不入阴。阳不入阴的原因有以下几种：（1）工作或生活的压力过大，导致虚火上浮；（2）焦虑或抑郁，心神被火邪干扰，导致心神不安；（3）噪音或光亮，声与光皆属于阳，睡眠时声与光刺激于外，会扰动人体阳气，使之外浮而失眠；（4）不舒服的床，导致心神不爽；（5）酒精、咖啡因或尼古丁等刺激，导致虚阳外浮。

（三）中医治疗失眠

中医治疗失眠的方法很多，可服汤药，可针灸，可按摩，可药物贴敷。以我的临床经验，汤药配合针灸往往有良效，但须找到良医面诊，辨证用方施针。

我临床常用针灸治疗失眠。多取神门，病在心，治在心；大陵，清心火，安心神；太溪，肾与心为同名经，能敛火下行；三阴交，脾经循行入心中。必要时配合灸百会和印堂穴，皆有安神安眠之功。以上只是纯粹用于安眠，还需根据具体病因和病机来取穴。

关于治疗失眠的药方，我常用的有近 20 个。有时只用一方，有时则多方合用，皆需辨证。我最常用的是《黄帝内经》中提供的半夏秫米汤，我认为此方是治疗失眠的第一方，凡治疗因邪实而致的失眠，都可与此方配合，能提高疗效。

处方：姜半夏 60 克，高粱米 60 克，水煎，于睡前温服。南方可用薏苡仁代替高粱米，亦有良效。

此外，百合、苏叶、夏枯草、夜交藤四药皆有引阳入阴之性，治失眠亦有良效。

关于安眠的几个小技巧：（1）睡前可热水泡脚。（2）睡前不要玩手机。（3）平时在床上不要做除睡觉外的任何事情，养成习惯。（4）常吃面食，因小麦有安心定神之功。（5）睡不着觉时也要闭着眼，静心，深呼吸，顺其自然，不要心焦，更不能烦躁不安。（6）平时加强体育锻炼，有助于安眠。（7）尽量不吃用于安眠的西药，以免造成依赖，更会影响针灸和汤药治疗的效果。（8）每天让自己快乐起来，过简单的日子，多感恩。（9）建议学习中华优秀传统文化，里面有正能量，最能安养心神。（10）可练习气功或瑜伽等以静心。

三、提高睡眠质量

（一）什么是垃圾睡眠

睡眠质量不佳会影响白天的生活和工作，会降低工作效率与生活质量。要想提高睡眠质量，我们要先知道，哪些睡眠情况属于垃圾睡眠呢？

（1）在听音乐或玩游戏时睡着。睡觉要先睡心，心神一静，自然可以入眠。若在听音乐或玩游戏时睡着，这样的睡眠其实是被动的。

（2）晚上不睡，白天找机会补觉。晚上不睡，白天补觉，其实已经逆反了自然规律。长此以往，身体正气会变虚，人也就缺乏精力和精神。

（3）晚上睡觉会频频醒来或经常做梦。这是心神不安的反映。多因虚火上扰，导致阳气容易上浮，不能深潜入阴中。

（4）自然醒来后仍想赖床，或强迫延长睡眠时间。赖床时的睡眠其实是低质量的，徒然耗费了时间。有的人明明早晨已经醒了，却强迫自己睡到中午，这样久卧会耗气。

（二）高质量的睡眠

我们都想获得高质量的睡眠，可是怎样才算是睡眠质量高呢?

（1）入睡快，可在30分钟之内入睡。此为阳气迅速潜入阴中，表示心能主神，且身体阴阳平衡、脏腑和调。

（2）睡眠深，不易惊醒。睡觉是阳气大归根，阳气深潜于阴中，阴主静，即使有声音或光线刺激，阳亦不浮，这种睡眠质量最佳。

（3）起床快，早晨起床后精神好，白天头脑清醒，精力旺盛，工作效率高，且不困倦。阳气在晚上得到了充分休息，白天就能发挥正常的生理功能。有人睡醒了不想起床，且起床后仍头脑昏沉，这是清阳不升的反映。

（4）睡眠时无起夜或很少起夜，无惊梦，醒后很快忘记梦境。夜尿多往往是阳虚的反映，因为阳虚，气化不利，所以小便频繁。起夜少的人，则往往阳气旺盛。易惊醒是由于心胆气虚。梦境如画是由于心神不安。越是能自然且快速地忘记梦境，越会让人心神安定，精神清爽。

（三）如何睡个好觉

（1）睡觉先睡心，再睡身。床是用来睡觉的，应做到在床上坚决不玩手机，不看各种电子产品，甚至不看书。养成习惯，非常重要。这是改善睡眠的第一步。

（2）做深呼吸放松。取平卧位，双脚伸直并排，双手自然地伸直，放在身体两侧，排除杂念，双目微闭，用鼻孔慢慢地吸气，将吸入的空气充满整个肺部，屏住呼吸几秒，再用口慢慢呼出空气。重复数次，直到有放松的感觉为止。每天睡眠时都可用此法放松身体，最有助于睡眠。

（3）冥想放松身体。可自上而下分段放松身体。自头至足慢慢冥想放松：头部放松→颈部放松→肩与上肢放松→胸背放松→腰腹放松→大腿放松→小腿放松→足放松。放松后把意念放在足底或双踝处，缓缓深呼吸，一般反复做3遍后即可入眠。

（4）睡觉环境要黑要静。睡觉时一定要关灯、拉上窗帘，让卧室处于完全黑暗的状态。黑暗是阴，睡觉亦是阴，两阴叠加，会让睡眠更香。现代研究发现，开灯睡觉会抑制褪黑素的分泌，导致交感神经兴奋度提高，身体得不到充分休息，进而会使免疫力和抵抗力下降。同时要关好门窗，不要有任何的声音，使卧室内安静到极点，维持一个纯阴的环境，阴则能静，静则能眠。

（5）降低卧室温度。我个人感觉，睡觉时卧室冷一些，会让人睡得更安稳。因为寒主收引，阳气容易归根而不外浮。若卧室太热，眠时出汗，即为阳气外浮，从而导致眠浅。

（6）晚饭早吃。早点吃晚饭，让身体有足够多的时间代谢食物，而不至于在睡眠时才代谢。中医有言："胃不和则卧不安。"让胃气安和，则气机下行，有助于睡眠。我自己的体会是，若晚饭吃得过饱，或睡前吃太多东西，胃中饱胀，则会不利于安眠。

（7）积极运动。白天适当做些运动，有助于安眠。但要注意，一方面要避免在睡前运动，否则会使阳气上浮，大脑兴奋，而不容易入眠；另一方面运动要有合适的强度，强度太低效果不大，强度太高又会影响五脏六腑的平衡。最好在睡前 6 小时左右运动。运动后阳气宣通，气化有力，有助于阴阳平衡，能促进睡眠。我们都知道，若做了一天体力劳动，身体疲惫，往往能睡个好觉。而且，体力劳动者的睡眠质量往往较脑力劳动者要高。

（8）音乐助眠。睡前可听听舒缓的音乐，有助于安眠。一定要听舒缓悠扬的音乐，能让心神平和下来。绝不能听激昂铿锵的音乐，这样的音乐让人心神激荡，不利于睡眠。音乐的音量要低，以似能听到、似不能听到为度，不要过高，以免产生刺激使人更睡不着。

（9）中医调理。中医最能治疗失眠，任何原因导致的失眠，都可用中医辨证施治。我临床常用汤药配合针灸治疗失眠，疗效甚高。不少失眠的患者在针灸时已经打着呼噜睡着了。中医治疗的关键是平衡阴阳，调和脏腑，和畅气血，使阴平阳秘。

除此之外，还可以饮食调理、静坐或站桩，这些都是能提高我们睡眠质量的不错方法。

不建议滥用安眠药。任何的安眠药都是治标不治本的，服用安眠药所获得的睡眠并非真正意义上的深睡眠，只是身睡而心不睡。而且，长期服用安眠药会产生巨大的依赖性，还会引发一些毒副作用。安眠药用久了也会影响中医治疗的效果。

（四）应该何时入睡

我们应该在几点入睡最为合适？一般认为，晚上 9 点至早晨 5 点为最佳的睡眠时间，相当于从亥时入睡，经子时、丑时、寅时，至卯时天亮了起床，这样最能顺应天地自然规律。

若实在保证不了早睡，那么建议尽量在 10 点半前上床，将自己调整至入睡状态，至次日 6 点半起床。如此算是晚睡，虽晚了点，但总胜过半夜 12 点之后才睡觉。

四、好好睡觉的益处

《美国国家科学院院刊》上有研究显示，一个人每晚睡眠不足 6 小时，持续一周就会导致体内 700 多个基因发生改变。人禀天地之气而生，人要健康，就一定要顺应天地规律，方能得到天地的庇佑。人要睡觉，就像白天之后有黑夜一样，是天地规律。若没有好好睡觉，则逆反了天地规律。而好好睡觉，则是顺应天地规律，自然大有益处。

（一）睡出健康

人之所以能不生病，是因为正气健旺。正气从何处来？从吃饭和睡觉中来。吃饭提供水谷精微，是气血化生之源；睡觉让阳气大归根，让阴阳归于平衡。吃好饭，睡好觉，人才会健康起来。若身体有了不适，则睡觉是让身体尽快康复的最好手段。不管我们有何种疲惫感、不适感、困倦感，只要好好睡一觉，我们的身体就会在熟睡中自我修复，所有的不适都会在第二天早晨不翼而飞。

大量研究表明，睡眠质量高的人，其免疫系统状态就会好。这样的人不容易生病，而且精神饱满，精力充沛，即使遇到流感病毒也不容易感染。相反，那些长期失眠的人，免疫功能会失常，表现为容易感冒、精神状态差、体力差等。

（二）睡出好心情

我们都希望每天拥有好心情，却不知好心情不但源于心正身修，亦源于睡个好觉。我们可能都有过这样的经历，睡了个好觉之后会感到开心。因为睡好觉则阳气归根彻底，阳气得到充分的休息，心阳就旺，心神得养，自然开心。

此外，睡眠时人体也会进行大扫除，清除白天在心里积累的各种压力和消极情绪。美美地睡上一觉后，我们就会感觉神清气爽，精神振奋。

（三）睡出聪明

我们都有这样的体会，当困倦或烦躁时，会出现记忆力减退、注意力不集中、思维力下降等表现，学习和工作效率随之降低。而经过一夜好睡，第二天的状态即可完全恢复正常。睡觉就像大脑重新开机一样，使整个系统焕然一新。

从中医的角度来分析，聪明是心神健旺、君火明亮的表现。大脑发育其实就是心主神的功能发育。良好的睡眠能养心阳，能让君火明亮起来，方能聪明。特别是青少年，若能好好睡觉不熬夜，则非常有益于大脑发育，大脑发育得好，当然会更聪明。

当然，并非失眠的人就一定不聪明，但失眠的人一定精力不济，在这种状态下其聪明才智也难以发挥出来。

（四）睡出幸福

幸福源于个人的努力。而能睡好觉的人必然精神饱满，神采飞扬，思维敏捷，再加上自己的不懈努力，必然会收获幸福。

另外，每天按时睡觉，其实也是一种克己的精神。克己，就是自律，对自己严格要求。能够保持健康作息的人，肯定比做不到的人拥有更高的自律性，也更容易取得成就。我们应该学习日本作家村上春树，他是一个自我要求严格的人。他每天早晨四五点起床，晚上9点就寝，已经形成习惯，不需要闹钟。起床后喝杯咖啡，吃点早餐，马上投入写作之中。他说："我每天重复着这种作息，从不改变，这种重复本身变得很重要，就像一种催眠术，我沉醉于自我，进入意识的更深处"。健康作息，能让我们"沉醉于自我，进入意识的更深处"，这也算是一种收获吧。

五、睡眠不足的危害

睡眠是人类每天必需的生理过程，但是有许多人不能正常睡觉。有数据显示，我国有 31.2% 以上的人长期深陷熬夜之中。国产纪录片《追眠记》中显示，有超过 3 亿中国人存在失眠问题。睡眠不足，会对健康产生哪些危害？

（一）迅速衰老

睡眠不足的人衰老的速度是拥有足够睡眠的人的 3 倍。现代研究发现，人在睡眠过程中，机体存在一个自我修复的过程，而且还分泌出很多调节人体功能的激素，其中就有褪黑素，其不仅可清除自由基，而且还能达到抗氧化、抑制脂质的作用。

从中医的角度来分析，生命即一团阳气，所谓衰老，就是阳气变虚，阳气的功能减弱。而睡眠是阳气大归根，是让阳气得以休息的最佳方法。若不能拥有足够睡眠，阳气长期得不到休息，就会过度损耗，结果就会使阳气越来越虚。阳虚的人，表现为精力、体力下降，五脏六腑的生理功能减退，生命活力减弱，其实就是衰老。因此，想延长寿命，那就好好睡觉，让阳气归根。阳气归根就能健旺，阳气健旺，脏腑的生理功能正常，生命就有活力。

（二）提升心脏病风险

心脏无时无刻不在辛勤地工作，只有在人体进入睡眠之后才能稍稍休息，血压和心率才会有所下降。长期熬夜会破坏人体的作息规律，使心率发生紊乱，增加心脏负担，提升患心脏病风险。

从中医的角度来分析，心含君火，心主神。睡眠即养心，让心中所含的君火更明亮，让心神更旺盛。心亦主血脉。睡眠充足，血脉也会和畅。整个心脑血管系统都会处于健康状态，自然不会生病。

（三）免疫力下降

生活中我们会看到，一些长期熬夜、睡眠不足的人，往往面色憔悴，精神萎靡，四肢肌肉不壮，且非常容易生病，稍有风吹草动即感冒，稍有饮食不调即胃肠不适。这类人群的免疫力往往都很低下，很容易患感冒及胃肠道疾病等。

从中医的角度来分析，免疫力即正气。《黄帝内经》有云："正气存内，邪不可干。邪之所凑，其气必虚。"睡觉可以养正气。睡眠充足的人，往往正气健旺，身体健康且不容易生病。因此，免疫力低下的人该怎么办？睡觉去。好好睡觉，养好正气，使正气健旺，则脏腑和谐，气血和畅，自然百病不生。

（四）影响大脑思维

睡眠不足（即一个晚上睡觉少于 5 小时），会使脑海中对之前发生的事件细节的记忆变得混淆与扭曲。长期睡眠不足，易影响大脑的休息，使得大脑的反应能力逐渐下降，进而使人的反应变得特别迟钝。我们都有这样的体会，若熬夜或一夜不睡，第二天脑子反应会特别迟钝，且记忆力减退，注意力不集中，思维力、判断力等全部下降。而一夜好睡之后，第二天往往神清气爽，头脑特别清醒。

从中医的角度来分析，心中内含君火，君火明亮，则思维敏捷。若睡眠不足，阳气不能归根，就会影响君火，导致君火不明。表现出来就是大脑反应能力下降，思维混乱不清。

（五）导致肥胖

有研究发现，将一个健康的人的睡眠时间从 8 小时缩减到 4 小时，其体内的糖分代谢速度会明显降低，进而导致肥胖。又或者因不睡觉而激活大脑前扣带回皮层，势必会使人胃口大增，进食的次数与食量也会有所增加，从而导致肥胖。

（六）影响人的情绪与精神

一直以来都有研究表明，睡眠不足会增加焦虑和悲伤的情绪，毁掉快乐的情绪。据《每日邮报》报道，美国爱荷华州立大学的科学家们发现，每天少睡 2 小时就会使人暴躁易怒。缺乏睡眠会让一个人把中性刺激等同于情绪化刺激，促使他们在日常生活中更加情绪化。

从中医的角度来分析，人卧则血归于肝。肝在志为怒。若睡眠不足，血气损耗，肝体失于柔润，则肝气偏旺，表现为烦躁、易怒等亢奋的情绪。再者，睡眠既是阳气大归根，也是心神得安养。若睡眠不足，心神得不到休息，就容易导致心主神功能减退。心神失和，不但会导致五脏六腑功能皆失去平衡，亦会影响人的情绪、心理。

（七）睡眠不足影响社交能力

美国一项最新研究显示，睡眠不足还会使人识别情绪的能力下降，让人不懂"看人脸色"，间接影响到一个人的人际交往过程。在睡眠不足的情况下，人辨别快乐或悲伤的细微面部表情时会出现困难。而辨别能力下降会让人缺少同理心，导致与他人沟通出现问题。由此造成的结果是，工作压力更大，事业成就感降低，让人感觉活得更累。

从中医的角度来分析，所谓的社交能力，其实也是心主神功能的体现。睡眠不足伤心。伤心包括两个方面的内容，一则伤损心主神的功能，导致心神不属，精神不振，记忆力、注意力、思维力以及社会活动能力均会下降；二则伤损心主血脉的功能，导致血脉不和，百病因此而生。

六、睡觉时间过长的健康风险

我们都知道，睡眠有益于健康。《健康中国行动（2019—2030 年）》提倡，成人每日平均睡眠时间应为 7 ～ 8 小时。那么，每天多睡点是不是更好呢？其实不然，睡少了不行，睡多了也不行。

（一）睡眠时间过长有患痴呆症风险

2019 年 10 月 9 日，美国迈阿密大学发表研究称，每晚睡 9 小时的人，记忆力和语言能力都出现明显下降，这属于阿尔茨海默病等痴呆症的早期症状。研究调查了 5247 名 45 ～ 75 岁的西班牙裔美国人 7 年的睡眠情况。结果发现，每晚睡 9 小时的人群，认知能力全面下降，学习能力下降了 22%，语言流利度下降了 20%，记忆力减退了 13%。

从中医的角度来分析，人一定要睡觉，但睡觉也有时间要求，并非越长越好。一天的阳气圆运动有生、长、收、藏 4 个阶段，不能全都闭藏，也不能全都升发，应该各阶段有度。一般来说，成年人每天晚上的正常睡眠时间以 7 ～ 8 小时为好。晚上若能睡好这 7 ～ 8 小时，让阳气充分闭藏好，那么整个白天阳气升发有力，生活与工作就不会困倦，就能保证足够的精神和精力。然而，若晚上睡眠时间过长，意味着阳气过多地闭藏，阳气闭藏过多，白天升发无力，则一天的阳气圆运动必然会变小变弱。闭藏为阴，升发为阳，阴多则阳少，阴阳失去平衡，人也会失去健康。

（二）午休时间不宜过长

我们应该有体会，午饭后往往会感觉困倦欲睡，若能午休半小时，起床后即感觉神清气爽，精力充足。但若中午午休时间过长，不但起床时会很困难，而且起床后亦感觉头沉眼困，精神萎靡，甚至整个下午都昏昏沉沉，精力不济。这是为什么呢？

从中医的角度来分析，早晨至中午为阳，阳主动主升；午后至半夜为阴，阴主静主降。中午阳气外浮，需适当午休，使阳气稍微敛降一下，有益于健康。若午睡过久，阳气过度敛藏，则难以骤然升发，这是逆反了自然规律。午休过度，从盛阳突然转阴，阳郁于阴中，易于化热，热灼阴津，为患不小。

（三）贪睡的人血糖易升高

有研究表明，长期睡眠时间过长的人，患糖尿病的风险要明显高于睡眠时间正常的人。还有研究显示，午睡超过 1 小时的人，患糖尿病的风险会升高 46%。

凌晨 4 点到上午 9 点，是血糖自然升高的时段，若早晨没有按时起床，没有按时吃饭，则整个白天的血糖规律就会被彻底打乱，会引起血糖的明显升高，增加肾脏的负担，随后导致血糖的波动，增加对血管的伤害，同时也会加重病情。

从中医的角度来分析，人禀天地之气以生长壮老已，那么人就要顺应天地规律，夜则睡，晨则醒。这样才会得到天地的帮助，人也就会健康。半夜不睡甚至熬夜，早晨应当起床却贪睡至中午，这些都是逆反自然规律的行为。早晨至中午，天地阳气已经升发外浮，若仍贪睡，则人的阳气处于闭藏状态，结果就是人的清阳不升。人体阳气由脾主升、胃主降。脾升则肝血左升；胃降则肺气右降。脾在早晨随太阳而升，若脾阳不升，则脾主运化的功能减退，饮食精微不能正常代谢，则会出现各种不适。血糖即属于饮食精微，需经脾以散精，而后方能输布全身，濡养五脏六腑及四肢百骸。若脾的清阳不升，运化失司，则容易导致血糖积滞于血脉，甚至造成糖尿病。

由此可推，治疗糖尿病，当从"脾主升清，脾主运化"入手。脾能升清，则肝血左升；脾能运化，则精微输布。清可升，浊可降，气血归于权衡，人自然健康。今时中医常用苍术降血糖，因为苍术能健脾气、敛脾精、助运化。山药与黄芪亦可治糖尿病，此二药皆能健运脾气，增强脾的运化功能，兼升脾阳。我临床治疗糖尿病，常在辨证用方的基础上，兼顾脾的运化升清功能，疗效显著。

七、熬夜与自律

如今有不少人喜欢熬夜。有数据显示，我国有31.2%以上的人有熬夜习惯，18～35岁人群是晚睡的重灾区，大学生和年轻职场人在"熬夜族"中占比较高。分析其原因，一则可能是工作和生活压力大，工作时间太长，缺少个人自由空间和时间，到了独处的夜间，即使累也往往晚睡，希望充分利用自己的时间，渐渐地就养成了熬夜的习惯；二则可能是对健康不在乎，不知道晚睡会影响健康，甚至认为睡觉是浪费时间，因此更愿意把睡眠时间挤出来进行娱乐。

（一）熬夜的危害

经常晚睡、熬夜的人会有以下健康隐患。

（1）肥胖。熬夜的人经常会控制不住想吃夜宵，然而夜宵不仅难消化，还会使人因营养过剩、缺少运动消耗而变胖。从中医的角度来分析，熬夜伤脾。脾主运化，脾伤则运化功能减退，饮食代谢出来的痰浊水饮不能正常排出，瘀滞于皮下，即形成脂肪，导致体重增加。

（2）记忆力减退。经常晚睡，夜晚交感神经会习惯性兴奋，而白天工作就会无精打采，注意力不集中，反应迟钝，记忆力减退。久而久之，还会导致失眠、神经衰弱等不良后果。从中医的角度来分析，熬夜导致阳气不能归根，而相火升浮，一方面，阳气得不到休息，升发就无力，导致清阳不升，脑窍失养，脑力下降；另一方面，相火当安于肾水之中，若熬夜导致相火不安于位而升浮，就会扰动脑窍，影响神明。

（3）视力下降。长期熬夜，必然过度使用眼睛，很容易导致视力模糊、视力下降。从中医的角度来分析，熬夜伤肝，肝开窍于目。肝血不足则不能上濡眼窍，遂导致视力下降。

（4）抵抗力下降。长期劳累、熬夜，身体会疲劳，导致免疫力下降，身体抵抗能力变差，很容易产生感冒、过敏等病症。从中医的角度来分析，熬夜伤损五脏，导致正虚。正气存内，邪不可干。正气受损，则卫外功能减退，容易感受外邪侵袭而患病。

（5）癌症多发。长期熬夜会影响内分泌水平，导致机体代谢异常，甚至可能招致癌症的发生。有研究证实，长期熬夜的人更易遭受癌症侵袭。从中医的角度来分析，癌症源于正虚而邪客。熬夜伤正，导致阳气的气化功能减退，阴浊、水饮、痰湿、热毒等积滞聚而成块。

（6）引发猝死。有研究证实，熬夜会引发多种疾病甚至导致猝死。白天劳累，晚上又经常熬夜，会因为劳累过度而诱发心脑血管等出现突发病变，有引发猝死的可能。从中医的角度来分析，之所以会猝死，是因为元气不足，而心阳暴脱。一方面，熬夜伤正，会损伤正气；另一方面，熬夜扰动心阳，易致心阳上浮。长期熬夜，元气愈虚，心阳愈浮，即成欲脱之势。

生活中我们也许有体会，熬夜过后，感觉头脑混沌，思维能力下降，而且面部多见油腻，精神不振，甚至会感觉体质变虚而恶风恶寒，容易产生负面情绪。这其实都是正气下降虚火上浮的表现。持续熬夜，正渐损而火渐浮，人的健康水平即会迅速下降。

有研究表明，每晚平均睡 7～8 小时的人寿命最长，睡眠时间在 4 小时以下的，80% 是短寿者。中医不但重视每天睡眠的时长，更重视按时睡觉。比如，子时胆经当令，丑时肝经当令，若不在这两个时辰内睡觉，就会影响肝胆经的功能，导致胆火不降，肝血不升，造成虚火上浮，下元不足。

（二）自律的益处

要想不再熬夜，就需要严格的自律。我一直认为，只有自律的人才可能健康，因为调节饮食、起居、运动及调畅情绪，皆非自律不可。

何谓自律？自律就是自我约束，是日复一日地坚持最后变成习惯。自律有什么益处？

一则，自律才能获得自由。正如苹果创始人史蒂夫·乔布斯所言："自由从何而来？从自信来。"而自信则是从自律来，先学会约束自己，用严格的日程表安排生活，才能在自律中不断磨炼出自信。大多数时候，我们的焦虑往往都源于不够自律。只有自律的人才能掌控自己的生活和工作，才能在压力中胜出。

二则，自律才能收获健康。不少人喜欢将患病的原因归于他人或环境因素，认为毁掉自己健康的是工作压力过大，是生活环境不好，是他人的影响，但始终不肯承认，毁掉自己健康的，其实是自己的不自律。自律之人必然重视调节饮食、起居和运动，调畅自己的情绪，尽量远离怨、恨、恼、怒、烦等负面情绪，长期坚持，肯定会越来越健康。

八、中午要不要午睡

不少人都有这样的感受：若中午不睡，则下午崩溃。只要休息二三十分钟，下午就能精神百倍。事实证明，午睡有益于健康。

（一）午睡的理由

从中医的角度来分析，午间休息一下非常有必要。中午是一天之中阳气最为升浮的时间段，人受天地气机影响，中午时阳气亦外浮，外浮则易耗，耗则易虚。而睡觉是阳气归根，归根是补，归根则不耗。因此中午睡一觉，醒来会神清气爽，精神饱满，精力充沛。可以说，午睡是健康的"充电器"。

午睡不仅可以补充能量，还可通畅气血。现代医学亦认为，午睡可以防止人体早衰，还能减少心脑血管疾病的发病率。

（二）关于午睡的辟谣

1. 肥胖的人不可午睡？

有言论称，肥胖的人不应该午睡，因为午睡会使体重增加。

辟谣：若午饭后立刻进入午睡状态，会导致身体的新陈代谢减慢，体内血糖分解得比较慢。为了防止体内脂肪堆积，可以在午饭后散步一会儿再进行午睡。

从中医的角度来分析，肥胖是脾阳虚或肾阳虚，因为阳虚，导致痰浊、水饮等积滞于皮下，形成肥胖。阳虚的人往往喜欢睡觉，且睡得很沉，因为阳虚则清阳不升，阴霾弥漫，这是自然之象。肥胖的人也需要午睡，午睡时阳气归根，可以缓解阳虚的状态。

2. "三高"患者不可午睡？

随着生活水平的提高，高血压、高血脂和高血糖这"三高"疾病在人群中越来越高发，而且患病人群有年轻化的趋势。有言论称，患有"三高"的人群不宜午睡。

辟谣：有研究表明，午睡并不会加重"三高"疾病的病情，相反，睡眠不足更容易引发脑出血等心脑血管疾病。

从中医的角度来分析，所谓"三高"，其实是正虚而邪实。肾虚则虚阳上亢，或兼有脾阳虚，导致痰浊和血瘀，阻滞于脉管，导致血压升高；脾虚则运化失司，导致痰浊积滞，形成高血脂；脾的散精功能减退，糖原积滞于血脉，导致血糖升高。对于"三高"患者来说，午睡其实是有益于病情的。因为午睡可以让阳气归根，可以缓解高血压。午睡还可以减少脾阳的消耗，亦有助于降低血脂和血糖。

3. 血液循环有异常的人不可午睡？

有言论称，血液循环有异常的人不能午睡。

辟谣：引发血液循环障碍的因素不包括午睡，而多为高血糖、高血脂、高血压等。而且有规律的午睡并不会导致中风的发生。中风的发病高峰并不在睡眠之中，而是起床后的 3 小时内。

从中医的角度来分析，所谓的血液循环异常，往往意味着气血不畅。气为血之帅，血为气之母，之所以会气血不畅，多是因为气虚，推动无力。而午休是养正，能养气，当然有助于通畅血脉。

4. 晚上睡眠不足的人不可午睡？

如今人们的生活与工作压力不断增大，上班族为了打拼自己的事业，常会加班到深夜，第二天一大早又继续上班，导致晚上睡眠时间根本不够，只能在中午用午睡补觉。还有一部分人因晚上失眠，也会在中午进行午睡补觉。有言论称，晚上不睡而白天补觉，会形成恶性循环，导致第二天晚上睡意全无，因此不宜午睡补觉。

辟谣：事实上，中午睡个短觉或打个盹，并不会影响晚上的睡眠。

从中医的角度来分析，中午时分，天地之间阳气升浮，人的阳气亦升浮；且忙碌了一个上午，阳气过度消耗，至午间会出现疲惫、烦躁、困倦等不适。此时进行午睡，正好可以缓解疲劳，补充阳气。因此，即使失眠的人，中午也建议休息一下。若不休息，下午精神疲惫，根本无法正常工作，甚至会异常痛苦。

因此，不管是谁，不管是什么情况，只要中午觉得困了，都建议睡15 ～ 30 分钟以解困。况且，人为什么会困倦，就是因为阳气过度消耗了，此时睡觉是必须的。若困了不睡强忍着，就会导致阳气持续消耗，最无益于健康。

（三）午间睡不着也要休息吗？

若午间睡不着，也建议闭上眼睛放松身心。我自己的体会是，只要午休了，睡不着与睡着的效果是一样的，起床后都感觉精神旺盛，下午工作充满活力。

但是午休时间绝不能过长，以不超过半小时为好。若午休睡得太久太沉，反而会导致阳气下陷而不能升发，下午会精神萎靡，精力虚弱。

再者，若不想躺着，静坐午休亦好。可以参考儒家的正襟危坐法或佛家和道家的盘腿坐法。静坐是更高层次的休息，静坐着闭上眼睛，缓缓深呼吸，放空思想，不但能恢复精气神，更有益于健康。要想取得效果，还需经常练习。

跋：养生的方法很多，该听谁的？

随着物质生活的逐渐丰富，越来越多的人开始重视养生。坊间关于养生的方法多得不可胜数，有的观点甚至是相反的。那么我们应该如何判断和选择呢？

我的建议是——不要困惑，以《黄帝内经》为标准！凡是符合《黄帝内经》中所述理念的，就是正确的；凡是与《黄帝内经》相悖的，就不必理会。因为《黄帝内经》说的是天地之道，人生活在天地之间，人的健康必然受天地之道影响。顺之则生，逆之则病。

比如，《黄帝内经》说冬季"无扰乎阳"，那么，冬泳和冬季马拉松就是错误的。《黄帝内经》说"阳气者……暮而收拒，无扰筋骨，无见雾露"，那么夜跑或夜晚去健身房挥汗如雨就是无益于健康的。再比如，发烧时应该冰敷还是热敷？《黄帝内经》说："体若燔炭，汗出而散。"因此，能打开毛孔的方式才是对的。又比如，我们应该以食五谷为主，还是以吃肉或吃水果为主？《黄帝内经》说："五谷为养。"因此当然要以五谷为主……

什么是健康的标准？《黄帝内经》认为，健康的标准是"阴平阳秘"，而健康源自"恬淡虚无""精神内守"。也就是说，健康是向内求的，这或许是实现中国文化人格的一个步骤，即内省己身。因此，凡是心向外求的，或追求肌肉满壮的，都不符合《黄帝内经》的观点。

人生的最高境界是什么？世俗的观点可能是，地位越高越好、财富越多越好。但根据《黄帝内经》来分析，这样的答案显然不正确。我们应该致力于追求的是内心的平和宁静。心中平和，则不受外界干扰；心中宁静，则怡然自得。不管世俗的虚名浮利如何诱惑我们，只要内心平和宁静，那么我们就不受诱惑，就能持久地获得幸福和健康，这也是《黄帝内经》所说的至高的人生境界。

我自己越是学习并实践中医，越是深入思考中医，越觉中医之道博大精深，其中有无限趣味，让人心生欢喜。中医人，当然对中医有信心，信心源于哪里？我认为，源于对天地之道的信仰。而《黄帝内经》即内涵天地之道，因此，我们完全可以把《黄帝内经》作为评判养生方法的金标准。